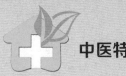

中医特色医养结合出版工程

总主编 唐靖一

长者健康改善活动的设计与实施

主编 童宇

U0250872

上海科技教育出版社

图书在版编目(CIP)数据

长者健康改善活动的设计与实施/童宇主编.—上海:上海科技教育出版社,2019.8
中医特色医养结合出版工程
ISBN 978−7−5428−6975−3

Ⅰ.①长… Ⅱ.①童… Ⅲ.①老年人—健身运动
Ⅳ.①R161.7

中国版本图书馆 CIP 数据核字(2019)第 057585 号

责任编辑　蔡　婷
封面设计　杨　静

中医特色医养结合出版工程
长者健康改善活动的设计与实施
主编　童　宇

出版发行　上海科技教育出版社有限公司
　　　　　　(上海市柳州路 218 号　邮政编码 200235)
网　　址　www.sste.com　www.ewen.co
经　　销　各地新华书店
印　　刷　上海书刊印刷有限公司
开　　本　787×1092　1/16
印　　张　19.25
版　　次　2019 年 8 月第 1 版
印　　次　2019 年 8 月第 1 次印刷
书　　号　ISBN 978−7−5428−6975−3/R·458
定　　价　118.00 元

中医特色医养结合出版工程
编撰委员会

顾　　问　陈凯先　中国科学院院士
　　　　　严世芸　全国名中医
主　　任　徐建光　上海中医药大学校长
副 主 任　王拥军　上海中医药大学副校长
　　　　　季　光　上海中医药大学党委副书记
　　　　　胡鸿毅　上海中医药大学副校长
委　　员　房　敏　上海中医药大学针推学院院长
　　　　　单春雷　上海中医药大学康复学院院长
　　　　　施　榕　上海中医药大学公共健康学院院长
　　　　　张翠娣　上海中医药大学护理学院院长
　　　　　王　健　上海中医药大学科技人文研究院院长
　　　　　肖　臻　上海中医药大学附属龙华医院院长
　　　　　周　华　上海中医药大学附属曙光医院院长
　　　　　周　嘉　上海中医药大学附属岳阳中西医结合医院院长
总 主 编　唐靖一
编　　委　方　泓　吴绪波　沈红艺　陆静波　田　雨　周　洁
　　　　　廖晓琴　龚勤慧　凤　磊　马　杰　童　宇　郑晓红
主编单位　上海中医药大学

本书编写者名单（编委排名不分先后）

主　编　童　宇

副主编　陈　军　李亦轩

编　委　李璐玲　　　　北京睦友社会工作发展中心总干事　　（第十三章）

　　　　　　李珍珍　　　　奥迪特吞咽与营养研究院　　　　　　（第十四章）

　　　　　　赵外荣　　　　上海中医药大学附属龙华医院　　　　（第十五章）

　　　　　　朱国苗　管敏慧　脊近完美康复学院　　　　　　　　　（第十六章）

　　　　　　江淑一　　　　乐城养老社工管理经理　　　　　　　（第十七、第二十二章）

　　　　　　施雯莉　　　　水印中国养老社区　　　　　　　　　（第十八章）

　　　　　　张　悦（日本）　张福祉咨询　　　　　　　　　　　（第十九章）

　　　　　　董维维（澳大利亚）澳大利亚澳亚方舟养老学院　　　　（第二十章）

　　　　　　程　萍（瑞士）　助力中国　　　　　　　　　　　　（第二十一章）

　　　　　　罗珊珍　　　　诚和敬养老集团乐智坊　　　　　　　（第二十三章）

　　　　　　彭小蓉　　　　上海银康老年公寓社工部　　　　　　（第二十四章）

　　　　　　吴丽丽　　　　上海爱照护养老服务有限公司　　　　（第二十五章）

　　　　　　汤晓蕾　　　　上海福晞康乐老年活动发展中心　　　（第二十六章）

专家顾问（按姓氏拼音排序）

　　　　陈　琦　　　　上海红日家园企业管理有限公司　　　董事长

　　　　丁　勇　　　　上海爱照护养老服务有限公司　　　　董事长

　　　　洪　立　　　　认知症优质照护学院　　　　　　　　联合创办人

　　　　刘晴暄　　　　上海师范大学社会学系　　　　　　　副教授

　　　　唐靖一　　　　上海中医药大学产学研结合办公室　　主　任

　　　　汪晓鸣　　　　上海银康投资管理有限公司　　　　　董事长

　　　　杨金宇　　　　三国智库＆照护学派　　　　　　　　发起人

　　　　殷志刚　　　　中国老龄产业协会专家委员会　　　　理　事

　　　　曾凡林　　　　华东师范大学教育学部特殊教育系　　副教授

　　　　张永河　　　　诺雅国际投资集团　　　　　　　　　执行董事

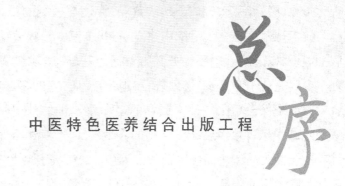

总序

中医特色医养结合出版工程

唐靖一

随着社会和经济的发展,我国已快速进入老龄化社会,而上海作为发达地区的代表,正在逐步进入深度老龄化社会。老年人群往往患有慢性疾病,存在一定程度的生理机能退化,加上家庭照护功能的弱化,老年人的生活照料、医疗护理、康复护理的需求亟须通过社会化养老服务供给方式得到满足。为此,养老事业成了党和政府高度重视、全社会共同关注的热点。

"医养结合"是指医疗资源与养老资源相结合,实现社会资源利用的最大化。其中,"医"包括医疗康复保健服务,具体有医疗服务、健康咨询、健康检查、疾病诊治和护理服务、康复服务以及临终关怀服务等;"养"包括生活照护服务、精神心理服务、文化活动服务。利用"医养结合"的发展模式,集医疗、康复、养生、养老等为一体,把老年人健康医疗服务放在首要位置,发展养老机构和医院的功能相结合,生活照料和康复关怀融为一体的新型养老服务模式。

中医学主张"上工治未病",倡导健康养生防病于未患,擅长慢病调理,在"医养结合"领域具有其独特的优越性,受到社会和政府的普遍关注。上海中医药大学自2015年起承担了上海市公共卫生体系建设三年行动计划(2015—2017年)中医特色医养结合示范项目,充分发扬中医"治未病"理念在慢病调理与健康管理中的优势,将"保健医学(培本固原)—预防医学(未病先防)—临床医学(既病防变)—康复医学(瘥后防复)"与养老服务全面融合,充分挖掘中医治未病的技术方法和产品,利用现代科技手段,实现对机构养老和居家养老不同层次、不同类型人员的全程式医养服务。

我们调研了本市109家医养结合机构的服务现状以及6915名老人和家庭照护者对于医养结合的需求,制定了以"预防—医疗—康复—养老—护理为一体"的大健康系统管理为指导,融合医疗、护理、康复、营养、管理等领域的知识与技术的中医医养结合服务流程与技术规范。在全市范围内建立了30多家中医医养结合示范基地,运用"互联网+"的服务理念,以老年人中医服务健康数据为基础,建立起了医养管理者、研究者的精细化管理平台。完成了专升本、继续教育、岗位培训在内的多层次的中医医养结合人才培训。融合中国传统保健功法与日本成熟的运动康复训练法,研制并试点"中国老年人综合训练法";总结中医古籍及临床上常用的养生食疗方案,结合体质辨识与现代中药药理学,研制具有功能性食品特色的中医药适老养生茶饮。依托中医医养结合示范基地与上海中医药大学志愿者服务团队,全面开展中医医养结合服务,服务受众超过20 000人次,上海电视台新闻综合频道、教育频道等主流媒体多次采访录制节目,社会反响良好,具有很高的美誉度与显示度。首创了以"基础医学—循证医学—转化医学—实践医学"为主链,融"医—护—康—养"为一体的老年人健康数据、中医远程医疗服务、适老科技产品之间联结互动的产学研创新机制。以上体系创新得到了法国、日本、美国医疗与养老领域同行的关注,召开了两届中法医养结合高峰论坛;通过国际间的交流与合作,拓展了"一带一路"沿线国家海外中医中心的服务内涵。

根据研究成果我们编著了《中医特色医养结合出版工程》系列图书,弥补了国内在医养结合领域专业论著上的空缺,切合了全社会对于养老服务中自我保健、服务开展以及人员培训的需求,相信这项出版工程必将引领我国养老事业的发展。

唐靖一　医学博士,主任医师,上海中医药大学产学研办公室主任,龙华医院心血管研究室主任。原上海中医药大学附属曙光医院副院长、龙华医院副院长。上海市中西医结合学会青年委员会副主任委员,上海市中医药学会规范化培训分会副主任委员,全国名中医严世芸工作室继承人,上海市公共卫生三年行动计划"中医医养结合示范工程"负责人,上海申养投资管理股份有限公司董事副总经理。

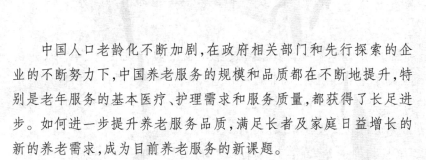

长者健康改善活动的设计与实施

中国人口老龄化不断加剧，在政府相关部门和先行探索的企业的不断努力下，中国养老服务的规模和品质都在不断地提升，特别是老年服务的基本医疗、护理需求和服务质量，都获得了长足进步。如何进一步提升养老服务品质，满足长者及家庭日益增长的新的养老需求，成为目前养老服务的新课题。

新的养老需求更注重从身体到精神乃至心灵健康的全面性，更注重生活体验和生活品质的保持和提升，而非单纯的医治疾病和照顾生活。笔者曾经就职于美国一家专门服务于半自理长者的高端养老机构的中国公司，担任产品和服务总监，虽然工作时间不长，但因为工作关系，笔者可以接触到实践和专业研究经验都非常丰富的顶尖养老服务专家、了解美国养老服务的核心价值和发展历程。美国半自理人群的养老服务费用大多为长者及其家属自行负担（当然会有很多金融方式支持，比如住房按揭、养老基金等），通常到最后护理阶段才由保险公司或政府支付。笔者工作过的美国养老社区公司服务的客户，大多是自费的。笔者当时一直在思考，长者和家属何以愿意为这么高的服务费买单（2013年每月服务费用为6000～8000美元）？服务的核心价值在哪里？如何具体体现？

经过初步考察和学习以后，笔者得到的结论是：活动很重要。当然，这个活动和人们通常印象里的长者活动有很大的不同，比如，我们经常看到国内养老机构长者唱歌、跳舞、做游戏、做手工，如果到美国的养老机构参观考察，也会看到同样的唱歌、跳舞、做游戏、做手工的活动形式，但是在活动的内容、执行和目的方面，则会有很大的不同。

在国内大部分养老机构里,长者活动大多具有很大随意性,机构设计这些活动的目的也更多是为长者打发时间、顺便保持活动能力,执行上没有特别的要求,其中蕴含的老年服务研究和活动效果长期持续评估追踪就更加缺乏。而如笔者所在的这家美国养老机构,把高龄长者日常的活动与健康各个维度的提升非常具体地联系在一起,并且与高校的老年服务专业长期(10~20年)合作开展科研实践和数据总结,以形成将健康改善的科研融入长者的生活化、游戏化活动中去的服务方式。因此,当身体功能下降的高龄长者入住该类型机构以后,身心方面确实会得到非常明显的改善,而且因为是融入每天的日常活动,长者也拥有非常好的生活体验,同时还解决了非生活化健康管理模式依从度低的问题。

自此,笔者从2013年开始关注和学习高龄长者健康改善活动方面的养老服务,并在这几年内陆续进行了一些实践探索和研究,在此过程中也结识了国际、国内正在付诸实践的业内专家和专业工作者,与之交流,从他们宝贵的实践经验和前瞻性的探索中更看到这一领域在养老服务中的重要价值以及发展前景。

近年来,笔者在与养老机构的创始人、各种养老服务单位中老年活动组织者交流时,发现越来越多的人开始关注这个领域,比如一位老总说:"除了唱歌、跳舞、打麻将,老人还能有些什么活动?"一位老年活动组织者也提出了自己的困惑:"年纪大的老人,那么多毛病,又要尽量保持活力,又要注意他们的安全,该安排什么活动?"

上述背景下,笔者萌发了编写本书的念头,希望把自己这几年的思考和探索、国际国内一些好的做法分享给大家。这一领域的专门研究国内尚属空白,国际的先进做法要在国内落地也需要耐心细致的转化。这本书还有很多不足之处,但努力迈出这小小的第一步,希望能够给养老服务从业者一些启发和思考,也希望能有更多的人加入进来,我们一起融会贯通,创新打造更多适合中国长者的健康活动,在这个看似平常实则意义非凡的领域,为中国养老服务品质的提升做出一点贡献。

(注:有关老年人跌倒风险请参看与本书同为一套丛书的《老年人跌倒风险评估与防治》一书,该书专门对防跌倒做了详尽、全面的介绍,故本书将此内容略去。)

童宇

致　谢

　　谨以此书献给我的父亲母亲和公公婆婆,并向以他们为代表的这一代为国家、为家庭辛劳奉献一生的长者致敬。我很幸运能投身中国养老服务行业,希望努力创新实践探索,为他们的晚年幸福贡献一点微薄的力量。同时要感谢我的姐姐、姐夫,在我编写本书时,承担了更多照顾父母的责任。还要感谢我的先生,赶稿期间帮我查阅和翻译资料并包揽了家务。

　　更加要感谢的是书中各位撰稿人,提供了所在国家或地区、所在企业富含宝贵实践经验的书稿内容。感谢他们为中国养老服务品质提升所做的贡献。还要感谢上海瑞福养老服务中心副主任张佳萍女士,于2年前为我提供机会,在瑞福的日间照料中心开展高龄长者健康活动的实践探索,也算是这本书的缘起。

　　在此还要一并感谢我的合作单位和朋友们:上海中医药大学产学研结合办公室主任唐靖一先生、上海交通大学继续教育学员养老产业培训项目各位同仁、上海智库养老各位同仁、天创瑞莱基金公司刘宇昕董事长、上海知名养老社群老牛养老工作室、美国水印养老社区公司中国区总经理汪勇先生、暖心窝关延斌先生,对我关于高龄长者健康活动研究探索的关注和对本书的大力支持。

　　感谢养老行业专家殷志刚老师和刘晴暄老师对我的指导,并为本书作序。

　　要感谢的太多,难免疏漏,但本书还有太多不足,只能算是一个小小的起步,希望今后能在此领域与行业同仁共同做出更多有价值的探索。

童　宇

2019.8

内 容 提 要

　　本书是针对高龄长者的健康改善活动的创新探索和尝试,国内这方面研究尚存空白。主要内容分为:高龄长者健康改善活动的价值、高龄长者健康改善活动的设计、高龄长者健康改善活动的实施、专业和特色活动实践专题、国际经验介绍、国内优秀企业实践介绍等六大部分。全书基于健康老龄化、积极老龄化的理念,以及医学和老年学专业理论,围绕高龄长者健康改善主题,给出实用性很强的高龄长者健康改善活动的设计和实施的案例、指导。本书为认知症、吞咽障碍、适合长者的体育活动等目前有着迫切需求而缺乏借鉴和指导的活动领域的设计提出了具体的方法建议,还对中医特色活动、社工参与活动等特别领域全方位进行了活动设计和实施的分析、演绎。在国内外经验介绍篇,邀请在当地养老行业从业多年的留学生和华裔专家,对先期老龄化国家的一些成功经验,包括美国、日本、澳大利亚、瑞士等4个国家做了不同侧重的研究和实践介绍。本书还对国内优秀企业的相关实践应用做了介绍。总体而言,本书可以成为养老机构、日间照料中心、长者照料中心、街道老年活动中心等各种养老服务单位的社工以及老年活动管理和组织人员的一本实用工具书和课题研究基础指南。

序 一

　　人口老龄化已经成为一个热点话题,21世纪被认为是人口老龄化的时代。尤其是在中国,社会的发展将长期与人口老龄化并存。随着预期寿命不断延长,人们也越老越关注健康。根据世界卫生组织有关报告显示,现在"很多关于老年人的常见观念和主观臆断都起源于陈规旧习"。因此,我们对于老龄化,对于健康和服务,都需要重新思考、重新定义,而科学的理念尤为重要。

　　本书以健康老龄化、积极老龄化的理念为基调,以社会医学理论为基础,围绕高龄长者健康改善主题,通过理论梳理健康改善活动、中医特色活动、社工参与活动等进行全方位分析和演绎。同时,也对先期老龄化国家和地区的一些成功经验,以及国内优秀企业的相关实践做了比较客观的介绍。我觉得,这本书的作者是带着思考的,所以这本书很有可读性。我相信健康养老的从业人员应该会产生共鸣,本书也应该会成为一本很好的工具书。

　　我曾经说过:老龄工作和养老服务工作是跨学科、无边界的。因此,从业者需要广泛的知识,不断的学习。本书主编曾经在保险、互联网金融、电子商务等行业从事创新商业模式研究和实际执行工作,也做过养老社区项目整体策划和营销方案制订。我们之间虽没有深交,但我多次在大学的研修班、健康养老论坛和各种健康养老服务业的会议中看到她的身影。她就像一块海绵,不断吸收和过滤着,是一个非常好学的年轻人。宝剑锋从磨砺出,梅花香自苦寒来。这本书也是她学习思考的成果,我由衷地为她高兴。

殷志刚

2018年6月

殷志刚　本书特邀专家顾问,上海市老龄科学研究中心及上海市民政科学研究中心原主
　　　　任。中国老龄产业协会专家委员会理事、上海交大国家健康产业研究院发展评
　　　　估院副院长、辽宁大学中国老龄政策与法律研究所特聘研究员、上海市社会福利
　　　　行业协会特聘专家。

序　二

　　"人类的基本活动是指维持人类生存所必需的活动,包括走、跑、跳、投、攀登、爬越、支撑、负重、搬运、涉水等。由于这些活动与人们的日常生活息息相关,故被视为人类赖以生存的基础。"一方面,活动是保持健康非常重要的一环;另一方面,活动本身也是一种照料,通过活动可以达到身体复健、心理情绪疏导、提供社会支持等一系列的功效。但是当下对长者开展的活动整体水准偏低,活动流于形式,缺乏明确的目标、以理论为依据的科学设计和有针对性的活动内容。

　　本书从对健康的诠释切入,试图勾勒出活动的设计理念。从活动的含义和活动的功能切入,为活动内容的规划提供依据。它具有如下几个特点:对活动开展的相关理念及理论进行了爬梳剔抉。汇集中外专家的经验和智慧,整理出各自领域活动设计的观点和原则,同时提供了具体的活动案例供使用者参照。本书同时对认知症、防跌倒、吞咽障碍等目前有迫切需求的领域的活动设计提出了具体的方法建议,应是极具实用价值的。

　　活动本身就是充实和赋能的过程,活动是机构长者生活的重要部分,我们的社会应该多多倡导积极主动的健康观念和照护文化。这本书是一次非常有意义的探索。回忆起第一次见到本书主编,是在半年前的一次研讨会上,当时她讲了两件事,让我印象很深。一是要写一本关于长者活动设计的书,二是她准备在活动设计领域深耕数十年。第一个目标已经达成了,特别欣赏她为此付出的努力和取得的成果。同时希望她能在长者活动设计的领域里,不断探索前行。

刘晴暄

2018 年 6 月于上海

刘晴暄　本书特邀专家顾问,日本国立金泽大学社会学博士,上海师范大学社会学系副教授,兼任中国老年学与老年医学会理事、上海市老年学学会青委会主任。主要从事园艺疗法、社会福利、社会工作、社区及老龄化研究。

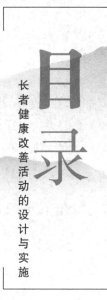

目录

长者健康改善活动的设计与实施

与 60 岁以上老龄人口增长相比,更应该关注的是,2013 年中国 80 岁及以上长者有 2260 万人,到 2050 年,该数字有望提高到 4 倍,达 9040 万人——成为全球最大的高龄长者群体。如今长者的晚年状况并没有比其父辈更健康。长寿而不健康以及引发老龄残疾率的主要问题之一就是慢性疾病。2013 年,中国 2.02 亿长者中有超过 100 万人至少患有一种慢性非传染性疾病。很多人同时患有多种慢性病。随着人口老龄化程度加剧,与年龄密切相关的疾病,诸如缺血性心脏病、癌症、脑卒中、关节炎和老年认知症等慢性疾病所累及人口的绝对数字将持续增加。到 2030 年,与现在相比,患有一种及以上慢性病的人数将增加 3 倍以上。

如果人们能够健康地度过这些增加的晚年岁月,并且能够生活在一种支持性环境中,则他们从事自己认为有价值活动的能力将与年轻人几乎没有差别。但如果增加的这些岁月里,长者基本是在身心能力衰退中度过,这对长者和社会都具有不利的影响。因此,在养老服务中,重点关注对高龄长者的健康支持和关怀,提高其生活质量和生活能力,使得长寿成为社会的机会和财富而非负担,无疑对于个人、家庭和社会都具有重要的积极意义。

高龄长者健康状况动态且复杂,自然老化引起的衰弱,以及多种疾病共患的带病生存状态,还要考虑其身体和认知功能退化造成的心理和社交障碍,企图以传统教育方式修正其健康观念,是很不符合人性,也是难以实现的。在以人为本的理念指导下,尊重高龄长者自身特点,以游戏化、生活化活动方式,帮助高龄长者增强内在功能,提高功能发挥效能,引导高龄长者恢复社会参与,从而改变身体和精神面貌,不失为一种更适合的健康促进方式。本篇特别针对“高龄长者健康改善活动的价值”这一问题,从当下高龄长者健康状况、老龄研究背景、健康改善活动的定位、价值和意义几方面加以阐释。

第 一 章

高龄长者的健康概述

第一节　高龄长者的健康状况

一、高龄长者的界定

世界卫生组织（WHO）经过对全球人体素质和平均寿命进行测定，对年龄划分标准做出了最新的规定，该规定将人的一生分为五个年龄段，即：0～17岁为未成年人，18～65岁为青年人，66～79岁为中年人，80～99岁为长者，100岁以上为长寿长者。

本书所说的高龄长者，参考世界卫生组织的年龄划分，并结合中国实际国情，主要关注75岁以上这一年龄阶段的长者。众所周知，人的健康状况不完全取决于出生年龄，还和后天个体发展的诸多因素紧密相关，因此，高龄在这里仅仅是一个代指并非严格的指标，以表示对衰退老化和罹患慢性病情况更为集中的偏高龄长者群体健康维护和改善的关注。

二、高龄长者的老化状况

（一）老化

老化是与年龄相关的复杂的过程，是机体从细胞组织形态到功能变化的过程。包括以下几个方面：

1. **年龄老化**　从出生到死亡逐渐进展的过程，表现为年龄的增加。

2. **生理老化**　生理变化引起器官功能减退的过程，例如：视力老花、皮肤形成皱纹、头发变白、女性更年期等。

3. 心理老化　感知过程、认知能力、适应能力以及个性的变化。

4. 社会老化　与家庭、朋友、其他社会关系,生育角色以及团体关系角色的变化,与社会老龄专业服务支持系统等方面的关系。

虽然随年龄老化程度加强,人口整体数据呈现整体减退趋势,但是对个体而言,老化的过程是非线性的,也没有清晰的逻辑,且与个体年龄关系不大。有些 70 岁的人身体特别健康,机体功能也很好;而另一些同龄人则身体虚弱,需要他人给予大量帮助。

(二) 高龄长者老化伴随衰弱

与 60～70 岁年轻长者的生理老化状况相比较,80 岁以上高龄长者老化是一个衰老加剧的过程。老化导致高龄长者器官功能减退,从而发生功能缺陷,罹患病症,影响日常生活,具体表现在:

1. 获取信息能力的变化　随着老化,高龄长者的感觉器官逐渐衰退,出现老花眼、听力下降、味觉减退、触觉减弱等情况,这些都会给长者的生活和社交活动带来诸多不便。例如,由于听力下降,容易误听、误解他人的意思,出现敏感、猜疑,甚有心因性偏执观念。高龄长者的知觉一般尚能保持,只是易发生定向力障碍,影响其对时间、地点、人物的辨别。

(1) 听觉受损　听力减退与增龄相关,人到 80 岁左右,50%～70% 的长者高频听力损失达到 50～70 分贝。老年性失聪特指正常老化引起的分辨语言能力的减弱和听力敏感力的下降,听觉受损致使长者听不到高频率的声音进而无法理解别人说的话。

(2) 视力减弱　视觉功能下降与年龄相关度也较高。大多数长者的眼睛都会发生因晶状体、瞳孔和感光的老化而引起的老花眼(近视力减弱)和周围视野变小。造成长者视力减弱的病理原因主要有白内障、青光眼、糖尿病眼病和黄斑变性。长者观察颜色也会出现问题,较难看清楚冷色,如绿色或蓝色物体;更容易看清楚暖色,如红色或橙色物体。此外,长者对物体大小、形状、距离、颜色、动感的判断能力都会降低。

2. 功能变化　老化过程中,身体各项功能水平逐渐下降。对高龄长者而言,骨骼、肌肉和关节三个方面的变化极大地影响生活质量。

(1) 骨骼变化　伴随年龄增长,骨盐成分增加,骨骼的脆性增大,加上钙吸收能力下降、骨密度急剧下降容易引发骨质疏松,发生骨折。随着年龄的增长,骨量或骨密度往往会下降,尤其是绝经后的妇女。

(2) 肌肉变化　肌纤维萎缩、弹性下降,肌肉总量减少。这些变化使长者容易疲劳,出现腰酸腿痛。由于肌肉强度、耐力、敏捷度持续下降,加上长者脊髓和大脑功能的衰退,使长者活动更加减少,最终导致长者动作迟缓、笨拙,行走缓慢不稳等。如果长者活动量减少,或卧床不起,或限制在轮椅上活动,可进一步导致肌肉无力、老化。

（3）**关节变化** 长者普遍存在关节的退行性改变,尤以承受较大体重的膝关节、腰和脊柱最明显。由于关节软骨的变性,使连接与支持骨和关节的韧带、腱膜、关节囊因纤维化及钙化而僵硬,表现出关节活动受限;颈部及腰椎关节也可能发生骨质增生,压迫神经根,引起疼痛。骨性关节炎是一种慢性退行性关节疾病,70岁以上人群患病率高达80%,该病的致残率可高达53%。

3. **进食变化** 老化对进食产生影响,诸如味觉和(或)嗅觉下降等感觉减退,可能会导致食欲降低,从而引发营养不良。长者的营养不良与以上所提到的潜在的与年龄相关的变化相互作用,通常以肌肉减少和骨量流失的形式出现,增加了身体虚弱的风险。营养不良也与认知功能减退相关,使长者自我照顾的能力减弱,出现照护依赖的风险更高。进餐后饱胀感、吞咽障碍、口腔和牙齿问题等进食问题会增加长者营养不良、噎食等各类风险。

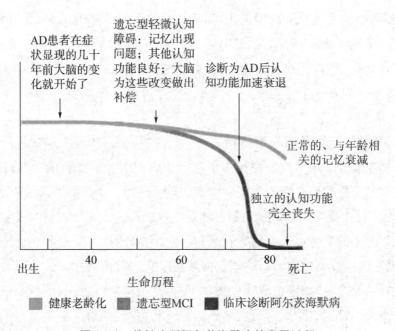

图1-1 从健康到阿尔茨海默病的发展过程

4. **认知变化** 认知功能在长者人群中的差异很大,与受教育年限密切相关。但总体上,认知功能的减退和年龄增长高度相关,而且会在接近80岁时有一个断崖式下降。变化主要体现在:记忆的变化、智力的变化、思维的变化。

尽管衰老会引起学习和掌握工作任务的能力下降,这些工作任务涉及各种记忆力项目的主动操作、重组、整合或预测,但衰老对另一些能力并无影响,包括记忆事实细节、知晓词汇概念、回忆个人既往信息以及程序性记忆(例如骑自行车所需要的技能)。因此,并不是所有认知功能都会随着年龄的增长而衰退,如语言功能,特别是像理解、阅读和词汇功能,在人的一生中基本保持稳定。

5. 心理变化　大量研究表明,老年期的心理伴随生理功能的减退而出现老化,某些心理功能出现下降、衰退,而另一些心理功能仍趋于稳定,甚至产生新的适应代偿功能。由于身体器官老化、功能减退、躯体疾病增加,长者心理、情绪变化十分复杂。生活环境的改变使他们产生孤独、失落、抑郁的情绪,表现为少言、沉默、多虑、多疑、心烦、怀旧、喜欢独处,也可能由原来的温和、沉稳变得专横、武断。由于社会角色的改变、疾病、功能丧失、亲友死亡,长者的社会适应方面也会发生一些改变。

6. 睡眠问题　长者群中半数以上存在睡眠障碍,常见的有失眠(老年慢性失眠障碍)、睡眠呼吸暂停综合征、不安腿综合征和周期性腿动、REM期睡眠行为障碍等。

7. 排泄障碍　排泄是维持健康和生命的必要过程。随着年龄的不断增加,长者泌尿系统和消化系统的功能逐渐减弱,或因疾病的影响,长者易发生夜尿、排尿困难、尿失禁、便秘、大便失禁等现象。排泄障碍是机体老化过程中无法避免的,对长者的身心健康产生了极大影响。

8. 疾病折磨　与老化伴随而来的是频繁的疾病困扰。值得特别注意的是,有些疾病或损伤严重妨碍长者活动。步态失调、骨质疏松症、类风湿关节炎、骨关节炎、糖尿病、慢性肺部疾病、心脏病、帕金森病、意外事件等显著影响长者的躯体功能和运动。患病长者的活动还可能会受到感觉异常、偏瘫、神经运动障碍、骨折,足、膝、髋关节问题及消耗性疾病的影响,特别是老年女性更容易受累。疾病折磨最直接的伤害就是疼痛。疼痛在长者群中非常普遍,长者罹患致痛疾病的风险增大。

研究显示,80%以上的长者存在与疼痛相关的慢性疾病。长者由于组织器官衰退,机体防御能力和对疾病的反应性均有不同程度的下降,疼痛性疾病较为常见。疼痛可严重影响长者的健康、功能和生活质量,若未能缓解,可导致抑郁、焦虑、社交减少、睡眠障碍、活动减少或受限、延缓疾病康复进程、医疗负担加重等。

三、高龄长者的带病生存状况

研究显示,我国60岁以上人口余寿有2/3的时间处于带病生存的状态。按此推算,80岁以上高龄长者几乎都处于带病生存状态。了解高龄长者的常见病症以及这些病症对日常生活质量的影响,是开展健康促进工作不可回避的部分。

(一) 慢性疾病和老年病

慢性疾病简称"慢病",是指持续时间1年以上的疾病或医学情况,需要持续治疗和(或)引起形态学改变、影响日常生活活动。多数非传染性慢病均与增龄相关,又称年龄相关性疾病(即老年病)。老年病包括心脑血管疾病、高血压、2型糖尿病、肿瘤、帕金森病、阿尔茨海默病、慢性阻塞性肺病、骨关节炎、骨质疏松、肾脏疾病、白内障、老年黄斑变性及良性前列腺增生等。慢性病的急性发作往往是长者就诊的原因。

（二）老年综合征

老年综合征指在长者中发生率较高的，由多种因素造成的一种老年问题或一组症候群，是疾病、心理、社会环境等多种因素累加的结果。老年综合征会造成严重不良结局，影响生活质量和功能。

常见老年综合征包括：步态异常、跌倒、视力障碍、听力障碍、抑郁、尿失禁、疼痛、睡眠障碍、营养不良、肌少症、头晕、晕厥、痴呆、便秘、多重用药、物质滥用和受虐或受忽视；住院长者还有谵妄、压疮、进食障碍、存活不良综合征、医疗不连续；高龄、共病长者出现衰弱；生命终末期长者发生照护不足、过度医疗等问题。

（三）共患疾病

随着年龄的增长，高龄长者有更大可能同时存在多种（2 种及以上）慢性疾病，这可能导致一些交互作用，如多种疾病之间，一种疾病治疗建议与另一种疾病之间，不同疾病所需的药物处方之间。因此，共患疾病对个体功能、生活质量和死亡风险的影响可能会显著大于这些疾病的单个效应之和，因而不应简单地考虑每种疾患各自独立的影响。

四、高龄长者的多样性

高龄长者生活的质量取决于他们以往人生中的各种经历和机遇，以及个人对老化过程的认识和期望，由此高龄群体呈现多样性，不存在"典型的"长者。

高龄长者照护服务，一个重要挑战即源于其健康和功能状态的多样性，它反映了随时间推移而逐渐发生的生理变化，但与实际年龄的关系并不紧密。这种健康和功能状态多样性使得高龄长者照护服务的需求也呈现多样性，因此以人为中心，满足个性需求的理念显得格外重要。将长者需求的多样性视为其功能连续变化的结果，保持长期跟踪，以利于了解长者每阶段最关键的需求，及时调整照护和健康促进方案。

第二节　正确认识高龄长者的健康

一、健康是一个相对且宽泛的概念

不论是在现实生活范畴还是在医学实践领域，健康都只能是一种不确定的相对理解、不可精确实证的模糊概念。因为度量健康问题的参照体系是一个错综复杂且范围广泛的模糊区间。这个区间的一端为健康,另一端为不健康或者衰弱,而在健康与衰弱之间,不可能存在一个泾渭分明、非此即彼的确切界线。健康水平反映的是生命质量。如果以"健康"与"衰弱"为生命质量体系的两极,则在两极之间一定存在着广泛的非健非衰、亦健亦衰的过渡区间。这就提示我们,没有绝对的健康或衰弱,在老年健康服务范畴,这样的理解非常重要,否则,高龄长者绝大多数已趋于丧失包括对自身、对外界的适应能力,而且大多长期处于多病共存、失能失智的极度羸弱状态,如果不能辩证地理解他们生命运动过程中仍然存在着"健"的元素,那么对高龄长者健康的讨论便无从谈起。长者的生理健康需要其自身改善行为,包括饮食和身体锻炼等方面;长者的心理健康需要其自身具备正确的人生观和价值观,即具备健康的心理状态;长者的适应能力,需要将其置身于整个社会中,增强长者开展各种活动和享受各种活动的便利性。因此,健康也是一个宽泛的概念范畴。

(一) 高龄长者的实际健康状况

根据《中国高龄老人健康状况和死亡率变动趋势》研究报告显示:该报告对"中国老年健康影响因素"跟踪调查近 2 万名 80～105 岁高龄老人的数据分析发现,社会经济发展使得 2008 年高龄老人存活概率和自评日常生活自理能力比 1998 年有显著改善。医疗条件进步使健康较差高龄老人被"救"存活率提高,导致 2008 年高龄老人客观量测的躯体功能和认知功能比 10 年前显著下降。

该研究及其他多项研究发现人均寿命延长、人口老化加速背景下老年群体健康的发展趋势发出了警示:尽管长者正在享受着寿命延长以及一些健康指标(如日常生活自理能力)的改善,然而其他一些主要健康指标(如躯体功能和认知功能)的整体水平可能变差,这为老龄健康保障体系、社会服务与家庭支持带来严峻挑战。这一严峻挑战要求我们必须尽快积极发展更多政府资助的公共和民办老龄服务项目,努力满足快速增长的不同年龄段长者的多样化需求。具体举措应包括为残障长者提供长期照料、应急服务和行动辅助支持,为仍然健康活跃的长者提供工作机会,以及其他面向长者的社会服务,如提供社交和娱乐活动、旅游、继续教育、心理咨询以及老年婚介服务等。

然而,上述必须大力发展的老龄健康服务项目都是"治标",如果老年群体健康水平这一根本问题得不到改善,只有医疗条件、生活水平和老年健康服务改善,使健康较差的高龄长者存活率提高,导致高龄长者平均躯体和认知功能残障率增高的现象将继续重演,甚至加剧。因此,该研究认为,在"治标"同时,必须真正着力于"治本",即深入研究如何更加有效地改善寿命延长以后长者健康水平的科学途径,并努力实施高效的个体化健康干预方案,逐步实现亿万家庭健康老龄化的中国梦。

（二）高龄长者的广义健康概念

世界卫生组织（WHO）将"健康老龄化"定义为，发展和维护老年健康生活所需的功能发挥过程，包括内在能力和功能发挥两个维度，这两个维度最终影响每一个体的健康老龄化轨迹。内在能力指个体以基因遗传为基础，受个体特征影响的生理与心理健康能力的整合；功能发挥是长者以内在能力为基础，与环境互动以实现个体价值的过程。

早在 20 世纪 90 年代 WHO 就指出，长者健康最好的测量指标是"功能"，而非"年龄"和"疾病"。功能是长者维持其良好生活质量的基础。

（三）功能状态是评判高龄长者广义健康的重要标准

1. 功能状态的概念和意义   长者的功能状态是指长者在其正常状态下完成日常活动的能力，如生理活动、精神活动及社会活动。长者功能状态反映长者生活质量及无障碍生存能力，活动能力是研究高龄长者功能状态的目标和关键指标。

2. 活动能力的概念和分类   长者的日常生活能力是指在每日生活中，为照顾自己的衣、食、住、行，保持个人卫生整洁和进行独立的社区活动所必须反复进行的最基本的具有共性的一系列活动。

日常生活能力具体分为三个方面的表现：

（1）基本日常生活活动能力   指长者基本的自身照顾能力，包括维持基本生活需要的自我照顾能力和最基本的自理能力，是长者每天从事的日常生活活动的必需能力。包括每天的更衣、进食、如厕、洗澡等自理活动和转移、行走、上下楼梯等身体活动。如果这一层次功能状态的能力下降，将影响长者基本生活需要的满足，从而影响长者的生活质量。

（2）工具性日常生活活动能力   指人们在居家或社区中独立生活所需的关键性的比较高级的技能，如家庭清洁和整理、使用电器设备和电话、购物、旅游、支付账单、烹饪、洗衣等，这些活动多需借助或大或小的工具。这一层次的功能改变提示长者是否能独立生活并具备良好的日常生活活动能力。

（3）高级日常生活活动能力   指与生活质量相关的高水平活动，包括娱乐、社交、职业工作、社会活动等能力。高级日常生活能力是反映长者的智能能动性和社会角色功能的能力，如果这一层次功能状态的能力下降，将使长者的健康完整性受到影响。

3. 日常生活活动能力受损的后果   日常生活活动能力受损后，长者的运动功能和日常生活活动能力及参与社会活动的机会受到限制，社会角色和社会地位的改变，使得长者常因不能继续发挥作用而惆怅，还会因脱离了原有的交际范围而新的交往尚未建立或不善于建立而感到孤独。长时间下去，会引起长者的心理失衡，带来心理冲突和矛盾，长者会变得孤独、消极,甚至诱发抑郁等心理障碍。同时,由于日常生活活动能力受损,长者活动减少,容易导致压疮、跌倒、坠床及营养失调等并发症,给社会和家庭带来照护与经济的负担。

第三节　高龄长者的健康促进

健康促进的定义是帮助人们改变现有生活方式,向着最佳健康状态发展的科学和艺术。对高龄长者而言,健康促进项目在预防疾病恶化、减少伤残和促进功能恢复、提高生活质量方面更加必不可少。然而,由于受一些错误观念的影响,高龄长者人群所接受的疾病预防和筛查活动反而要比其他人群少。事实上,高龄长者与活力长者甚至中年人,在健康促进措施中的获益程度相近。只是高龄长者健康的特殊性和复杂性决定了对高龄长者开展健康促进活动要基于专业的指导,除了好处更多要考虑到风险。针对高龄长者健康程度异质性很高的特点,制订个性化的健康促进方案会使得成效更好、更安全。

一、照护型干预是促进高龄长者健康的重要措施

高龄长者健康变化趋势显著的异质性强调了可以通过采取更为个性化、针对性的干预措施来促进长者的健康(特别是能力严重衰退者)。有种观点认为高龄长者,特别是半自理状态或者认知减退,甚至卧床、罹患认知症的长者,只要静养,接受照顾即可。实际上越是保持活动能力,越是进行运动或参与其他形式的活动,越能够维持躯体和认知功能,改善生活质量。针对高龄长者需要照护的健康状况,干预措施也应该是照护型干预。所谓照护型干预,是指考虑高龄长者慢性病和功能衰退状况以及活动能力,而给出的个性化健康干预活动方案,是含在照护服务之中,以干预活动方式进行的不同于生活照料和医疗护理的照护服务。

二、游戏化、生活化的方式是更适合高龄长者的健康促进方式

考虑到身体和认知功能减退的复杂性,从生理和心理角度,提高高龄长者健康行为的依从性都比中年以及年轻活力长者更加困难。必须根据高龄长者的特点,运用更适合他们的方式达到促进健康的目的。游戏化、生活化的健康干预活动是一种更适合高龄长者的健康促进方式。其原因在于,长者本身的身心健康情况影响学习意愿和学习能力、服务人员和长者受教育情况以及受教育能力差异性的广泛存在,使得常规面向成人的健康教

育方式效果有限、很难持续,依存性也非常低。比如长者听力困难、视力减弱、认知减退导致的"固执"等都会严重影响接受健康教育、学习新事物的效果。而娱乐化、生活化的活动项目是针对高龄长者上述特点,更容易实施的健康教育和健康促进的服务方式。

人们通常都认为长者是健忘的、迟钝的、虚弱的、胆怯的以及固执的。消极的刻板印象不仅影响人们看待和对待长者的方式,而且经常被长者自己内化,进而影响其自身的能力以及与年轻人打交道的意愿。一项名为"盆栽"的研究:给养老院的一组长者一些自主权,并且让他们承担护理盆栽的责任,结果仅仅 3 周以后,他们在很多指标上都表现出了明显的改善,包括机警度、幸福度、积极参与度和总体安适感。8 个月以后,同控制组相比,实验组长者不仅在身心健康方面表现出了明显的差异,而且在死亡率方面也表现出了显著差异。心理学家理查德·舒尔茨也做过类似的研究,结果发现,通过给福利院的长者提供决定何时见访客的机会,可以增强其控制感,并最终改善其身心健康。所有这些研究发现都表明,创建一种适宜的环境,鼓励长者对抗刻板印象,而不是期待长者按照刻板印象去表现,也许会减轻刻板印象产生的消极影响。娱乐化、生活化的活动方式,就是在创造一种消除和对抗长者刻板印象的方式,对长者建立年轻的心态极为有利。

第 二 章

高龄长者健康改善活动的理论研究背景

近年来国内越来越多的微观研究和实践关注长者照护的具体需求,尤其是护理服务、认知症照护等。而在高龄长者的健康干预方面关注较低,认为干预、预防更应该面向年轻长者,殊不知,处于半自理和轻微认知减退状态的高龄长者,及时的干预以预防或减缓进一步发展为失能和认知症,意义重大。

正如本书第一章所述,高龄长者"寿而不康"的健康状况,会引发照护依赖的急剧上升,对国家、社会和家庭都是非常严峻的挑战。从个体层面上关注高龄长者,一方面可以发掘更多细分领域,以丰富和深化老龄研究内涵;另一方面,帮助高龄长者构建其个体在成功老龄化过程中的主体地位,更有利于发挥老龄化的积极、正面的力量,激发长者群体所蕴含的潜能,从而为整个社会的发展创造有利条件。我们聚焦时下老龄化研究的四个新视角,为开展高龄长者健康改善活动研究提供积极的启示和理论依据。

第一节　毕生发展心理学——SOC 理论模型与成功老龄化

一、毕生发展心理学——SOC 理论模型

德国马克斯普朗克研究所著名心理学家保罗·巴尔特斯和玛格丽特·巴尔特斯于1990 年提出了毕生发展的理论模型,即选择、优化、补偿模型(The Model of Selection,Optimization and Compensation,简称 SOC 理论模型)(图 2 - 1)。毕生发展理论的基本论点是人类行为具有多样性、可塑性及适应性。在人的一生发展过程中,个体行为的多样性可能

表现在选择有利的机会,避免不利的条件,在必要时调整自己的发展领域或发展途径。人生发展的路径如此多样,而随着年龄的增长,生命及个人资源的有限性,使个体无法在多个领域内投入大量的时间和精力。并且在发展调整的过程中资源的投入也不是个体主观就可以决定的,还要受到寿命、生物学的发展规律、社会年龄和遗传等个体发展环境的客观条件的限制。人在其一生发展过程中,发展是多方向的,有成长也有衰退,有所得也有所失;并且一直在获得与丧失之间进行权衡和抉择。随着年龄的增长,老年期失去将超过得到。

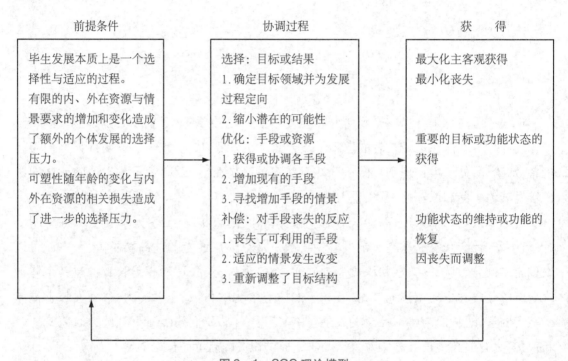

图 2-1　SOC 理论模型

二、基于 SOC 理论模型的成功老龄化模型研究

(一) 成功老龄化的概念

1987 年,美国学者罗与卡恩在《科学》杂志上发表《人类老龄化:常态与成功》一文,首次明确了成功老龄化的概念。成功老龄化作为一个综合性的概念,其内涵丰富,具有广泛的应用性。概括来说,包括三方面的内容:一是长者发生疾病和残疾的概率低;二是长者拥有较好的认知功能和躯体功能;三是长者的精神状态较为积极。成功老龄化的实践折射到长者个体,具体呈现为长者对晚年生活的自主安排和对时间的利用,长者对自己日常活动的安排是能动性的,每一个日常生活的细节都体现着自身的主体地位和独立意识。老年研究和服务提供者需要特别关注长者在该过程中是如何安排自己日常生活

内容的。

（二）成功老龄化 SOC 模型

SOC 模型应用于成功老龄化被定义为：获得希望的结果并使之最大化，避免不想要的结果并使之最小化。

成功老龄化的思想认为：人类老龄化过程贯穿其一生，衰老是必然的趋势，但由于饮食、运动锻炼、受教育水平、社会经济地位、医疗条件、社会支持、控制等诸多中介变量对老龄化的进程产生不同程度的影响，它们的积极作用会促进个体成功老龄化的实现。从中我们可以看出它强调人的老龄化是毕生发展的过程。人们如何成功地管理他们的生活？是等着生活提供什么就接受什么，而不是主动、有目的地去追求心中所想，还是设置清晰的目标，并且在面临失败或者丧失时仍然坚持下去？这种成功老龄化的模型能够说明个人在生活中得与失之间的动态平衡，一方面，个人的资源随着年龄的增加而减少，生理、心理和社会领域中的损失增加；而另一方面，晚年也具有潜在的成长和可塑性。

（三）高龄长者健康改善活动是 SOC 成功老化模型的细分运用实践

每一位长者都具有可塑性和成长的可能性，经过练习、训练、锻炼以及当注意和动机被唤醒时，可以逆转和改善衰退。一系列的干预实验表明长者能从"优化"的环境中获利：体育锻炼能改进生理功能；认知干预能增强记忆表现；行为干预可以逆转慢性依赖行为，增强自主性。玛格丽特·巴尔特斯、纽曼、赞克通过使用一种干预，即将环境从过度化保护转变为强化的自主和独立状态后，养老机构里长者的独立行为增加了，再让照护人对长者进行训练后发现，长者从对照护人的依赖倾向转向了独立行为。高龄长者健康改善活动，是 SOC 成功老化模型的一个细分运用实践，通过游戏化、生活化的活动方式，引导已出现各种健康问题的高龄长者做出选择和补偿，以优化自身资源，使生活质量维护最大化，并努力激活可塑资源，促使丧失最小化，并延缓或避免进一步丧失的出现。

第二节　优化老龄化轨迹，实现健康老龄化

一、基于长者的需求理论而建构的健康老龄化概念

在科学界提出"成功老龄化"概念的同时，1987 年 5 月召开的世界卫生大会上 WHO

也提出了"健康老龄化"这一概念。1990 年 WHO 在哥本哈根世界老龄大会上把"健康老龄化"作为应对人口老龄化的一项发展战略。

健康老龄化研究界定了四类影响健康的主要因素：20% 为遗传因素，20% 为环境因素，10% 为医疗照顾，50% 为生活方式。只要积极干预和控制上述因素，就有望实现健康老龄化。可见，健康老龄化追求的不仅是平均余寿的增加，更注重预期健康寿命，还包括晚年生活质量的提升。将研究视角从老龄化的结果移向了老龄化的进程，开辟了一条解决人口老龄化的新通道。

二、功能发挥才是健康老龄化的终极目标

健康老龄化反映了个体与所处环境之间持续的相互作用，而这种相互作用的结果即为内在能力和功能发挥的轨迹。即使个体的内在能力在峰值之后开始下降，但在环境的支持下他们也许仍然能做其关切的事情。这反映了功能发挥才是健康老龄化的终极目标。

三、高龄健康改善活动是以功能提升为核心目标，优化老龄化轨迹的具体实践

高龄健康改善活动的目标不在于高龄长者衰退或者疾病得到完全控制或中止，关注健康改善的目的是为了更好地生活，能保持一定的生活质量，减少照护依赖。高龄长者参与这些活动获得的具体的各项益处，主要有身体和认知功能的维护或改善，以及帮助引导高龄长者在自身内在能力基础上，借助环境外部资源，充分调动功能发挥。因此，高龄健康改善活动恰恰是以功能发挥为核心目标的优化老龄化轨迹的一种简单易行的方式。

第三节　产出性老龄化和降低照护依赖

一、产出性老龄化

产出性老龄化最早由美国学者 Butler 于 1983 年提出，直到 20 世纪 90 年代中期才逐渐引起研究者的注意。产出性老龄化实际上包括两个方面：一是"外向性"活动，包括继续就业、做义工、照料他人等。二是"内向性"活动，如继续学习、发展能力、自我实现等。与"问题视角"不同，产出性老龄化是从"优势视角"看待长者、老年期和老龄化的。它反对

依据生理年龄将长者标定为"依赖者"或"非生产者",认为步入晚年期的人口仍然可以是自主的、有能力的、成长的,他们可以通过积极的身心调适和社会参与,获得有希望的、有活力的、有产出的晚年生活。长者不只是社会财富的耗费者,也是社会发展的贡献者。老龄化的结果不只是"消费性"的,也有可能是"生产性"的。产出性老龄化为老龄社会的继续发展提供了一个潜在的积极视角,即发掘长者资源,促进长者参与社会,进而提高长者自身素质,并为家庭和社会做出贡献。

二、提高社会参与性和降低脆弱性，随之降低高龄长者的照护依赖

高龄长者健康状况复杂动态,充满脆弱性,是照护依赖风险最高的群体。基于"生产性"视角的健康老龄化,核心要义在于延长长者的自理期,降低长者陷入失能、半失能风险的概率。活动能力对于实现"产出性老龄化"是很重要的基础。它包括所有形式的运动,无论是主动的躯体运动(有或无辅助设备)还是通过交通工具的运动。活动包括从椅子上站起或从床移到椅子上,散步、锻炼、完成日常任务、驾车和利用公共交通工具。长者的活动能力会逐渐受到限制,但能力是可以培养的,环境扩展个体行事能力的力量可能是最容易用活动能力来阐明的。大力增加提前介入,对高龄长者已患慢性病的防治或延缓恶化的干预、对已衰退的功能的提升或减缓衰退进程,远比治疗疾病和被动照护更有意义,也能够更好地利用社会资源,也就是在实现"产出性老龄化"。

第四节　积极老龄化的概念和内涵意义

在《积极老龄化:政策框架》中,世界卫生组织将"积极老龄化"界定为"参与""健康"和"保障"三个层面的内涵。如果说"健康老龄化"强调的重点是人在进入老年之后,尽可能长久地保持在生理、心理、智能等方面良好的状态,那么"积极老龄化"是指长者要积极地面对老年生活,不仅保持身心健康状态,而且作为家庭和社会的重要资源,要融入社会,参与社会发展。尽管进入老年后,人体功能的衰退和慢性疾病的到来不可避免,但是在人们进入老年之前,避免或减少有害于人体健康的消极因素,而增加健康的保护因素,就会大大推迟人体功能衰退和慢性疾病到来的时间。这就需要社会开展持续的健康教育,让人们养成健康的生活方式,建立医疗保险制度和提高医疗服务水平。"我们不仅要给生命以岁月,努力实现寿命的延长目标,而且要给岁月以生命,努力赋予长寿以质量与意义。"

这是积极老龄化的价值之所在。

　　上述四种理念都是超越传统观点的新理念,以超越"丧失"为旨归,这些新理念认为:老龄化不是"问题",丧失也并不可怕。只要长者、老年群体和社会采取积极行动,晚年同样可以有成长、有收获,因而丧失就可以被延缓、被抵消。老龄化研究的新视角凸显了长者发展需求的重要性,为应对老龄化提供了新的思路:对人类老年群体的健康问题研究涵盖长者的认知及生活方式、身体功能变化、心理活动变化等,需要从多学科角度进行。

第 三 章
高龄长者健康改善活动的定位和分类

第一节　高龄长者健康改善活动

人类活动的基本形式有三种:游戏、学习和劳动。这三种形式的活动在不同发展阶段起不同作用,有一种起着主导作用。例如在学龄前,儿童的主导活动是游戏;到了学龄期,游戏活动便逐步为学习活动所取代;而成人期,劳动便成为人的主导活动。高龄长者的活动变得缓慢、有目的性、更为谨慎。在人的一生中,活动是进行联系、感觉、探索、享乐和控制的重要手段,因此维持高龄长者活动是一个极其重要的问题。然而,伴随衰老的正常变化,发生于长者的疾病更频繁,这些疾病往往影响长者的活动,造成长者行动不便、活动受限。

高龄长者健康改善活动,顾名思义,是专门针对高龄长者人群,目的是改善健康状况的一系列动作形式的总和。而高龄长者健康改善活动的形式,与学龄期儿童和成人都不尽相同,活动形式可以是游戏,可以是学习,也可以是劳动,并没有特别的主导,可根据高龄长者个体的异质性和个人意愿,选择适合的活动形式。

失能通常发生在生命的最后几年。内在能力的衰退普遍较早,且往往是从细微处开始。尽管大多数高龄长者正经历这些更小、更细微的变化,但在这个生命阶段,身体能力变化趋势的信息极为有限。照护服务人员所能做的是,在没有特别明显征兆的时候,即开始引导高龄长者开展各种形式的健康改善活动,防微杜渐。而对于已经发生失能和认知症的高龄长者,也不是消极等待情况恶化,成为完全照护依赖者。还是可以通过适当的活动,维持和提升功能或者找到丧失部分代偿的方式,以积极行动发展自护能力,最大程度维护生活质量和尊严。

第二节　高龄长者健康改善活动的定位

一、人群定位

（一）服务对象

高龄长者健康改善活动主要面向身体和认知功能减退，或者即使失能或罹患认知症，但还没有完全丧失活动能力的长者，这一人群也是照护依赖风险最高、健康动态最复杂的一组人群。引导他们参与各种合适形式的健康改善活动最能直接看到成效，对个人、家庭以及社会的好处也是当即立现的。

（二）服务提供者

所有高龄长者的专业医护服务者、专业照护服务者、非正式照料者，在一定的指导下，都可以组织开展高龄长者健康改善活动。

二、角色定位

长期照护的潜在接受者不仅包括那些已经依赖照护的人，还包括存在严重失能的潜在危险因素以及有很高认知减退风险的人。实施简单的干预措施可以避免日后需要更强更集中的照护措施。更重要的是，不应只注重满足长者的基本生存需求，而应该使功能发挥成为长期照护的终极目标，这就需要照护者关注其他的领域。包括加强长者到处活动的能力，建立和保持人际关系的能力，学习、成长和决策的能力，为社区做出贡献的能力。照护服务者需要获得合适的知识、培训和支持，以使有较高失能风险和有认知症趋向的长者获得这些能力。

达成这些目标需要处于广泛领域和多种场所的各种照护服务者的共同努力。要维护高龄长者的健康以及减少照护依赖需要形成一个长期照护服务系统，该系统包括提供照护和支持的家庭成员、朋友、志愿者，所有有偿和无偿的照护劳动力、照护协调、以社区为基础的服务和机构照护，以及支持照护者、保证其照护质量的服务（如提供临时看护，提供信息、教育、认证、资金支持和培训）。由此可以看出，高龄长者健康改善活动应该是整个照护服务系统很重要的一个部分。

三、内容定位

高龄长者健康改善活动内容可以多种多样、丰富多彩,但是目的都应该是促进长者的功能发挥。

健康改善活动具体内容应该能帮助长者在以下五个功能发挥领域有所收获:满足自身身体和认知功能的健康基本需求,进行学习、成长和决策,保持活动能力,建立和保持各种关系,继续为社会做出贡献。这些能力的共同作用可以使长者在适宜的环境中安度晚年,使他们在保持自主能力和健康的同时,继续个人发展,融入所在社区并做出贡献。

还应特别关注学习和决策能力,活动内容设定要将培养高龄长者学习和决策能力作为一个重点,因为没有这个能力,整个活动的持续发展、长者健康习惯的依从性、能力提升都会很难实现。如果一开始就能用一些活动内容调动和激发高龄长者恢复学习和决策能力,将会事半功倍。

四、形式定位

游戏化和生活化的健康改善活动是最适合高龄长者的活动形式。

(一)游戏化的健康改善活动形式对高龄长者的好处

游戏是大众生活中重要的一部分。游戏化的活动形式,可以带给参与者目标感与希望,同时轻松的娱乐游戏氛围不存在严肃真实的目标压力,是缓解心情、释放活力的有效途径。从这个意义上说,长者们比其他年龄段的人更需要游戏。对于许多新生事物,如何将长者从旁观者甚至抗拒者转变为积极参与者,帮助长者获得更全面的身心健康,游戏化的活动形式是能让长者无压力积极参与的介质和工具。

体育运动对健康的好处已经毋庸置疑,可是高龄长者身体功能全面下降,肌肉衰退、视力下降、记忆力下降,这些都会挫伤高龄长者继续坚持体育锻炼的勇气,即使被照护服务人员鼓励参与一次,身体和心理的压力也难以让他们形成锻炼习惯。而如果运用游戏的方式开展运动,就会潜移默化消除长者的畏难情绪以及淡化身体和认知功能衰退带来的沮丧感。

游戏活动对长者心理问题的解决也是成效卓著。心理问题会伴随长者健康衰退而来,高龄长者被衰老和疾病困扰,与社会隔离程度比年轻活力长者更为严重,导致他们自卑、焦虑甚至抑郁的不健康情绪增多,负面情绪又会更进一步影响身体健康。因此,健康改善活动的一个重要作用是要尽力消除高龄长者的负面情绪。基于心理学对负面情绪的管理,有一种心理治疗方式叫做"积极艺术治疗",国内外相关研究学者都把游戏与音乐、舞蹈、绘画及文学等艺术形式一样,作为长者积极艺术治疗的主要形式之一。研究显示,积极艺术治疗对于改善长者的精神症状、恢复社会功能等诸多领域有独特作用,而游戏在积极艺术治疗的各种形式中成效最为显著,可见游戏在培养积极情绪体验方面非常有效。

退休、疾病、对老去的悲观心理等原因,都会使得高龄长者生活圈子越来越小,对社交也逐渐有退却心理,这时如果安排较为正式的社交活动会让长者紧张或者不自然,但如果使用游戏活动的方式,以轻松的游戏氛围将他们带入交流中,社交也就自然发生了。

（二）生活化的健康改善活动形式对于高龄长者的重要性

随着年龄增长,活动多样性下降。在具体的活动类别上,高龄长者在家务活动、个人兴趣活动、照顾上一代、照顾下一代、有偿工作和旅游活动上表现出显著低下的参与率。而性别因素的影响,男女在活动多样性上存在一些差异。性别差异主要体现在家务活动、个人兴趣、正式和非正式志愿活动上,女性更多地参加家务活动、正式和非正式志愿活动,男性则参加更多的团体娱乐活动。婚姻状态因素上,已婚的人比未婚或丧偶或离异的人表现出更高活动多样性,具体到活动类别上,已婚的人更多地参加家务劳动、继续教育、照顾下一代和上一代、有偿工作和旅游活动。社会经济地位因素上,高社会经济地位的长者表现出更高活动多样性,更多地参加个人爱好、继续教育、正式和非正式志愿活动、旅游等个人发展和生产性活动。基于上述研究,我们可以看到,日常生活活动方式、内容和参与度的不同,会大大影响高龄长者身心健康的发展。健康改善活动要能生活化地融入长者生活中。比如,如果高龄长者并非内在能力受限,仅仅是心理上或者家人出于保护的态度而减少甚至停止做家务,那么恢复一些家务活动,对长者的身心是非常有益的。

五、目标定位

高龄健康改善活动的核心目标与健康老龄化目标一致:优化长者内在能力的变化轨迹。简单地说,就是要维持高龄长者身心的健康状况,预防以延迟其落入需要别人照顾的时间,使其无论活得多久,都能尽量过着自立、有尊严、有自我个性的生活。若能如此,实际上是帮助了高龄长者延长其个人生命,使其更长时间享受个人精彩的生命,同时也能降低社会及家庭在养老服务和照护上的精神负担和财务压力。

就高龄长者个人而言,参与健康改善活动可以以愉快有趣的心态,在不必刻意学习的自然生活状态下达到以下具体目标:①恢复或延续自理能力;②扭转虚弱状况;③保护认知功能;④预防和减少疾病引致伤残;⑤引导已残疾者增强尚存功能的代偿作用;⑥延缓照护依赖;⑦生活化、娱乐化,提高康复练习依从性;⑧促进心理和社交重建。

第三节　高龄长者健康改善活动与
活力长者文娱养生活动的区别

　　高龄长者与活力长者相比较,因为健康状况不同、生命阶段不同、个人成长关注点不同使得日常需要的活动也不同,活力长者通常参加文娱养生活动居多,而高龄长者更需要健康改善活动,两者的具体区别表现在以下几方面。

一、活动目的不同

　　年轻活力长者,刚刚退休,健康方面虽然也可能开始有慢性病和行动缓慢的困扰,但行动能力未受限,大脑反应也非常灵活,活力满满。所以,针对活力长者的文娱养生活动更多的是帮助长者满足退休以后的精神层面的追求,同时进行健康预防养生活动,更早地提升功能,在衰退来临前做好储备。活力长者通常属于功能相对较高且稳定者,重点目标是消除其获取服务的障碍,促进功能改善行为和自我护理,以及慢性疾患的预防、早期诊断和有效控制。

　　而高龄长者,因疾病和自然衰退,很多行动能力已经受限。带病生存和功能衰退成为生命主旋律。此阶段,健康促进是比生活享乐更为重要的任务。因此,活动内容要从文娱养生为主附带疾病预防,调整为健康改善为主附带文娱享乐,而健康促进的重点也逐渐从预防或治疗疾病转变为使疾病和功能衰退对个体总体功能的影响最小化。健康改善活动应该有助于阻止、延缓或扭转功能衰退。此外,能力衰退使环境促进功能发挥的作用显得更重要了,帮助高龄长者克服能力衰退的重心也转移到促进功能发挥为主要目的了。

　　比如,同样是提倡运动,活力长者锻炼目的是强身健体、降低疾病风险,甚至是继续发展个人爱好;而高龄长者更主要的目的是增加和维持肌肉力量和平衡力,以保持行走和活动能力以及降低跌倒风险。高龄长者人群又分为两类:一类是功能衰退者,重点目标是逆转衰退趋势、预防进一步衰退以及在有所衰退的基础上确保其功能发挥;第二类是面临严重失能风险或者已经严重失能者,重点目标则变为以长期整合照护服务确保有尊严的生活,并针对严重慢性疾患提供健康服务。

二、风险管理不同

　　活力长者的文娱养生活动与高龄长者的健康改善康乐活动在活动设计和组织实施

时,风险管理程度也非常不同。比如,同样是健身操,活力长者通常都是站着进行,而且一些大幅度弯腰和抬腿动作都是可行的;而功能衰退状态下的高龄长者,肌肉力量和平衡能力有所下降,导致跌倒风险很高,这种情况下,出于安全考虑,高龄长者的健身操往往是安排坐着进行,坐在稳固的椅子上,活动头颈和四肢。

再比如游戏类活动,一些欢快、运动量较大、反应能力要求较高的游戏,活力长者完全能胜任。而为高龄长者设计的游戏,就要考虑活动量不可过大,以免超出高龄长者身体功能承受能力,还要考虑活动氛围不可过于热闹和激烈,以免大脑刺激程度超出平常习惯的范围,造成一定的突发风险。高龄长者由于身体和认知功能衰退,自我保护能力和意识降低,触觉、疼痛感等感觉也相对减弱,这些都有可能变成活动实施时的突发风险。因此,需要从活动设计开始,就要充分考虑这些风险因素。

因高龄长者健康状态的动态复杂性,导致其有不同程度的照护依赖,需要在活动实施现场对每位长者给予不同侧重的关注,比如有高血压、心脑血管疾病的长者,要特别注意情绪稳定、活动量不可太激烈;尿失禁长者要注意其及时如厕,防止现场尿失禁,令长者觉得丢面子,影响情绪从而影响健康;骨关节有问题长者要注意不能长时间行走,特别注意跌倒等。总之,高龄长者活动时风险也要个性化管理。活力长者如同行动缓慢的成年人,自我照顾能力较强,基本不需要如此细致、个体化地关注风险问题。

三、组织形式不同

活力长者自我照顾能力强,热爱生活,有自我发展目标,也有兴趣参与社交,因此活力长者一般是自发自愿参与文娱养生活动,在活动形式上更多是依照长者爱好需求来组织即可。活动组织形式和成年人的各种文娱养生活动没有太大不同。而高龄长者由于身心状况影响,大多喜欢独处,不爱说话,凡事都不喜欢参与,认为是凑热闹。加上这一代70~80岁高龄长者,人生经历大多艰辛,一生难得享乐,晚年健康状况不佳,就更加提不起劲来。因此,健康改善活动的组织更重要的是如何调动长者积极性,让他们恢复对生活的热爱和对社交的兴趣。在组织形式上也要很花心思,要能抓住高龄长者的风格偏好。

比如,高龄长者通常视力和听力都不太好,那么活动尤其是游戏活动的规则和动作一定要简单,活动中多采用简单易懂、易看的肢体动作进行交流。还有,高龄长者会因为反应能力较慢,而表现出自卑、畏难甚至抑郁的情绪,所以在活动进行中,要比面向活力长者有更多真诚的鼓励和赞扬,态度要更加和善,语气也要更加委婉。

四、对组织者要求不同

活力长者的文娱养生活动对活动组织者没有太多特殊的要求,甚至有很多时候可以交给参与活动的长者自行组织,活动目的通常是让长者获得娱乐精神方面的愉悦满足感,顺带起到强身健体、预防疾病的作用,没有特别明确的健康改善目标。而高龄长者的健康改善活动,带有明确的目标,包括保持活动能力、逆转衰退状况以及培养自护能力,因此对于活动组织者有一定的要求。先要有一定的高龄长者健康知识,对高龄长者常见疾病有大致了解,也需要对高龄长者照护服务技能有一定了解。比如,行动不便长者的搀扶,轮椅长者的简单移位等,还需要对高龄长者心理情绪特点有一定知晓,最好接受一些如何与高龄长者良好沟通的培训。

看上去活动形式同样是游戏娱乐,或者唱歌跳舞,高龄长者健康改善活动的组织者专业度要求,还是要比活力长者文娱活动的组织者高很多。但是组织者所要求具备的知识和功能是通过培训即可获得的,所以即使是家属、志愿者等非正式照料者同样也可以胜任,只是一定要接受事前的培训,以保证活动能安全顺利实施,并且达到预期目的。

总之,高龄长者健康改善活动更注重的是一个有意义的活动,对高龄长者健康改善有意义;而活力长者的文娱养生活动在具体意义方面会没有那么看重,更注重的是为长者带来的精神层面的快乐愉悦感。

第四节　高龄长者健康改善活动与医疗康复服务的区别

高龄长者健康改善活动与医疗康复服务有相同的大目标,都是要提升人们的健康状况;健康改善活动很多内容的专业依据也是来自医疗康复,部分健康改善活动的方案制订也要在医疗康复专业人士的指导下完成。但在实际运作上两者还是有很大差异,最主要表现在以下几方面。

一、专业度要求不同

医疗服务有很高的专业度要求,从医生到护士等专业人士都有相应的职业准入制度。在医疗康复服务实施中必须有严格的规范和监管,医疗康复服务操作场地、所使用的器材等也有严格要求。而健康改善活动,没有准入门槛,不对服务人员有专业准入的严格要求,可以因人、因时、因地选取合适的活动形式,可以是游戏娱乐也可以是日常生活活动。当然,专业度要求不同,追求的绩效精准程度也自然不同。

二、成本投入不同

鉴于上述专业度要求不同,因此成本投入上也会有很大不同。比如,一个康复作业用的木棍插孔器具,因为是被列入医疗康复器材,它的价格可以高达 4 位数,以相同的康复原理制作成非专业的木棍插孔玩具,可能只需要几十块钱;因为没有专业度要求,所以可组织开展健康改善活动的服务人员范围很广,可以是养老机构的照护人员,也可以是家属或者志愿者等非正式照料者,这使得人力成本大大降低。

三、长者体验感不同

长者年龄越大,住院时间越久,越不喜欢住在医院里,希望能待在家里,睡在自己的床上。术后和病后如果长期接受医疗康复治疗,一方面是成本很高;另一方面也是不断给自己心理暗示,"我有病,心理状态不佳"。而以游戏化、生活化的活动形式开展的健康促进活动,会让长者觉得自己还是健康的,还在保持正常的生活状态,不是患者。这对其身心的整体发展趋向都是更有利的。

四、满足需求范围不同

医疗是集中满足治病需求,康复是主要满足身体功能恢复的需求,高龄长者老化规律下的自然衰退,带病生存状况逐步趋于常态,医疗和康复的需求也逐步趋于平稳。而除了疾病和功能之外,长者还有更多的心理和精神层面的需求。以游戏化、生活化的康乐活动形式开展健康促进,不单是满足健康提升需求,还可以满足个人成长、社交等精神层面的需求。当然,健康改善活动绝不可能起到替代医疗康复服务的作用,但它可以是低成本高效益的医疗康复服务的生活化延续。

第五节   高龄长者健康改善活动的分类和具体形式

高龄长者健康状况复杂,一组人群中健康促进的需求很不相同,生活环境也不尽相同,而个人对于各种活动的形式接受程度也不一样。这就需要细致了解高龄长者的需求、细分活动可以促进的功能侧重、不同生活环境下活动开展的形式、准备多种多样的活动形式供高龄长者按各自喜好选择。活动具体分类可以按以下几个维度进行。

一、按疾病人群分类

(一) 衰弱

如果高龄长者只有自然老化引起的衰弱问题,那么健康改善活动应该更侧重体育锻炼,比如提升肌肉力量,减缓肌肉衰退的进程。而最有效提升肌肉力量的运动是抗阻运动。

(二) 慢性病

身患慢性病的长者,健康改善活动应围绕慢性病管理进行。比如,慢性病很大程度上是由后天不健康的生活习惯引起,活动更多的是为了帮助长者培养健康的生活习惯,以游戏化、生活化的活动方式提高长者健康生活习惯的依存性。

(三) 半自理

长者半自理状态通常由身体衰弱程度较严重甚至发生肌少症而造成,这种状况下的活动目的也依然是要提升身体功能,通过适当的体育锻炼,增加肌肉量。而更多的半自理状态是由于慢性病加重成为急性病,比如高血压变成脑卒中,急性病症手术后,遗留问题永久或暂时轻度致残。这种状况要帮助长者以生活化、游戏化的方式养成自我康复的持续训练,以尽快恢复身体功能或适应丧失功能的代偿,从而保证生活质量不受太大影响,保持活动能力,降低照护依赖。

(四) 认知减退

轻微认知减退阶段,目前还没有有效的药物干预,非药物的干预活动介入被很多实践和科研加以证明是非常有效的。各种各样的健脑活动都是可行也是有帮助的,比如手指操,刺激大脑活跃度的游戏,学习一种新的语言、音乐等。

(五) 乘坐轮椅

乘坐轮椅的长者,实际是有一定活动能力的,但常常被视作或者被长者自我评估为没有行动能力的人,需要深度照顾,也同样会忽略以运动的方式保持肌肉力量以及活动能力。乘坐轮椅的长者如果能坚持开展床上或轮椅上的运动,再借助助行工具逐渐开展站立和行走运动,是很有可能摆脱轮椅,回到独立行走状态的。即使达不到可逆,如果能坚持运动,锻炼身体各个部位,也会让生活体验更好。

(六) 罹患阿尔茨海默病等认知疾病

传统的误解观点认为,对患有认知症的长者做任何改善活动都没有意义了。实际上,即使被确诊为阿尔茨海默病,各种认知干预活动依然有效。认知症是不可逆的,但是病情的发展是可改善可延缓的。

（七）失能卧床

大部分失能卧床的长者并不是活动能力完全丧失了，身体仍然有感觉，四肢也能活动。现在已经有很多护理机构照护人员或者家属为卧床长者创造了"床上健身操""床上小游戏"，帮助卧床长者尽力维持身体功能，更加重要的是带来心理慰藉和缓释压力。

二、按活动范围分类

（一）养老机构

目前养老机构入住长者多为偏高龄，平均年龄通常都在 80 岁以上，在养老机构开展健康改善活动非常有针对性，从需求满足和组织人力方面也非常具备开展活动的基础条件。养老机构的集体生活方式很利于开展一些长期、系列的团体活动，也非常适合进行长期研究，摸索出适合机构内高龄长者的个体活动方案。

（二）社区长者服务中心

社区长者服务中心一般是日托式的，白天长者集中在服务中心活动、用餐、午休，下午回家；有些社区服务中心也设有小微机构，需要照料的长者可以短暂居住（通常是术后需照料长者或者为居家失能长者照护提供喘息服务）后再回到家中。这里特别适合以小组形式开展健康改善活动，通常社区服务中心会辐射周边 2～3 千米范围内长者住户，因此人员流动性较高，活动的形式也要更加灵活，内容通用性更强。要注意多和家属建立联系，让长者回到家中也能保持一定的健康生活习惯依存性。

（三）居家

对于居家的高龄长者以及家属，可以在街道居委组织的活动中开展科普和健康改善活动，比如开展饮食营养健康的科普讲座，宣传高龄长者多做家务的好处，可以设计一些简单易学又有趣、适合家中 2～3 人的游戏和玩具，还可以通过微信群等在线的方式，组织居家长者学习如何语音交流等。

三、按对应功能分类

包括：①防跌倒；②认知减退的预防和干预；③口腔和预防吞咽障碍；④肌肉训练；⑤中医特色功能全面提升活动。

四、按活动形式分类

包括：①借助器械的运动；②徒手健康操；③团体游戏；④手作活动；⑤艺术疗愈活动；⑥自然疗愈活动；⑦社交疗愈活动；⑧科普讲座。

总之，不管高龄长者的健康改善活动有多少种分类，只要按照以人为本的理念和遵循长者活动的一些基本原则开展工作，通过不断地摸索和经验总结，每一位活动组织者都能为长者带来身心健康和心情愉悦的生活体验。

第 四 章
高龄长者健康改善活动的价值和意义

第一节　研究价值

一、创新性

养老服务发达地区对高龄长者的健康干预活动实践和研究已经较为深入,大量的实践项目和案例可供我们参考,但是中国高龄长者的生活经历、生活方式、人生观念以及传统文化与这些地区还是有很大不同。在借鉴学习基础上,我们还是要探索总结适合中国高龄长者的健康改善活动形式、内容以及实施方案,更重要的是在实践的基础上开展课题研究,发现规律,将行之有效的活动方法在全社会推广。

二、实用性

从长者个人角度而言,健康改善活动有益于他们晚年建立自理和自主生活、保有健康的身体和生活方式、充沛的精力、和谐的社会关系和长久的社会互动。从家庭角度来说,健康改善活动能帮助减轻晚辈负担,增添家庭幸福。从全社会角度而言,以健康改善活动为入口,帮助长者继续参与社会,不仅仅是解决健康提升和精神寄托的问题,而且可以实现自身价值,为社会继续做出贡献。健康改善活动是以长者和家人都很关切的健康问题为基础,帮助维系长者个体和外部世界良性的互动关系,在这个过程中使长者生活质量最优、个人尊严感和价值实现最大化。这种人文的思考和关怀是养老服务发展必需的内在力量。

第二节　研究和实践的意义

健康改善不仅是个人追求的目标,也是家庭的愿望和社会应对老龄化挑战的重要措施。健康改善活动就是要通过各种途径和方式来增强老年健康资本的存量,进而减少老龄化的各种风险和冲击。同时,长者的主观幸福感和自我效能感得到提升。高龄长者健康改善活动只是整个养老服务中很小的一部分内容,但可以发挥很大作用,所以对这部分的研究和实践具有重要的实际意义。

一、活动是养老服务科研成果落地应用的最佳载体

高龄长者往往不喜欢或者不擅长表达自己的真实想法和实际需求,使得针对高龄长者的各种医疗和照护服务科研项目有时很难准确把握他们的需求,有些好的研究成果实际实施时也难以达到理想的收效。如果以游戏化、生活化的活动形式开展课题研究或者落实研究成果转化,则更容易观察高龄长者的真实反应。

有 90% 左右的认知症患者会出现一种或多种认知症的精神行为症状(BPSD)。BPSD不仅会给患者带来痛苦,也会给患者的家庭照顾者或者护理人员造成困扰。假如我们不理解他们的情绪和行为表现,可能就会觉得认知症患者难以照顾:有些患者让人觉得似乎莫名其妙,有些患者似乎在"故意找麻烦",有些患者行为让人觉得很恐怖。认知症患者有时在症状发作的时候就像换了一个人,简直像是疯了。这种阴影在照护者心里延续的时间越长,和患者之间的关系越容易恶化,久而久之陷入一种恶性循环。设身处地想一想,认知症长者也是一样的。但是,由于认知功能尤其是语言表达功能受损,很多他们所承受的痛苦自己是说不出来的。如果得不到旁人的理解,他们就可能以行为的方式表达出来。这在他人眼中可能就成了异常行为。

其实,很多情况下,行为就是认知症患者对外表达的方式。认知症患者给人的感觉是在退化,一直退到小孩子那样。从智能上讲可能是这样。但是认知症长者毕竟是有几十年生活经历的人,他们和孩子不同的是,孩子是一张白纸,而他们的生命画布涂满了故事。他们的生活经历,包括以往的工作和生活习惯、个人喜好、重大事件等,都有可能影响患病以后的心理和行为。尤其是在过去的生活史中,如果曾经留下一些心理创伤,他们就可能会在患病以后以异常行为的方式反映出来。

很难用通常的语言交流的方式引导有 BPSD 状况的认知症患者,但安排一些他们可以

接受的游戏或生活类活动,活动内容和他们日常的一些行为能力自然契合,患者则比较容易接受,不抗拒。在这个过程中,更有可能找到长者 BPSD 行为背后的根源,从而以最合适的方式尊重和理解认知症长者。

二、活动是提升养老服务效率和效果的巧妙办法

对于高龄长者而言,疾病是他们生命后期如影随形一般的存在。由于功能退化以及患病后身体功能下降,他们有较强照护需求,因此选择入住养老机构。作为服务长者的载体,无论是精神、饮食还是生活需求,在整体服务体系的各个部分植入健康服务理念,实现专业服务都是养老机构的工作重心。但同时不能过度地强调护理,将服务控制在合适的"尺度"之内。而游戏化、生活化的健康改善活动恰恰是既能起到接近医疗服务的健康促进作用,又能避免过度医疗、过度照护服务的一种健康促进服务方式。

养老服务中,作为服务对象的高龄长者很重要,为其提供服务的员工也同等重要,在注重服务质量标准化、专业化的同时,也要关爱服务员工的成长和身心健康。长者照护工作是一项非常特殊的工作,对长者要予以充分理解、尊重和极大的耐性,要无条件容忍长者有时做出的任性行为,对有些认知或有精神问题的长者的照护更是一场超级修行,因此还要定期为员工开展心理疏导和情感关注以释放压力。养老服务机构这些不为人知的软性服务积淀对于养老服务的效率和效果的影响其实更加重要。

为高龄长者开展健康改善活动时,照护服务工作人员一同参与,在游戏和生活劳作中,既加强了和长者之间的情感沟通,自己的身心也得到了放松,平时照护服务人员要 1 对 1 甚至 1 对多照看长者,工作强度非常高。在白天开展活动期间,集体活动或小组活动时,照护服务人员只承担一小部分组织工作或者做个纯粹的活动参与者,相当于给照护服务人员一个喘息时间。认知症患者的照护,无论是对于专业照护人员还是家属来说都是一场历练,照护者常常身心俱疲。如果能针对认知症患者尚存的能力,引导其开展一些家务或者游戏活动,对于照护者来说也可以放松身心。

三、活动是医养结合的最简途径

我们反复提到高龄长者健康状况的一个显著特点,就是同时出现几种复杂的健康问题,这些问题往往只出现在生命后期且无法诊断为某单一疾病。这些状态通常被称为老年综合征。老年综合征往往累及多个器官系统,其主诉可能与潜在的病理状态不相符。例如,某位长者出现急性认知能力下降或精神错乱的症状,但其根本原因可能多种多样,如感染或电解质紊乱。同样,跌倒可能是许多基础特征共同所致,包括药物的相互作用、环境因素。尽管很多长者有共患疾病,大多数卫生系统却不具备提供管理这些复杂的健康状况所需的全面照护条件。临床护理指南通常专注于单种疾病,很少整合潜在的并发

症信息,在流行病学研究中也经常被忽略。使用创新的方法来管理长者的并发症,将成为所有人口老龄化的社会应对行动的核心任务。

最典型的例子就是高龄长者身体功能衰退以及平衡感下降面临跌倒的高风险,预防跌倒算是医疗保健和养老照护都极为关注的健康干预活动,这种活动如果仅仅是要求高龄长者按时、按期完成的医疗保健活动,或者是照护者叮嘱长者一定要完成的动作,那么长者主动完成的可能性是不高的,但如果将防跌倒的健康干预内容设定成有趣的体感互动形式的集体游戏,那么长者的参与度和坚持度一定会大大提高。还有就是认知减退的干预活动,也大部分被设计成游戏化、生活化的活动形式,以利于长者有兴趣主动参与。

四、活动是人文养老服务的具体体现

我国在深度老龄化的进程中,认知症患者人数的增加将会是一个异常严峻的挑战。因为影响认知症的一个主要因素就是年龄,长寿必然导致认知症患者数量大幅上升。很多初期和中期阶段的认知症患者,身体功能并没有严重衰退,而认知功能受损的状态,使他们的照护负担比失能长者要高很多。很多时候,认知症长者会忘记自己是谁,但他们的情感不会变,对亲人、熟悉的照护人员形成的依赖是不会变的。专业且有温度的情感干预尤为重要,专业社工的介入带来的干预性的、更丰富、更深层次的服务,对他们的生活治疗十分有益。若家人与专业团队合力而为,必能让认知下降来得慢一点、再慢一点,延长认知症长者的身体退化周期,让更多长者从中受益。精力旺盛的认知症患者会出现游荡、谵妄等行为,若以合适的干预活动加以引导,可以大大降低这些行为出现的频率和强度,从而大大减低照护负担和照护依赖。这些干预活动都是很生活化、娱乐化的,比如音乐疗法、家务疗法等。

养老服务是对人的品格重新磨炼的过程,在这个过程中不仅需要专业知识、专业技能的应用,更需要搭建人性化的、适合老年身心特色的、确保长者有生活尊严的服务体系。人文养老服务,很重要的就是能让长者自主地生活,在自己喜欢的生活状态中老去。而各种游戏化、生活化的活动是让长者回归生活的一种很好的形式,能做到既回归生活又维持健康,一举两得。

五、活动是对大力发展就地养老的有利支持

WHO健康报告指出:"让老年人在家里进行体力活动,这一干预措施已显示出不错的效果,解决了老年人锻炼普遍面临的障碍:消除了交通障碍,通过与日常生活进行整合而使体力锻炼变得更加容易获取,并且在不需要医生转诊时,这种干预措施的可及性最高。""就地养老是指无论人们的年龄、收入或能力水平如何,均能安全、独立、舒适地居住在自己的家和社区中的能力。而在适宜的地方养老将就地养老的概念扩展为,让人们可以根

据自己的需求和喜好,选择最适宜的养老地点的能力,而该地点可能并非是其现居地。"

　　总之,采用娱乐化、生活化的健康活动项目形式,将多学科交叉的老年健康研究融入高龄长者健康改善和照护预防服务中,是一个化繁为简、化专业为应用的巧妙方式和入口。这一活动形式还能令高龄长者感受自己做事情、发展个人爱好、参与社会、自我生活照料等生活参与体验,是养老服务的绝佳载体。国际上养老服务发达国家的经验也已经证实面向高龄长者的游戏化、生活化健康改善活动的价值。

参考文献

[1] 刘晓红,康琳. 协和老年医学. 北京:人民卫生出版社,2016

[2] 郭桂芳. 老年护理学(双语). 北京:人民卫生出版社,2012

[3] 吴仕英,肖洪松. 老年综合健康评估. 成都:四川大学出版社,2015

[4] [美]R·B·麦克唐纳著,王钊,张果主译. 衰老生物学. 北京:科学出版社,2016

[5] [美]理查德·A·波斯纳著,周云译. 衰老与老龄. 北京:中国政法大学出版社,2002

[6] 王俊. 老年人健康的跨学科研究——从自然科学到社会科学. 北京:北京大学出版社,2011

[7] [美]埃伦·兰格著,丁丹译. 生命的另一种可能. 北京:人民邮电出版社,2016

[8] [韩]李承宪,[美]杰西·琼斯著,王甜甜译. 神奇的大脑保健操:防止大脑老龄化的系统训练指南. 北京:金城出版社,2012

[9] 世界卫生组织. 关于老龄化与健康的全球报告. 2016

[10] 世界卫生组织. 中国老龄化与健康国家评估报告. 2016

[11] 王叶梅. 成功老龄化:资源、SOC 生活管理策略与自我效能感和主观幸福感的关系研究. 2008

[12] 刘文,焦佩. 国际视野中的积极老龄化研究. 中山大学学报(社会科学版),2015,55(1):167 – 180

[13] 郭爱妹,石盈. "积极老龄化":一种社会建构论观点. 江海学刊,2006.49(5):124 – 128.

[14] 赵怀娟,朱艳松. 老龄化研究新视角及其政策因应. 中国老年学杂志,2012,32(9):1969 – 1971

[15] 宋全成,崔瑞宁. 人口高速老龄化的理论应对——从健康老龄化到积极老龄化. 山东社会科学,2013,27(4):36 – 41

[16] 曾毅,冯秋石. 中国高龄老人健康状况和死亡率变动趋势. 人口研究,2017,41(4):22 – 32.

（童　宇）

第二篇

高龄长者健康改善活动的设计

　　面对老龄化的严峻挑战,中国全社会已经从各个角度对长者进行关注和重视,但是目前在老年服务内容领域,基于长者生理需求方面的医疗保健和护理服务的研究和项目实践比较多,而对高龄长者身体功能和心理情感方面的服务内容研究和实践还不够广泛和深入,高龄长者更需要特别的身心关怀和照顾,更渴望情感的交流和沟通,高龄长者健康改善活动的设计要在深入研究长者生理特征的基础上,同时能切实关怀长者的心理需求,让他们不仅安度晚年,还能欢度晚年,这是社会文明发展的体现,是人文关怀养老服务的具体实践。

第 五 章
活动设计理念和原则

第一节　以人为本的理念贯穿始终

高龄长者健康改善活动的设计和实施,应该和整合照护的核心理念保持一致。必须以长者个体为中心,以长者的需求而不是服务的构成为导向。活动的设计和实施应通过个案管理策略和在整合照护的框架下更广泛的合作,使面向高龄长者的健康改善活动成为真正以人为本的综合养老服务体系中的重要有机组成部分。活动设计必须充分考虑长者个体的人权,活动方式必须有利于维护长者的尊严,帮助他们进行自我表达,在可能的情况下促进他们自主决策能力的提升。

以人为本的理念不仅仅只面向参与活动的高龄长者,还要兼顾活动的组织者、长者家属以及长者身边的照护工作人员和志愿者。只有在全角色的需求都被考虑到的情况下,活动才能真正发挥最大的价值。

以人为本的理念具体体现在以下几方面。

一、尊重是基础

尊重各角色的意愿,鼓励而不强迫。①尊重长者的多元。这一代高龄长者,生活、文化背景经历差异较大,因此生活习惯、交流方式、个人爱好也是千差万别。要尊重这种多元,不强迫必须统一参加一种健康改善活动,条件允许的情况下,更应该研究个案,为每位长者安排他们喜欢并感到安心、自在的活动;②尊重高龄长者的特殊行为方式。因身体和认知功能下降,长者会表现出任性、畏惧等像小孩子一样的行为特点。站在他们的角度,设计活动内容;③活动组织者也需要得到尊重。活动组织者可以是社工,可以是护理人员,也可以是家属和志愿者,根据各种角色在健康管理方面的专业知识背景、与长者的关系程度、沟通能力等特点,为他们设计不同的活动内容,利于各种角色在高龄长者健康促进中发挥各自的优势价值,充分利用好各种人力资源。

二、耐心为助力

保持耐心是健康改善活动能持续开展并获得预期效果的最大助力。高龄长者学习新事物速度较慢,心理上会抗拒,沟通表达上也常常会有障碍,要将这种现象视为常态,活动设计也要充分考虑这些因素,不能以普通成年人的视角设计活动内容和实施流程。比如,游戏内容要能保证高龄长者情绪不会受挫,在零挫折状况亦可完成游戏;同时也要对负责活动开展的团队给予充分的耐心,参与者的态度会影响活动效果和组织者情绪,要给他们时间,找到和高龄长者沟通相处的方式,以找到最佳的活动开展契合点,整个团队理念认同是基础。在起步阶段不可操之过急,根据现有条件,简单的起步,消除畏难和受挫情绪,建立合理的预期和目标,团队领导者耐心给予持续的鼓励和支持也非常重要。

三、关系是灵魂

良好的关系意味着信任,唯有信任的关系中,才能获得高龄长者全身心投入的参与,才能获得家属的大力支持,才能激发照护服务员工的热情和动力。在改善活动项目启动初期,各方的关系刚开始建立,融洽和信任有可能都还未形成,这时活动设计应考虑能帮助活动组织者和参与者关系的建立。比如,设计一些小环节、简单小游戏帮助暖场,营造轻松的气氛。

四、意义大于形式

要始终坚持"不为活动而活动,为意义而活动",如果一位高龄长者被鼓动,或者出于面子参加了一场健康改善活动,但是并没有全身心投入,坐在那里都很难受,那么这场活动对长者身心健康改善效果可想而知,非但没有好的效果,还可能有负面情绪产生。活动设计时一定要让整个活动的宣传、内容到事后评估等流程围绕长者健康改善的意义,设计形成乐于参与的良性循环机制,比内容本身更重要。

五、快乐至上

乐趣是第一重要的,长者也像孩子,健康、精力更需要趣味去激发,有乐趣也利于增强组织者的积极性,内容也需不断更新,以保持组织者和参与者的新鲜感和热情。

前文讲述了高龄长者的健康老龄化核心终极目标是优化老化轨迹,内在能力和功能发挥得以增强,保持生活质量。再次强调,健康改善活动方案设计时一定不能偏离这个目标,活动可以有多种形式,但是都通过两种基本方式达成健康目标。建立和保持内在能力;方法包括降低健康风险(如减少不利于健康的生活习惯)、鼓励健康行为(如体育活动)或减少相关障碍,或提供服务培养相关能力(如生活化的健康改善活动;帮助恢复做家务的能力,回归生活)。促进更好的功能发挥:缩小长者实际内在能力水平下所能完成的任务和生活在有利环境下(如提供适当的辅助技术,提供可及的公共交通服务和建立安全的居住环境,提供人力帮助,培养丧失代偿的能力等)所能完成的任务之间的差距。

第二节　以长者的安全需求为首要前提开展活动设计

高龄长者大多行动能力下降,因疾病和认知问题,常常有不同程度的照护依赖,因此参与活动时,安全需求是第一位的,在活动设计时要充分考虑以下三个层面的安全因素。

一、本能层面的安全

本能层面的安全性是评估高龄长者是否可以参加一个活动所要考虑的基本要素。由于高龄长者自我保护能力较弱、易受伤害,因而在活动方案设计中要注意考虑长者的各种不同的安全需要。比如,活动场地的安排,乘坐轮椅的长者活动空间是不是方便,活动内容是不是需要长者起身站立,坐的椅子是不是方便起身;活动玩具和道具的材料要具有无毒性,外形结构要圆滑无尖锐形态,结构要合理、牢固。

二、行为层面的安全

行为层面安全指的是活动实施进程中的安全。高龄长者由于身体功能的下降,视力、听力和理解力都相对较弱,这就要求活动内容充分考虑到长者的这一特点。比如,在活动规则的理解和沟通表述上进行特别的设计,使长者易懂、易参与;在活动动作的设计上,要充分考虑长者有能力做到,以及做好事先的安全防护措施,还有发生意外的紧急处理预案。

三、心理层面的安全性

高龄长者心理层面常常有惶恐遗弃感、孤独寂寞感、焦虑抑郁感和自卑感等。针对这些特殊心理,设计内容要做到对他们的心理进行关爱,帮助他们排解寂寞和抑郁的情绪,使他们安心地享受生活乐趣。

安全仅是基本因素,还要考虑长者的生理、心理、认同、尊严、社交、自我实现等需求,该部分内容在第十七章社会活动组织专题有详细描述。

第三节　通过个案管理和更广泛的合作提升活动效果

个案管理是保证长者获得由卫生保健及社会部门提供的以人为本的整合性照护的主要工具,主要作用有发现病例、提前制订照护计划并进行监控、保证个案管理员的全程参与。研究表明,个案管理对长者的心理健康和福祉,以及照护者的满意度和福祉有着有益的影响。作为整合照护体系的一部分,高龄长者的健康改善活动也应纳入个案管理,运用个案管理的模式以达到最佳效果。个案管理项目不仅针对高龄长者,所有与长者相关的照护服务者都应纳入其中。

在持续开展健康改善活动的整个过程中,个案管理计划必须使长者能够自主决策,支持他们的自主权。这适用于所有的长者,甚至包括能力严重衰退者。例如,虽然重度认知症患者也许无法决定其是否需要手术、服用什么药物,但是他们仍有能力选择吃什么或穿什么、参加什么活动。坚持这一原则是极具挑战性的。但是能坚持这一原则,健康改善活动的服务价值将是巨大的。

第四节　活动设计原则

一、安全原则

前文提到高龄长者有不同于常人的特殊的身心安全需求,活动设计要充分考虑长者各个层面的安全需求。

二、简单易行原则

随着年龄的增长,高龄长者的生理功能呈退化的趋势,灵活性、反应能力开始弱化,在记忆数字、高度集中注意力等方面也逐步退化。为了避免其生理上的缺陷造成活动效果减弱甚至无法开展,在设计中就要考虑活动规则和动作的简化,尽量简洁明了,让长者一看就懂,一学就会,减少在动作过程中的大体力消耗。为了避免记忆负担的增加,一个活动环节最好一个动作就能完成。

简单易行还有一个重要的含义就是可识别性。人进入老年后,视力逐渐衰退,对物体的辨别能力开始减弱;听力也会随之下降,对声音敏锐度降低。因此,在活动设计中,要将现有的娱乐活动形式转化成高龄长者熟知的样式及功能模式,符合长者的思维模式和动作习惯。积累更多经验,更了解长者需求时,要开发全新的适合高龄长者的游戏化和生活化健康改善活动。比如,新的针对老年群体的电子游戏设施,其语音功能具有声音分辨度高(高龄长者适应的低频声音)、吐字清楚、声音洪亮的特点;加大数字符号等提示符号的尺度,以便于长者轻松识别,还可以通过颜色的不同来加强长者的识别。为所有的动作和规则提供清晰可辨、简单易懂的演示说明实例,方便他们学习和操作。在此基础上,加大活动的趣味性、参与性,从而激发长者参与的兴趣。

三、交互式原则

交互是高龄长者健康改善活动一个重要功能,以帮助长者改善交流能力,保持人际关系,增强社会归属感。因此,活动设计要能创造交流的机会,为活动组织者提供天然的交流氛围。活动作为长者生活娱乐的一种方式,为长者的健康生活提供了一种精神媒介。交互式设计原则是强调将活动的开展视为长者之间、长者与子女、长者与活动组织者以及其他照护分院之间的交流内容与沟通方式,交互式设计原则强调在这种互动关系中促进长者身体和认知功能的健康、保持或恢复长者原有的社会化交往。

四、关爱原则

健康改善活动是为了长者生活更健康、更愉悦而设计,要真正能让参与活动的长者身心健康获得好处。据调查,现在离退休长者中有不少人以麻将这种带有赌博性质的棋牌活动为主要的休闲活动,这种休闲活动的设计初衷并不是为了服务于长者,大家围坐一桌4~5小时不运动的休闲形式对身体没有好处,但是目前长者娱乐活动形式不多的情况下,麻将也确实能锻炼长者的大脑活力。就长者的健康来说,麻将真是一种让人又爱又恨的休闲活动。如果长者能每打完一局就起来活动一下也还不错,但其实是很难做到的,所以麻将总体上对长者健康弊大于利。家人或者养老服务单位也要注意限定长者每次打麻将的时长。以麻将为例,说明活动设计一定要考虑周全,以服务和关爱长者为基本原则,活动方案的每一个环节、要素的考虑都是以关爱长者的身心健康为出发点。

五、文化内涵原则

高龄长者从小成长环境深受中国传统文化影响,阅历广泛,知识储备量大,人生经历丰富,对于中国传统文化有着深厚的感情。活动一定不能脱离长者的文化背景,活动内容应含有丰富的文化内涵,不需要浮夸与奢华,也不能盲目照抄国际先进案例,简约质朴中国式的设计更容易为长者所接受。比如,为高级知识分子背景高龄长者设计的活动,要与他们原有的生活方式相契合,读书会、合唱团、主题研讨会都是比较好的形式。充分将中国传统哲学思想融入长者活动设计中,融合各地的地方特色和区域文化,形成特有的文化特色,一定能设计出长者容易接纳和喜爱的活动。

六、从高龄长者视角出发原则

活动设计要从高龄长者视角出发,满足其特殊需求。有人认为“长者是老小孩,所以将小孩子玩的拿给长者玩一样适用”。也有一些活动组织者直接把一些早教游戏和玩具用于长者活动。这种做法是不合适的,长者和小孩有一定的相似之处,但在身心功能和生活积淀,尤其是精神层面的需求还是相去甚远的。一方面,与传统娱乐活动关注的儿童和成人群体相比,高龄长者在生理功能的灵活性、精力的保持等方面都存在一定的差距。长者活动更应偏向于节奏较慢的活动形式;另一方面,虽然个体功能逐渐弱化,但长者的智慧、知识水平、逻辑能力、思维能力达到顶峰,在选择和参与活动的过程中不会再像儿童那样感性地选择,而是非常理性的,更加注重活动的意义价值和趣味性。

长者弱化的步骤是从生物性老化、认知老化,再到社会性老化,只有针对高龄长者的特点进行深入透彻分析,以人为本充分考虑高龄长者的视角,才能真正了解长者的需求。尤其要强调的是,对于高龄长者社会化的衰弱需要特别注意,个体与社会的脱离是造成个体社会化衰退的主要原因。这些都应该在活动设计时就有所体现。从高龄长者的视角出发为其设计活动,让活动定位更准确,开展更顺利,减轻活动组织者的现场压力。

从高龄长者视角出发,还有一个不可忽视的要素是注意满足长者的特殊情感需求,长者在心理上通常表现为喜欢怀旧,感觉空虚和孤单,有很强的自尊需求,渴望交流,渴望被尊重和关注。因此,在设计中不仅要考虑结构的合理与参与的便利,还要使长者在自尊和心理上得到满足。在活动形式和内容上,着重考虑他们那个年代特有的生活和娱乐方式,开发一些与他们人生经历相似的活动,以迎合长者怀旧心理,这样既可以减少其内心的空虚和消沉情绪,还可以唤起他们对生活的热情。同时还应该充分体现和展示长者的长处和发挥他们的优势,尽量避免暴露其自身的劣势、伤害自尊的活动形式和内容。

第 六 章
活动设计思路

第一节　活动设计应了解的老年心理学原理

　　现在互联网联通世界,各种信息都很容易获得,网上能搜索到的各种老年康乐活动的信息也是"内容海量、形式丰富",所以内容本身不是难事,重要的是选择什么内容是合适的,还有就是高龄长者身体特点,再加上中国长者的传统文化影响下的特殊心理状态,要能够激发高龄长者愿意参与活动,并积极响应,反而是活动能取得成效的关键。在活动设计伊始,就需要考虑如何从活动内容和实施方式就引起高龄长者兴趣,并愿意积极参与的健康改善活动。兴趣和参与与否,根源上和高龄长者的心理活动相关。因此,要达到上述目的就需要对老年心理学有所了解,与活动设计相关性较高的老年心理学原理有以下几方面值得关注。

一、孤独心理

　　研究表明在长者所有的心理问题中,孤独心理所占的比例高于50%,孤独心理是老年群体中较为常见的一种心理问题。"孤独"这一术语最先源自医学界,后来心理学将"孤独"的概念引入"社会心理学"中,心理学界对孤独感诠释的基本框架是:大部分孤独感是指当个体感到缺乏令人满意的人际关系,或者对人际交往的渴望与实际的交往状况存在一定差距时,而产生的一种主观的心理感受或体验,它是一种不愉快的情绪体验。

　　有学者称"中国式孤独"指的是人们总是习惯于把想说的话藏在心里,而不是直接表达出来,主要表现为在很多场合表现矜持,因此感到孤独。西方的孤独区别于中国式孤独,他们的孤独主要在于对国家和社会现状的不安、焦虑和无所适从。了解中国式老年孤独的成因,就能够遵循孤独心理活动的特点,在设计阶段就需要有意识地设计出可以帮助长者借助外界力量或者工具来表达自我的活动形式和内容。

比如,孤独心理严重的长者,一开始就不要安排参与个人表达较多的活动,从简单的团体游戏活动或手工活动开始,先适应团体活动的氛围,然后再逐步增加问答式的简单表达游戏,循序渐进,直至可以参加类似于观点答辩活动,这样一个逐步增加交流幅度的活动方案,就能起到帮助长者释放身心的作用。而只有长者能身心都打开的状态,才能够真正参与活动,后续一系列的健康改善活动才能发挥作用。另外,中国式孤独和西方式孤独的不同,反映了不同区域长者心理活动和精神诉求上的差异,因此,在引进国际经验或实操案例时也需要加以评估,某种活动方式背后解决心理问题是不是和中国高龄长者的心理需求相契合。

二、情感代偿心理

从心理学角度看,情感代偿心理在长者的心理活动中具有普遍性。长者自叹生命短促,到晚年不免有些憾事。年轻时追求某种东西没有获得满足时,人们会放弃原来的目标,企图假定另外一个替代品,在心理修复机制的影响下,很自然地会从容易追求的替代品中获得暂时性的满足,使得最初产生焦虑、孤独的心理得到修复。假借替代物造成一种目的实现了的假象,以满足自己的欲望,这种心理状态叫做情感代偿。长者的情感代偿心理表现方式多种多样,比如现在许多长者喜欢学习琴棋书画、跳跳广场舞、养养宠物等。把全部情感精力投入到兴趣爱好中去,这是一种代偿行为在长者身上的表现。活动设计需要尊重和满足他们这种特殊的情感诉求,通过参与活动获得丰富的情感体验,活动可以提供情感上的依托,弥补以往未获得的满足。活动内容设计也需要注意事前了解单个或者群组长者的人生经历背景、个人爱好,分析哪些内容更能帮助长者实现情感代偿。

三、活动理论

活动理论认为活动水平高的长者比活动水平低的长者更容易对生活满意和更能适应社会。活动理论主张,长者应该尽可能长久地保持中年人生活方式以否定老年的存在,用新的角色取代因丧偶或退休而失去的角色,从而把自身与社会的距离缩小到最低程度。活动理论提出的基本观点为大多数老年工作者所肯定。在老年社会工作者看来,社会不仅在态度上应鼓励长者积极参与他们力所能及的一切社会活动,而且应努力为长者参与社会提供条件。而现实的情况是,许多长者想有所作为但苦于没有机会;一些长者因退出社会主流生活而患有老年抑郁症;有些长者因枯坐家中无人交谈而提前脑退化。现代医学证明,勤于用脑的人比懒于用脑的人,脑力活动退化的速度要缓慢得多,较少说话的长者比常有人陪伴的长者更易患老年痴呆症。因此,让长者保持较高的活动,积极参与社会生活,对防止长者大脑退化具有毋庸置疑的积极作用。随着核心家庭和双职工家庭的增多,快节奏生活和竞争压力使子女很难抽出更多的时间陪伴长者,所以,鼓励长者自我调适、积极投身社会生活而不是独处一隅,就显得十分重要了。

四、连续性理论

连续性理论认为,不论是年轻还是年老,人们都有着不同的个性和生活方式,而个性在适应衰老时起着重要的作用。总是消极或退缩的人不可能在退休后成为积极分子;同样,一贯活跃、自信和参与社会的人在老年时不可能安静地在家里。人主要的个性特点和价值观念随着年龄的增长变得更加突出。在连续性理论看来,如果一个人在老年时仍能保持中年时代的个性和生活方式,那么他便会有一个幸福的晚年。因此,每个人不用去适应共同的规范,而是应该根据自己的个性来制订标准,这是长者对生活感到满意的基础。对个体而言,连续又可分为内部连续(个性、爱好)和外部连续(年轻时爱踢足球,年老时踢不动了仍爱看足球)。

连续性理论给我们的启示是,在活动设计时要充分考虑高龄长者的个人生活经历背景造就的不同个性和生活方式,并在活动内容安排上对其年轻时的个性和爱好加以延续。

第二节　游戏类活动设计的思维基础

长者在娱乐的心态上确实和孩子是很相似的,需要玩具的陪伴与慰藉,需要通过游戏获得心理释放。医学专家做过这样的分析:7岁的儿童与70岁的长者在渴望呵护、渴望关怀、渴望抚慰、渴望集体游戏等诸多因素方面的分值有惊人的相似。同样,在心理学家看来,长者一般缺乏交流、沟通和倾诉,如果长时间精神得不到寄托,很容易患上抑郁症、焦虑症。常常参与改善身心健康作用的游戏,既能保持健康又可以排解寂寞,愉悦身心。

一、深藏于人性的游戏化思维

在设计游戏化的活动之前,有必要来了解一下人类的游戏化思维。乐趣是人生体验的重要部分,游戏化正是通过创造乐趣来实现更多的现实目标。以一种有计划、有方向的方式获取乐趣的思维就是游戏化思维。

千百年前,人类即创造出称为"游戏"的东西,它能够挖掘乐趣带来巨大的精神力量。除了带来乐趣,各种不同类型、不同文化背景下的游戏也是激发人类内心潜力的导火线。游戏已经远远不止于娱乐作用,在商业发展中,巧妙地运用游戏经验激发人们的乐趣,已经成为解决诸多问题的宝贵工具。回想一下一个人全神贯注于某款游戏时的情境,对于长者而言,这种游戏可能是象棋、老年门球,对另一些长者而言,可能是网络上的斗地主、开心农场。无论男女老少,对自己喜爱的游戏的专注甚至痴迷,全世界皆然。

美国著名未来学家、"未来研究所"游戏研发总监简·麦戈尼格尔在她的著作《游戏改变世界》中写道:"大约2500年前,希罗多德回首过去,看到吕底亚人早期玩游戏就是为了减轻痛苦;而今天,我展望未来,同样清清楚楚地看到,游戏设计将再次回到提高生活质量、预防苦难、创造幸福的道路上。"已故伟大哲学家伯纳德·苏茨对玩游戏下了一个定义:玩游戏,就是自愿尝试克服种种不必要的障碍。这一定义解释了有关游戏带给人类的一切动力、奖励和乐趣。

追求健康的生活习惯,提升高龄长者的内在能力,需要长期的坚持,甚至要打破长者一些旧有的不好的习惯。这个过程有逆反人性的一面,为什么不能用游戏这种更容易被接受的方式,把逆反变成顺从,把枯燥变成乐趣呢?游戏中人所能感受到的成就感和心流(专业术语,心理学中表示一种某人在专注进行某行为时所表现的心理状态),如果在健康改善的道路上也能让高龄长者感受到,那该多好!游戏的方式,让活动的组织者和参与者互动更积极、更有效,活动就更容易继续进行下去。

游戏的本质不单纯是娱乐,它是人性与设计过程巧妙地融合后的产物。曾经很多人沉迷于小小的扑克牌游戏,现在全球更有数以百万计的人们沉迷于电脑、手机游戏,是因为无论是古老的还是现代的游戏,都是设计者们,在借鉴了人类现实社会经验和心理学的研究成果后,严格而巧妙地设计出来的。游戏化活动的核心是帮助我们从必须做的事情中发现乐趣,通过有趣的过程使想要的结果产生吸引力。游戏让人们在日常生活里更开心,使人们自愿充满兴趣地去克服障碍。

二、游戏化在行为改变方面的应用价值

乐趣可以帮助人们改变不良行为习惯,这个理念并不难理解。行为改变游戏化可以帮助人们形成更好的习惯。这与高龄长者的健康改善密切相关:鼓励长者做出更健康的选择,如合理饮食、适当运动;或者学习一门新的语言,让长者获取学习乐趣的同时增进大脑活力。通常,这些新的习惯会带来理想的效果:提升长者自理能力,降低医疗费用,提高生活质量和幸福感。在欧美等国家,这种行为改变的游戏化使用也非常普遍,比如长者的健康提升等,通常由非营利组织或政府机构予以推广,人们发觉游戏化方式能比普通方式创造出更好的效果。

案例:"妙健康"的游戏化运营

"妙健康"是一个专业用户健康管理的平台,将游戏化的方式引入健康管理,该公司

的首席执行官孔飞曾经是国内知名上市游戏公司总裁。健康管理最难的是什么？最难的并不是用户指标的获取，而是后期的干预。不管是医生给出的方案还是健康管理师给出的方案，很多人离开医院就忘了，医生嘱咐多喝水、注意休息等，可能回家就只记得按时吃药这一项，健康管理的依从性更是难上加难。而游戏却完全不同，腾讯还因为《王者荣耀》的玩家依从性太强而上线了防沉迷系统。用游戏化的方式做健康管理，就要针对不同用户的喜好和习惯，配合他们或者适应他们的习惯去做健康管理，而不是想当然地给出一个解决方案。传统的健康管理1.0，简单地说就仅是健康教育阶段，而"妙健康"正在做的，就是变革这种传统的健康管理体系，使其进入更加智能化的健康管理2.0。

健康管理对于大多数用户来说是枯燥乏味的，很多人无法长期坚持，妙健康通过将游戏思维中的"等级体系""任务收集""即时反馈"等能够很好调动用户的积极性的模式创新性地植入健康管理，用游戏化运营的方式，让用户轻松克服自身的惰性，在娱乐中提升自己的健康。

"妙健康"的游戏化运营主要分为：

游戏化任务：利用娱乐展现的方式吸引用户。用户在轻松娱乐的同时，完成任务，同时也完成了身体健康任务管理。

游戏化活动：提升用户活跃度，增加用户留存。将健康管理以活动形式展现，给用户带来荣誉感、成就感并给予物质奖励。

游戏化交互：利用游戏化的交互方式可以增强用户好感度，提高用户黏性，增加用户分享意愿。

通过游戏化方式，"妙健康"如今的用户活跃度要比问诊、挂号类的APP活跃数据好得多。以高血压为例，高血压管理中测血压不是最终目标，"妙健康"做了搭积木的小游戏，如果血压比较高会掉落奇形怪状的积木，如果是正常的血压数值，掉落的会是比较正常的积木，通过积木搭建，建立竞争机制。这里面有几个关键点：第一，把枯燥的量血压转为搭积木游戏；第二，随着时间推移来改变习惯，单纯告知要每天测血压，很难建立良好习惯。但是搭积木是反过来的，用户连续参与会让积木搭得很高，自身付出了努力后更不愿意让积木倒下来，随着时间推移习惯是反向积累的，这是游戏化提高依从性的方案之一。

1. 游戏化可以提高行为改变的参与度

参与本身就具有一定的价值，参与度会促成行动。人人都知道要增加运动，健康饮食，定期进行健康检查，在日常生活中节约能源等，但是问题的关键在于缺乏足够的动力去执行它们。如何激发这个动力？答案是：游戏化可以提高参与度。游戏化可以被看作一种激励人们行为的系统设计方式。它可以让高龄长者乐于改进,众多研究显示,游戏可以激活大脑中的快乐中枢——多巴胺系统。利用天生的快乐中枢激发功能退化的高龄长者的学习动机并提高长者参与度,应该没有比游戏更好的方式了。

2. 游戏的实验本质可以消除失败感,建立自我决定系统

游戏化激励的强大功能就是开拓了更多的可能性。游戏的本质是实验。在游戏的过程中会经历失败,但因为总是可以重新开始,所以永远不会有现实世界那么沉重的失败感。如果游戏设计是有效的——不是那么难,也没有想象中的容易,玩家就会更加积极地提高自己的技能。游戏会鼓励他们不断尝试新的、不同的,甚至是突破自己的玩法,这非常适合对健康状态如此复杂的高龄长者开展健康、促进激励。

随时可能发生的选择,突出了游戏和自主性之间的关系。玩家在游戏中能感觉到自己被赋予了一定的力量,感觉自己是具有掌控力的。游戏是自我决定系统的完美诠释范例。人们为什么玩游戏? 没有人强迫——他们是自愿的。这种自我决定恰恰是高龄长者在现实生活中几乎被剥夺的,游戏帮助长者重建自我决定系统。

3. 游戏唤起积极的情感

游戏能令人集中精力,从情绪上看,游戏跟抑郁是相对的。在玩精彩的游戏时,是以自愿参与的心态去克服障碍,游戏玩家的自愿主动投入参与,让情感朝着积极一端前进,而这恰恰是产生各类积极情绪和体验的有益身心的状态。玩游戏充分激活了与快乐相关的所有神经系统和生理系统——注意力系统、激励中枢、动机系统以及情绪和记忆中心。

4. 游戏激起体验自豪的快感

自愿参与的游戏乐趣对情绪还有一项更重要的好处就是自豪感。它恐怕是人类能体验到的最原始的情绪涌动了。科学家证明,自豪是我们能体验到的最有力的因神经科学物质释放而产生的快感之一。它涉及大脑奖赏回路的 3 个不同结构,包括中脑多巴胺中心,在游戏中克服障碍的挑战性越强,自豪感越强。

5. 行为改变的游戏化经典应用——严肃游戏

你可能在工作和生活中听说过"严肃游戏"的概念。给你做手术的外科医生,你上次所乘坐航班的飞行员也许是通过专业的 3D 模拟游戏完成的职业培训。一些专业人员将游戏设计运用于健康、军事、环保,以及日常的企业培训、教育等领域。纽约市甚至有一所名叫"学习任务"(Quest to Learn)的公立学校,是完全围绕游戏主题建立起来的。正如我们所看到的那样,严肃游戏和它们的衍生品都是游戏化的特殊产品。它们是在非游戏情境下,通过游戏设计将游戏元素整合为一体的游戏。如今已有许多人开始进入这一领域。之前提到的语言质量检查游戏和严肃游戏,都是游戏化的良好范例。

三、不同游戏活动对长者健康的好处

（一）益智玩具和益智游戏

美国休斯敦大学健康与行为系严进洪教授指出："50岁以前开始玩成人益智玩具的人，老年痴呆症的发病率只有普通人群的 32%。一些轻度老年痴呆症患者玩成人益智玩具，可以减缓甚至阻止病情的发展，少数患者还有一定程度的智力恢复。"

64岁的美国益智游戏发明家科恩，正在和他的老友建筑设计师拉贝尔玩《第三次世界大战》游戏，这是他们两人共同发明的游戏。这种游戏综合了西洋棋与拼字游戏的特点，非常有趣。在玩游戏时不仅得到了乐趣，而且还锻炼了头脑。科恩是老年精神学家，曾任美国全国老年心理卫生中心研究所主任。50岁以后，他把业余时间全部投放在发明益智游戏上。他说："如果你经常做很消耗脑力而且很有趣的事，就能保持头脑灵敏。因为在斗智斗勇的游戏中可以锻炼脑细胞，脑细胞在磨炼过程中会逐渐发达强壮。"一位玩了半个多世纪游戏的70多岁长者奥斯本说："游戏过程必须做出成百上千个小决定，这像经常磨刀一样，能使我头脑保持灵活。"

科恩的故事也带给我们在游戏设计方面一些启发，想要设计出适合高龄长者喜欢的游戏，可以邀请他们一起来参与设计和开发，一方面能准确把握长者的兴趣；另一方面参与游戏的发明也能提升长者的参与感，有益身心，另外参与设计游戏的长者一定会成为该游戏活动的种子玩家和积极推动者，可谓一举三得。

（二）老年玩具

日本的长者玩具不断推陈出新。比如，一款针对长者的"克隆人"玩具，只要长者们提供孙子孙女的照片、录像带等详细资料后，该公司就可以克隆出与客户要求完全相符的"克隆人"玩具。它具有陪长者聊天、唱歌、祝福节日等功能，满足了长者思孙心切的需求，因此，这款玩具一面世就风靡市场。东京一家长者医院独出心裁，在候诊室放置了多台游戏机。虽然这些产品无法治愈长者的认知疾病，但对长者恢复智力有很好的刺激作用。游戏机给认知症患者希望，可以起到一定的减轻和延缓认知老化的作用。

（三）电子游戏

在很多人眼里，玩电脑游戏应该是年轻人的专属。其实，对于长者来说，电脑游戏不仅能够丰富他们的老年时光，同时还可以促进其大脑的思维活动，防止记忆衰退和认知障碍。比如，玩俄罗斯方块10分钟就能让人忘却痛苦。美国西北大学精神科专家发现，玩俄罗斯方块游戏时，由于要将方块到处移动，整个大脑都参与进来，此时负责感官信息，也就是储存痛苦的那部分资源被占用,从而达到忘却痛苦的作用,并能防止痛苦的记忆再次出现。除了心理上的原因之外,一些电脑游戏还能在生理上满足长者的需求。有些游戏对于长者来说,既能锻炼身体也不会过量,比如,任天堂 will 游戏开发的保龄球游戏,这种打保龄球游戏和在现实中打保龄球非常类似,玩家手拿控制器做出投掷的动作,虽然没有真球,但电脑会根据投掷的姿势等情况显示出结果。许多高龄长者因身体状况已经不能去打保龄球,但如果玩这种视频游戏,则完全可以胜任。有节制地玩电脑游戏可以锻炼手眼配合能力,有利于大脑功能的活跃和保持。

第三节　长者生活的嵌入

高龄长者在生活中最大的一个变化就是"力气变得很小了",常听到长者抱怨不想走太远的路,或是无法拿太重的东西,这并不是他们变懒惰了,而是长者关节伸展不容易,肌力也下降了。体力变差只是表象,其真正原因与身体心肺功能退化、关节酸痛、肌肉力量减少都有关系。高龄长者年纪渐长,肌肉渐渐萎缩、老化,使得四肢的力量开始变小,加上心肺功能变差、肺活量变小,原本一口气可以走 300 米的路,现在只要走上 50 米就会气喘吁吁。另外,常年使用的关节就像生了锈的机器,开始出现酸痛,而且活动度也变差。因此,长者一旦走快,大腿内侧的髋关节就会疼痛,双手也会因为肩关节疼痛而无法举高,就连支撑身体的脊椎也在退化,本来挺直的脊椎变得弯曲,身体不由自主地往前倾,也容易跌倒。

这些因素导致高龄长者变得不愿意活动,而减少肢体活动量,肌力、关节与心肺功能衰退更为快速,形成健康急剧下降的恶性循环。行动不便、力气变小,也让本来愿意做的事情不愿意做,不喜欢外出走动。高龄长者逐步从正常生活中退出,失去正常生活会加速老化的过程。面对身体的退化,有些长者会感到自卑、愧疚,觉得自己给别人添麻烦,情绪也变得闷闷不乐。如果我们刻意让长者参加一些专门组织的健康改善活动,他们的参与意愿较低,鼓励工作难度也较大。这时可以从他们还没有完全失去的生活活动中找内容,将健康改善活动嵌入在日常生活活动中。把一些简单的家务交给他们,如可以把择菜、切菜、收纳衣物等家事交给女性长者,把简单的木工活、修理物品等交给男性长者。让他们承担部分家务,不但可以活动身体,保持一定的活动能力,也能让长者有参与感,特别是在养老机构居住的长者,大家一起做家务,可以找回家的感觉。

第四节　参与机制的建立

高龄长者身体各项功能不平衡和弱化的现象加剧,总感觉身体很"懒",这时特别需要人文关怀和活动引导,活动的内容和形式很多,不是活动方案设计的难点,反而是高龄长者的参与度低或者难坚持是最令人头痛的。在与养老服务单位负责活动组织的社工交流时,他们最多的问题和困惑是如何让高龄长者来参与活动,而且劝说长者参与活动多次失败,也令他们情绪非常沮丧。因此,在活动设计时建立参与机制,无论是对长者健康改善的效果,还是活动组织工作人员的工作热情都是非常重要的。

高龄长者因为身心功能的衰退而导致的负面或回缩的心理状态是影响活动参与度的重要原因,因此要建立良好的参与机制,活动组织人员需要对高龄长者"心理护理"这一概念和具体做法有所了解。

一、心理护理

有时对寡言懒语、对任何事情提不起兴趣的高龄长者,我们会按看待成年人的思路认为是内向的个性使然。实际上很有可能这样的长者是有轻度及以上的焦虑和抑郁。因此,针对这种状况的长者,可以通过心理测验 SCL－90 症状自评量表、SAS 焦虑自测量表、SDS 抑郁自测量表、韦氏智力测验等测验表格对长者的焦虑或抑郁状况做评估。如果评估结果显示长者确实有焦虑和抑郁的倾向,按照鼓励普通长者参与活动的方式肯定是不奏效了,需要对长者以心理护理方式开展心理疏导和心理慰藉,以帮助长者恢复积极的心理情绪。当然这个过程也是对焦虑和抑郁的长者开展的个体健康促进活动。心理护理活动要从以下几方面进行。

(一) 阻断负向的思考

有焦虑和抑郁倾向的长者,通常会不自觉地对自己或事情保持负向的看法,工作人员首先应该协助长者确认这些负向的想法并加以取代和减少。其次,可以帮助长者回顾自己的优点、长处、成就来增加正向的看法。此外,要协助长者检视其认知、逻辑与结论的正确性,修正不合实际的目标,协助长者完成某些建设性的工作和参与社交活动,减少患者的负向评价,并提供正向增强自尊的机会。

（二）鼓励患者抒发自己的想法

高龄长者思维过程变缓,思维量减少,甚至因认知减退引发虚无罪恶的妄想。在接触语言反应很少的长者时,应以耐心、缓慢以及非语言的方式表达对长者的关爱与支持,通过一些一对一的小活动逐渐引导长者把注意力放到外面的世界,同时利用沟通技巧,协助长者表述其看法。

（三）怀旧治疗

怀旧治疗是通过引导长者回顾以往的生活,重新体验过去的生活片段,并给予新的诠释,协助长者了解自我,减轻失落感,增加自尊及增进社会化的心理疗愈过程。但需要注意,某些个体不适用于怀旧治疗。可以先进行尝试,小心引发怀旧话题,注意观察长者的反应,是展露难见的笑容还是变得更加悲伤,如果更加悲伤,说明过去有难以释怀的心理伤痛,这需要非常专业的心理师介入治疗才可。通常大多数情况下,高龄长者都会很享受回忆过去,特别是有人倾听他们的讲述。

（四）学习新的应对技巧

为人际互动上存在问题的高龄长者,创造和利用各种个人或团体人际接触的机会,以协助长者改善处理问题、人际互动的方式、增强社交的技巧。并教会长者家属识别和鼓励长者的适应性行为,忽视不适应行为,从而改变长者的应对方式。

（五）活动规则的鼓励

对于无严重消极情绪的长者,在活动设计中要巧妙利用活动规则激励长者参加,甚至可以将活动规则设定成游戏规则的方式。比如长者参加各种游戏和运动活动,都可以领取和累积积分,积分可以换取小礼物或者其他奖励;再比如达到某一阶段目标可以获得成就奖章等。

二、长者学习和决策能力的养成

WHO 全球健康报告指出,学习、成长和进行决策的能力包括为继续学习和应用知识、参与解决问题、继续个人发展和有能力做出选择而进行的努力。有较好的证据表明,将学习作为终身追求有助于对抗陈旧观念和年龄歧视,加强代际信任和身份认同,在保证每个人的才能都得到最好利用的同时,尊重个体差异。除学习外,能够进一步管理自己的生活,对长者的幸福感也很重要。学习、成长和决策能力与长者的自主权、尊严、正直、自由和独立都有很强的关联。

高龄长者的学习内容非常广泛,可以是为有偿工作而进行的学习,也可以是为发展个人爱好、个人成长而进行的学习,由于某种健康问题的影响而无法独立决定喜欢吃什么、穿什么的长者,重新获得生活中做决定的能力也是一种学习。活动设计要能促进高龄长者进行终身学习,帮助消除各种障碍。

而对于中国的高龄长者,还有很重要的一课要学习,那就是学会"玩"。高龄长者一生的经历背景与中国波折动荡的社会历史相伴随,童年时期生活艰辛,常常温饱都未满足,甚至在战争中流离失所,没有条件享受玩耍的愉快,工作以后又为中国建设事业辛勤奋斗,退休健康尚佳时,最后的活力又用来抚养第三代,大半生几乎没有多少享乐。健康改善活动要帮助高龄长者学会"玩",从"玩"里体验人生之乐,释放情绪,以达到促进健康的目的。健康促进活动设计应该营造一种氛围,让高龄长者以人人争当"老顽童"为骄傲。不但要会玩,还要组团玩。通过玩,长者可以找到一群投缘的玩伴,"玩"对健康的促进作用更可以大大增加了。

第五节　家属和志愿者资源的运用

健康改善活动要取得好的效果,一定是和家属之间有良好的互动,而为了让活动组织人力更丰富,也一定要用好志愿者资源。志愿者服务资源运用在健康改善活动组织方面,不仅仅能解决服务单位人力问题和促进长者健康,它还有很多隐形的好处值得了解。

一、更新社会对"老"的认识

目前,虽然老龄化的宣传很多,但一个事实是就全社会而言,仍然普遍持有对"老"的陈旧观念,如认为他们健忘、学习和决策能力低,什么事情都做不了,但是这种社会观念与长者实际能力并不相符。长者也可以记忆很多东西,他们的经历有助于在决策中做出更好的判断。家属和志愿者参与高龄长者健康促进活动的组织,也是可以增加人们老龄化的知识和对老龄化进程的了解,是挑战陈旧观念的重要方法。

二、活力长者是重要的志愿者力量

很多活力长者都希望参加能帮助他人又能使自己保持活动的志愿服务,在精力、时间上也是允许的,高龄长者的健康改善活动设计应创造欢迎活力长者参与志愿服务的条件。活动设计伊始,即着手建立利于活力长者参与活动组织的长效机制,鼓励他们树立提供志愿服务的自信。培训对于加强自信、使他们能够变成有效的组织者是十分关键的,培训的内容和他们自身关系紧密,比如高龄健康老化的知识、慢性病的干预活动、健康的生活方式等,可以大大提高活力长者的参与意愿,也为他们日后成为高龄长者做好积极的心态准备。活力长者可能担心如果他们参加志愿活动,可能会受困于大量时间和精力的承诺。同时,志愿者的流动率也会为养老服务单位工作人员造成麻烦。因此,活动设计时也要考虑这些因素,安排志愿者组织的活动内容简单易学、时间可灵活机动,并做好充分的培训和志愿者人力贮备工作,且向志愿者提供组织需求的明确信息并保证可以获得支持,这对帮助志愿者在充分知情的情况下做出决定是十分必要的。

第 七 章
活动设计流程和活动项目方案编写

对高龄长者健康活动的设计理念和原则以及最新发展的思路有了大致了解,就可以着手对所在服务单位的活动安排做整体设计了。

第一节　活动设计流程

高龄长者健康活动不是只为高龄长者娱乐消遣、打发时间而进行的活动,活动目标是提升长者内在能力和改善功能发挥,要对长者个人健康是有意义的。因此,活动设计不能仅仅关注活动的形式和内容,要从长者个人需求和健康状况出发,安排合适的活动形式和内容,并对活动产生的效果予以持续评估并加以调整,以达成活动的核心目标。整个设计流程分为以下几个步骤:

步骤1:在整合照护服务体系下获得和完善高龄长者健康评估信息

高龄长者健康改善活动是养老服务整合照护体系的一部分,服务单位通常在高龄长者入住机构或初次与日间照护中心办理服务协议时,都会对长者进行一个全面的照护评估。对长者健康信息的了解,可以在这个评估基础上结合健康改善活动所需信息加以完成。

所需要的信息包括:个人基本信息背景(籍贯、教育程度、工作简历、曾经生活过的省市和社区、子女状况、个性特点、个人爱好);体检报告或病历报告;老年综合健康评估(日常生活活动能力评估,认知评估,身体功能评估,健康自评量表等);长者主诉健康状况、行动能力和生活问题;向家属了解长者的个性特点、心理状态、生活方式、个人爱好、人际沟通喜好和厌恶之处等。

步骤2：进一步了解高龄长者健康促进和日常文娱活动的需求

在对高龄长者个人基本信息和健康状况以及内在能力和功能发挥状况基本了解的基础上，进一步了解长者健康促进和日常文娱活动的需求。对高龄长者的需求了解，由于其身体和认知功能影响，不能以面向成年人的简单方式进行，比如填写调查问卷、电话访谈、标准问题格式的调研访谈。要通过和长者的非正式聊天、观察长者的日常活动、与长者身边家属以及照护服务人员访谈等更多非正式访谈渠道侧面获得信息，整理成长者的个人活动档案。

观察是获得准确信息的重要方式，尤其是如果服务单位对长者的整体评估信息不全的情况下，例如在健康状况方面通过观察可以获得很多信息。

（1）走路步态是否有明显异常

高龄长者常见的病理步态有：蹒跚步态、感觉性共济失调步态、肌痉挛步态、慌张步态、肌肉软弱步态、关节强直或不稳定步态、脊柱性间歇性跛行步态、减痛步态、短腿步态、舞蹈步态、星迹步态、癔症性步态等。如果长者步态异常明显，就有非常高的跌倒风险，为长者安排防跌倒的健康活动就刻不容缓。

（2）肌肉状况

高龄长者更有可能罹患骨骼肌减少症，肌肉减少也同样增加跌倒风险，还大大降低日常生活能力。观察长者是否过于瘦弱或者即使很胖也没有什么肌肉，力气很小。有此状况的长者则应该重点安排有利于提升肌肉含量的体育锻炼，比如合适强度的抗阻运动。

（3）活动能力受损状况

活动能力受损可以用步行速度衡量，步行速度随年龄的增长明显降低，老年女性比老年男性下降得更快。比如，如果长者无法坚持步行1千米或不能迈上台阶这种简单的指标，即可判断长者的活动能力已大受影响。此种状况要让长者从温和、小运动量的有氧运动开始，比如多散步、游泳、做力所能及的健康操等。还可以观察长者的足部情况，是不是有关节变形、肿胀严重，这些都会影响其可参加的活动强度和形式，以及活动体验的舒适程度。有些长者不喜欢多说自己的状况，或者碍于面子，在和大家一起参加一些运动类活动的时候，如果实际身体条件不允许，不单不能做到健康促进，反而会加速损害，这种情况就更需要多观察长者肌肉、骨骼、关节等身体功能的细节。

另外，躯体行为能够承受和表现出的生理功能反映一个人能完成各种活动的能力，包括下肢力量、平衡力、步速和移动能力。上述活动能力可以通过观察长者位置变换进行。下肢力量可以通过记录长者从椅子上连续起立5次所使用的时间来决定。平衡力可以用标准平衡能力测试来评估。步速测试顾名思义可以测量步行的速度。移动能力可以通过观察长者走动和上下楼梯来评估和判断。

（4）衰弱状况

衰弱不同于疾病和残疾,是机体脆弱性或易损性增加和维持自体稳态能力降低、多个生理系统累积功能下降而导致的生物学症状,是多器官系统失调的结果,表现为储备能力和抵御能力下降,最终对于不良结局的易感性增加。其主要表现包括为肌肉无力、缺乏能量、活动缓慢、低体力活动和体重减轻。如果发现长者同时有以上几种状况,再看看病史中是否有老年科给出的衰弱症确诊记录,如果有,该病症长者活动安排要非常注意安全第一,其健康动态性面临的各种风险极高,可以在医生的指导下开展减缓衰弱的干预活动。

（5）跌倒

跌倒在高龄长者人群中很普遍,特别要注意观察有过跌倒史的长者是不是由于心理畏惧再次跌倒而减少活动;询问长者是否害怕跌倒,如果有跌倒心理阴影,那么活动安排要非常小心,排除心理障碍是第一位的。

步骤3:制作高龄长者整体健康状况和背景信息统计以及活动建议报告

将各个方向搜集而来的信息整理成一份服务单位所有高龄长者整体健康状况统计总结报告,并在此基础上给出活动形式和内容的建议。特别是在养老服务单位活动开展启动期,资源和人力有限,需要先重点关注服务的高龄长者人群中突出的问题。比如报告显示,高龄长者普遍身体功能衰退状况严重,严重影响日常生活能力,其中教育程度不高、几乎没有运动习惯的高龄女性偏多,就应该建议集中安排能帮助提升身体功能的活动内容,而活动形式上根据长者背景特点,活动喜好和需求,可以先安排家务活动,让长者不需要太多学习和改变原有生活方式,更容易参与;而如果长者认知评估情况不佳,则可以多安排健脑活动。

步骤4:制订服务单位整体活动规划

在对背景信息总结归纳后,制订服务单位的整体活动规划。规划应基于现状确定健康改善目标、重点活动项目、活动开展推进节奏,做好时间计划、人力规划、物料计划、财务预算等内容。视各服务单位具体情况,可简单可全面,不一定一步到位,也可以启动项目之后,有一定实践基础时再制订详细的中、长期规划。

步骤5:具体活动项目的实施方案编写(详见下一节内容)

步骤6:具体活动项目的实施(宣传、动员和组织实施、活动效果评估等具体安排,详见活动实施篇)

步骤7:根据具体活动项目实施情况调整实施方案和整体活动规划

步骤8:制作定期(季度或年度)活动执行总结汇报(目标达成、经验和教训、长者及身边人员满意度等)

步骤9:定期(季度或年度)回到步骤1更新背景信息和需求,调整规划和实施,形成工作闭环和动态循环

第二节　老年功能状态的评估方法概览

活动设计和组织者都有必要对老年功能状态的评估方法有所了解,也可以在活动项目中把评估内容设计成活动项目的一部分内容。以下是常用的评价方法。

一、对健康状况的自我评估和生活满意度/幸福度评估

健康自评量表很多,其量化方法可用分级法(一般分为 5 级)或图表法。生活满意度一般采用生活满意度指数 A 测定。长者主观幸福度的测量,多采用纽芬兰大学的老年幸福度量表。

二、躯体功能的评估

(一) 日常生活能力和跌倒风险评估

采用日常生活能力评估相关量表进行评估。通过评估日常生活能力,及时发现其功能缺陷,采取有效措施以维持长者正常生活。

评估跌倒的诱发因素,包括内在因素与外在因素。内在因素包括衰弱、神经肌肉和关节疾病、视力障碍、认知功能异常等;外在因素包括多重用药、照明、地面环境等。

(二) 吞咽功能评估

评估是否存在吞咽困难以及吞咽困难的程度,通过评估对长者的膳食支持提供指导。

(三) 平衡与步态功能的评估

评估长者是否存在平衡与步态功能障碍,有助于制订照护措施以防治跌倒。

三、认知评估

对长者人群而言,常用的认知评估工具是简易智能评估量表(MMSE)或者长谷川智能量表、罗兰量表以及其他神经心理评估量表进行评价,并定期复查。评估长者是否存在认知障碍或认知障碍可能的发展趋势,通过评估及时发现诱因和进行干预,可以延缓认知功能障碍病情进展。

四、社会功能和老年心理评估

社会功能评估主要评估社交能力,如理解、视、听、交谈能力等;评估长者的社会资源,如家人、亲戚及朋友等;评估长者社会支持是指长者生活及疾病需要帮助时能从社会资源中得到支持的可及性和可得性。用于评估长者社会功能的量表较多,如家庭功能的APGAR问卷、社会支持评定量表、领悟社会支持量表等。

老年心理包括精神、情绪和压力的评估。长者因患多种慢性疾病,活动功能受限、兴趣爱好减少,易患焦虑和抑郁。开展心理情绪和压力的评估,可以加强心理疏导、减轻压力。

五、运动与感觉功能的评估

它包括运动功能的评估以及感觉功能的评估

以上是高龄长者健康改善活动需关注的长者评估的几个主要方面,大部分会由医疗服务人员或者老年评估的专业人士完成,活动设计和组织者更需要做的是,看懂评估信息对活动设计和实施以及高龄长者个案管理的指导作用。

六、老年综合健康评估在健康改善活动方面的应用

老年综合评估是涉及多方面和多学科的诊断过程,以此来确定长者在躯体、精神心理、生活环境、社会行为及其功能状态等方面存在的问题。目的是为老年患者制订一个协调的、综合的、短期或长期的诊疗计划和照料计划,促使长者尽可能康复。国内常用的老年综合评估内容分为全面医疗评估、认知及情感、躯体功能、社会和环境、生活质量等五大板块,具体筛查方法和干预措施见表7-1。

老年综合征往往累及多个潜在因素和多个器官系统,其主诉可能与潜在的病理状态不相符。例如,某位长者可能出现急性认知能力下降或精神错乱,但其根本原因可能多样,如感染或电解质紊乱。同样,跌倒可能是许多基础特征共同所致,包括药物的相互作用、环境因素以及肌肉无力。基于综合评估基础上为高龄长者制订游戏化、生活化的个体活动方案,是非常经济、高效、科学的康复、健康改善方式。

现在各个养老服务先进国家借助健康改善活动予以干预的疾病主要有:营养、口腔和咀嚼功能。而在认知及情感、躯体功能、社会和环境、生活质量等四大板块,健康改善活动的干预、预防作用方面都是非常经济而有效的。其中最主要的健康改善活动发挥作用最大的就是认知及情感和躯体功能两大部分,以及老年综合征影响的跌倒预防、生活质量提升这两部分。对上述四部分具体有哪些评估项目和评估工具,以及这些评估结果如何运用等信息加以了解是很有必要的(表7-2~表7~5)。

表 7-1　老年综合健康评估

评估内容		筛查方法	干预措施
全面的医疗评估内容	疾病	完整的病史、查体	针对性化验和影像学检查
	用药管理	详尽的用药史	个性化综合药物管理,剂量个体化、规范化、安全化
	营养	测体重、BMI,营养风险筛查	膳食评估,营养师的配餐指导
	牙齿	牙齿健康、咀嚼功能评估	口腔科治疗,佩戴义齿
	听力	注意听力问题,听力计检测	除外耵聍,五官科会诊,佩戴助听器
	视力	询问视力问题,视力表检测	眼科会诊,纠正视力障碍
	尿失禁	询问尿失禁情况	除去可逆原因,行为和药物治疗,妇科、泌尿外科会诊
	便秘	询问大便次数、形状情况	综合处理
	慢性疼痛	评估疼痛程度、部位	寻找病因,控制或缓解症状
认知及情感		关注记忆力障碍问题,三个物品记忆力评估、MMSE 量表、长谷川量表、罗兰量表	老年精神科专业评估和治疗
		老年抑郁量表(GDS)	心理科、老年科诊治
躯体功能		日常生活能力评估(ADL)	康复治疗、陪伴和照顾、健康干预活动
		工具性日常生活能力评估(IADL)	
		跌倒史,步态和平衡评估	防跌倒干预活动和居住环境改造
社会和环境		社会支持系统情况,经济情况	社会工作者参与,了解可获得的政府支持
		居住环境情况,居家安全性	家访,防跌倒改造
生活质量		生活满意度、主观幸福感	除去可逆原因,提高长者生活质量

表 7-2　认知和情感评估

评估内容	评估工具	评估结果应用
认知功能障碍	简易精神状态检查表(MMSE)、画钟试验(CDT),简明认知评估量表(Mini Cog)、罗兰量表	轻度认知功能障碍:定期规律参加认知康复训练、健脑娱乐活动、饮食和良好生活习惯宣教 无认知障碍预防:多参加健脑活动,培养良好生活习惯
老年抑郁症	老年抑郁评估量表(GDS - 30,-15,-5)	轻度抑郁以上:积极心理干预、防自杀、安全意识、关注药物应用状况、加强与社会互动,积极参加力所能及的身体锻炼和团体娱乐活动

表 7-3　躯体功能评估

评估内容	评估工具	评估结果应用
日常生活活动能力	Barthel 指数评定量表	轻度及以上功能缺陷:护理干预、康复训练;尚能自理,日常生活活动能力下降的预防
平衡与步态障碍	• 平衡功能检查法(静态和动态) • Tinetti 步态量表 • Berg 平衡量表	平衡功能差:强化肌力和控制能力训练、预防并发症、安全教育 有一定平衡能力:站立位训练,助行器协助行走 平衡能力较好:平衡训练,防跌倒生活建议
	Tinetti 步态量表	异常步态:病因矫治,有适当保护措施(拐杖、步行器、平行杠、扶手等)的步态训练
老年运动功能	关节活动度 - 普通量角器法	关节活动度受限:关节松动康复训练
	肌力评估 - 徒手肌力检查(MMT)	0 ~ 5 级由无到正常肌力程度不同:从关节周围肌力训练活动,到对抗重力和阻力的全范围活动,安排不同强度肌力训练
	平衡协调功能评定(指鼻试验、轮替动作试验、准确性测验)	平衡训练

表 7-4　跌倒的评估

评估内容	评估工具	评估结果应用
跌倒风险	Morse 评定量表	评估结果将跌倒风险分为低危、中危、高危 3 级,根据不同的跌倒风险制订相应的干预措施。健康改善活动可发挥的作用在于:有跌倒史长者的心理护理、健康指导(增强防跌倒意识,合理用药,合理运动,选择适当辅助工具,调整生活方式防止骨质疏松等)

表 7-5　生活质量评估

评估内容	评估工具	评估结果应用
生活质量	生活满意度评定量表(LSR),生活满意度指数 A(LSI),生活满意度指数 B(LISIB)	生活质量是长者对自己身体、精神、家庭和社会生活等老年生活美满程度的全面评价,分为低(维持生存)、中(生活丰富,心情舒畅)、高(自我价值和社会责任)三个层次。了解高龄长者对自己生活质量的评分,了解其生活质量的层次,可以有的放矢地与长者做适度的沟通,并能帮助长者有效提升生活质量
生活幸福感	老年幸福度量表(MUNSH)	幸福度是心理学用来反映和评价长者内部心理状况的常用概念,显而易见自我评价幸福度越高的长者,正性情感越多,越容易与人沟通,乐于参与社会活动;反之,对于幸福度低、负性情感较多的长者,在沟通方面要格外花费心思

欲进一步了解上述每个量表的具体使用和标准情况,可根据量表名称的关键词进行网络搜索获得详细信息。

评估是实践性强的技能,通过熟悉、熟练操作,活动组织者应该也能很快掌握以上罗列的评估标准的简单部分,要学会如何使用专业度高的评估内容的评估结果辅助开展工作。开展评估和善用评估结果是做好健康改善活动工作的起点,良好的起点是开启成功的第一步。通过评估可以制订科学有效的活动方案;可以与长者及家属进行有效的沟通;可以方便活动持续开展;可以让健康改善活动在整个照护服务工作中发挥重要作用。

第三节 具体活动项目方案的编写

一、背景介绍

通常在执行一个具体活动项目之前已经在整体规划下确定了主题,比如防跌倒活动、认知减退预防等。项目方案要在背景介绍中写明主题,在这个时间点选择这个主题的原因,要达到的目标,活动参与人是谁,谁来组织,可以使用的物料资源、场地等信息。

二、头脑风暴

了解了背景信息,可以发动群体的力量为活动的内容形式等来一场创意的头脑风暴。头脑风暴的参与者除了活动相关工作人员,还应包括高龄长者中的积极参与活动者、热心家属、高龄长者的照护服务人员甚至志愿者。大家一起贡献各种创意。

三、创意方案

头脑风暴的各种创意方案,最终投票选择确定的活动创意,把它形成书面文字。

四、营销方案

根据创意方案,制订合适的营销策略,为活动顺利进行创造氛围和条件。营销方案包括内部营销,要让高龄长者及家属、工作人员都及时了解活动信息,以及这个活动的意义;还有外部营销,将活动的信息作为品牌宣传一部分,对外传播,让一般公众感受到养老服务单位的活力和专业度,也便于发动社区志愿者积极参与活动组织。

五、实施方案

为活动制订详细的行动计划,每个实施步骤和相应的人员分工,还有时间安排、阶段目标,以及物料准备、费用预算等。

六、效果评估

制订评估方法。通常活动项目的评估分两个维度:一个是参与长者、家属以及照护服务人员的满意度;另一个是类似于科研课题的量化指标评估,如在活动开始前,选择一组与本次活动关注的健康指标状况接近的参与长者和未参与长者,在活动前后进行相同参数的评估,对参与前后、参与与否的评估状况做量化对比研究,对活动在健康改善方面的作用形成科学、客观的评价。

第 八 章

活动内容设计

活动内容设计是整个活动项目的关键部分,设计方式可以参考课程的开发设计或者游戏开发的方法。简单来讲,活动内容设计就是把活动内容、形式以及如何实施等一系列创意构想形成课程表或节目单。制式化的运动、训练、培训可以视作课程,而游戏化的活动可以视为节目单。每个课程的内容就是课件开发,每个节目的内容就是剧本策划。

活动选择什么内容,以什么形式开展一定是基于参与者需求和主题需要,以人为基础,因此活动开展类型的第一级分类即一群人还是单个人参与。一群很多人(> 15 人)就是团体活动,一小群人(2 ~ 15 人)就是小组活动,一对一的就是个案活动(人数标准仅供参考)。小组活动是养老服务单位最受欢迎、开展频率最高的活动形式,小组活动可以同时满足高龄长者个性化和社交两种需求。

我们以健康改善小组活动为例说明活动内容的设计,个案活动参见国际经验篇的澳大利亚部分对个人音乐疗法案例的介绍。

第一节　高龄长者健康改善小组活动的类型

因为是健康改善主题的活动,所以以健康功能为第二级分类,分为身体功能活动、认知功能活动、心理疗愈活动和其他综合身心愉悦活动。

一、身体功能活动

身体功能活动按健康程度可以分为以下类别。

（一）预防型活动

预防型活动是指长者身体功能老化衰退不严重,也没有受慢性疾病折磨,除了自然老化对外形的影响、行动变慢之外,对日常生活没有任何影响,所要做的就是以自己喜欢的文娱、游戏或者运动的方式预防疾病,减缓衰老的发生。预防型活动主要以运动和饮食健康为主,以防止肌肉衰退和营养问题导致衰退和疾病。

（二）干预型活动

干预型活动通常针对有慢性病、肌肉骨骼衰退影响到日常生活能力的高龄长者。与预防型活动不同的是,干预要更加针对长者个体,根据个体功能状况,一对一制订干预方案,由于衰退严重,长者参与活动的安全问题要更加小心,因此最好在医生指导下,选择合适的活动方式和强度,在专人陪伴下进行。而预防型活动通常是高龄长者根据自己的兴趣,自行安排参加各种团体和小组活动。

（三）康复型活动

此类活动主要是针对各种手术后需要长期康复的长者,除了到医院做的专业康复治疗之外,在日常生活中也要加入康复活动,以便尽快恢复活动能力。比如脑卒中、骨关节置换、心血管支架等术后康复期。长者可以根据康复医生开出的运动处方,选择合适的活动方式和活动强度。

二、认知功能活动

认知功能活动按认知减退的程度也分为三种。

（一）健脑预防活动

健脑活动也是一种预防型活动,是在长者认知功能减退较弱,仅表现为记忆下降,还没有到轻微认知减退(MCI,就医确认的一种认知障碍症状)的程度。这一阶段仍然以预防为主,各种形式的健脑活动让高龄长者的大脑细胞和神经得到锻炼和刺激,保持记忆能力、反应能力和减缓认知减退。高龄长者可以根据自己的兴趣参加各种团体或小组健脑活动。

（二）干预型活动

认知干预活动通常针对轻微认知减退症(MCI)和轻度阿尔茨海默病等认知症患者。干预活动要根据高龄长者个人认知减退的程度、侧重方面进行个案管理,安排长者参与各种团体、小组或者个案的认知功能专项干预活动。

（三）活动疗法

活动疗法主要针对中度和重度认知症患者,以个案管理的方式,根据长者各自的个性特点、背景经历安排合适的疗法活动,并由专业照护服务人员详实记录治疗过程和长者的好转反应、其他变化,并定期调整活动疗法的形式、内容和频率,活动疗法需要接受过培训的专业人员进行。

三、心理疗愈活动

心理问题是很复杂的,心理疾病就更加复杂,而且心理疾病的干预和治疗专业度要求很高,因此在心理建设方面,健康改善活动的作用就是以各种活动的形式,为高龄长者带来身心愉悦感,促进其心理健康,而不涉及专业的干预或促进。当然,可以学习心理治疗的一些方式方法来增加活动在心理释放方面的作用,但也是把这些方式方法作为健康促进方式的一种,除非有专业资质的心理师参与才能进行真正的专业的心理干预活动。在心理治疗方面,要非常谨慎,否则可能因专业度不够,适得其反。而且还应特别注意,高龄长者有时看上去是心理问题的表现,实际是由身体和认知功能衰退造成的性情改变,比如认知减退的初期,除了表现为记忆问题,性情改变也是一个可能的迹象。

第二节　活动课表设计

确定活动项目的主题,明确该主题下应重点关注的内容以及可以采用的活动形式之后,要把这些内容和形式进行一个统筹安排加以实施,这就是活动课表设计要做的事情。通过课表设计,把活动有哪几个具体内容,是健身操还是游戏或者手工活动,开场怎么开始,结束要做什么,活动开展频率如何,在哪里进行,谁来参加,谁组织等,活动具体实施需要做的提前安排和准备都考虑到位。

示例1:防跌倒系列活动课程表

◇次数:每周2次,共20次(3个月内)　人数:15~20人　时间:每次100分钟(表8-1)。

表8-1　防跌倒系列活动课程表

场次\内容	准备	开场	活动	结束	其他
第1次	汇总资料,签到,测量血压,健康评估(观察参加者的外观和气色,询问长者自我感觉)	领导致辞问候和激励,参加活动注意事项说明	暖场游戏:消除参加者紧张和陌生的情绪,休息,补充水分和如厕 科普:"远离卧床不起"	椅上操:活络气血伸展操,和长者聊聊天拉拉家常	整理相关文件记录,活动现场整理
第2次	签到,测血压,健康评估	说明要开展的事前评估作用、内容和方法	防跌倒伸展运动,进行事前评估(体适能检测,日常活动能力评估)	椅上操:活络气血伸展操,和长者聊聊天拉拉家常	整理文件记录,评估结果,形成综合报告备用
第3次	签到,测血压,健康评估	说明今天的目标 准备活动:伸展操或休闲小游戏	设定个人目标,"防止跌倒"讲演和参加者分享,休息,补充水分和如厕,静态伸展,认识下肢肌群	活络气血伸展操,拉家常	整理记录的个人目标
第4次	签到,测血压,健康评估	说明今天的目标,暖身活动或小游戏	介绍防跌倒的主要训练——平衡训练,休息,补充水分和如厕,开始防跌倒平衡训练——肌力练习操或平衡训练小游戏	活络气血伸展操,补充水分	整理记录活动开展情况,参加长者的反应,是否需要调整平衡训练内容
……	……	……	……	……	……
第20次	签到,测血压,健康评估	说明事后评估的作用、内容和方法	伸展运动,进行事后评估(体适能检测、日常活动能力评估),了解每位长者个人目标完成情况,了解参加者对活动的满意度	休息,补充水分和如厕,调整个人目标,活络气血伸展操,拉家常,提醒长者慢慢起身	整理事后评估资料,与事前评估加以对比,整理满意度反馈,形成活动效果综合评估;整理个人目标调整情况。此次活动整体总结报告,为下一次开展提出意见和建议

第三节 不同类型活动课程的课件设计

从以上防跌倒活动课程表范例可以看出,通常由以下四种活动课程组成完整的一堂健康促进活动课。

一、暖场活动

暖场活动,又称破冰活动,是培训课程或者客户营销会等经常使用的开场活动。对于高龄长者我们更喜欢用"暖场活动",而不是"破冰",破冰的说法把活动参与者和组织者的关系描述得很糟糕。顾名思义,暖场活动是在进行正式的健康改善活动之前,借助小游戏等方式以舒缓紧张气氛,拉近活动现场所有人彼此间的距离,并增进参加者之间的交流,同时也缓解活动组织者的紧张感,拉近组织者和参与者之间的关系。暖场的最终目的是使参加者能放松心情、非常有兴趣地投入活动中去。

即使参加者很多都是邻居,平时也会互相点头打个招呼,但是一起进入到活动现场,一个距离挨得很近的小空间里,参加活动的高龄长者多多少少会有些不自在或是紧张局促,所以暖场活动就是在缓和紧张气氛,同时营造大家比较容易相处交流的温暖的氛围。

二、理论课程

除了组织高龄长者做各种健身操、游戏等活动,也还是需要让长者了解为什么要这么做,通过各种活动对他们身体和认知改善的作用,以及改善以后对身体健康的好处、对生活质量的提升等。这也关系到活动课程是否能顺利进行,大家是不是可以有很强烈的兴趣和意愿去坚持。还有就是也需要让长者了解活动的科学原理,比如防跌倒的伸展活动和平衡训练是练习身体哪些部位的肌群,那些部位肌群与跌倒之间的关系。明白了道理,长者参与活动就能清楚这些锻炼动作的意义,做动作时也能有意识地体会自己的练习是不是有效地锻炼到相关肌群,而不是不明所以地跟着比划。

三、实践课程

实践课程就是我们整个活动项目的核心部分,前面的暖场活动和理论都是为了更好的实践做铺垫,是达到健康改善目的的实际操练。比如防跌倒活动项目中的实践课程是"平衡训练",以提高下肢肌力达到稳定平衡,防止跌倒。所有锻炼动作都围绕这个核心展开。除此之外,运动类的课程都不能忘记,在运动前后都必须要有热身运动。运动前做足够的伸展动作,使身体舒展开,避免运动中受伤,运动后要做放松活动。对于高龄长者而言,坐在椅子上时间久了,容易导致血液流通变慢,立即站起来容易发生脚跟不稳、头晕等不适感,所以结束活动要能帮助长者活络气血和足部踝关节。

示例2:活络气血伸展操课件

介绍一套简单的坐姿活络气血伸展操,既可以作为活动前的热身运动,也可以作为活动后的放松操(图8-1)。

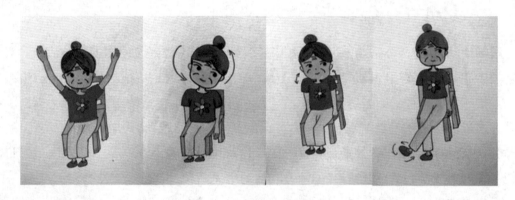

图8-1 活络气血伸展操

(来源:上海福晞康乐老年活动发展中心汤晓蕾老师绘制示意图)

动作1:伸展双臂(拥抱太阳)

告诉长者伸开双臂做拥抱太阳的姿势,收回手臂平放在胸前,然后再次伸展开。以1-2-3-4,2-2-3-4,3-2-3-4,4-2-3-4的节拍做4次(高龄长者做操,拍子不要喊得太长,比如到5-6-7-8,那样容易引起畏难情绪)。此活动除了能伸展手臂肌肉之外,还有扩张肺部、帮助呼吸的作用。一定要注意提醒长者在自然平稳的呼吸下运动。这个动作刚好还能帮助他们调整呼吸,所以作为热身运动再好不过了。

动作2:转动头颈(摇头晃脑)

转动头颈,使脑部血液流动加快,可以让长者从刚刚午睡或其他昏沉状态中苏醒过来,保持头脑清醒。但是这个动作要非常小心,做之前提醒有高血压、脑血管病症的长者可以不做或者小心缓慢地做。这节操喊节奏时,也要有意放慢速度,1-2-3-4,让长者跟着节拍慢慢转动头颈。

动作3:转动肩部(前后耸肩)

耸肩,然后向前划一个圈,再向后划一个圈,为一个4拍。做这个动作时,你会发现有好多高龄长者已经不会耸肩了,或是肩膀无法抬起来,如果是有肩周疾病的,那么就请长者可以不耸肩,转动手臂。如果没有疾病不会耸肩的,那就要耐心教会长者做到,一边教一边鼓励长者"做做这个动作挺好的,没做到也没关系,好多比你年轻的也都做不到了呢!我们来试试做做看"。

动作4:伸展腿脚(抬腿转脚)

将一条腿抬起尽量与地面平行,顺时针和逆时针转动脚踝,再换另一条腿。两边各做2次。在活动结束放松时最好做这个动作,增加腿部气血流动和脚踝灵活性,做完操起身站立时,会比较稳,不容易摇晃。

这套操可用于任何活动的开场和结束,可以是健身活动前后的热身和放松运动,也可以是游戏活动前后的运动,或者手工活动的前后运动(手工活动坐的时间比较久,也需要伸展运动活络气血)。

从以上示例可以看到,实践课程的课件设计除了给出实践动作如何做的示意文字和图片外,还需要写出实践动作应用范围,执行过程中的细节注意事项等。课件就是能站在组织者角度,结合前人的实践经验,帮助活动组织者按既定目标顺利完成活动的指导。

四、成效评估

一个活动项目的成效评估由两方面组成,一方面是客观评估计划完成的功能改善成果,有很多现成的评估量表可用,比如防跌倒训练目的是提升身体运动功能,那么采用体适能检测表和日常活动能力评估表,把活动前后评估结果做对比,以研究的角度客观看待改善效果,认知预防相关活动可以用认知检测相关量表;另一方面是主观上对参加活动高龄长者的评价,又分为个人目标评价和满意度评价。每次健康改善活动可以请高龄长者自己制订个人目标计划,制订个人目标有诸多好处,有自我目标制订的督促,促使高龄长者坚持参加活动,而具体目标内容也能观察出长者自己认为的健康状况和实际健康状况的差距,通过目标实际完成的情况,可以帮助长者正确认识自己健康状况的真实水平,对进一步参加活动达到健康改善目的有很好的促进作用。

第四节　游戏活动的脚本设计

游戏类活动的内容设计与课程类活动的课件目的相同,但是表达方式上却大有不同。因为一个活动课程,组织者和参加者之间,有点像老师和学生上课,一名老师传授大家动作,带领大家集体练习,予以个别纠正。而游戏是多人互动的,活动组织者带领大家玩游戏的过程,有点像导演在组织不同角色的演员共同参与演出。因此,组织实施游戏的指导就要像演戏的脚本一样,有角色分工,制订游戏规则,还要有奖励或惩罚机制。抛开类型的差异和复杂的技术,所有的游戏都有 4 个决定性特征:目标、规则、反馈系统和自愿参与。

完整的游戏活动脚本设计包含以下几个内容。

一、明确目标

任何一种健康改善活动都有具体的功能改善目标,游戏活动也不例外,这是健康改善游戏活动与一般纯粹为了帮助长者消磨时间的游戏最大的区别。比如认知预防,健脑活动是非常适合以游戏的方式开展的活动。人的大脑认知功能又细分为 6 个功能维度,除了人们熟悉的记忆能力之外,还有计算能力、判断能力、定向能力、协调能力、语言能力。因此,健脑游戏活动要围绕这 6 个维度设定具体目标,可以是同时几个能力训练,也可以是单一的一种。应该在游戏设计之初明确本游戏的目标。

二、设定游戏规则

只要是游戏,一定有游戏规则,游戏规则是指导原则,以免玩游戏时场面失控或者偏离目标。游戏规则最重要的两大元素是:游戏玩家行为的约定以及衡量玩家进步或赢得游戏的指标。比如,拟通过一个游戏提升高龄长者的计算能力和多任务协调能力,设计一个数字计算游戏,不同颜色的小牌子上印有不同数字,要求把 1 个蓝色牌子和 1 个黄色牌子相加之和等于 11 的牌子一对一对地挑出来,这就是对行为的约定。再比如,要求不能求助于他人,或者进一步增加难度,要在 1 分钟内挑出 4 对符合要求的数字牌,这都是行为约定。而衡量指标,可以是玩家进步的累积计算或者是赢得游戏。还以上述数字游戏为例,长者每挑出一对符合规则要求的牌子,就可以获得一个积分,如果连续挑对 3 对牌子,就可以获得 3 个该得的积分再加 2 分奖励,变成 5 个积分,这就是玩家进步指标;我们还可以将长者个人或者所有玩家分为 2~3 个小组,大家分小组比赛,哪个小组在规定时间内挑出符合要求的牌子最多,哪个小组就获胜。

三、角色分工

通常游戏都会有几种角色,有人负责玩游戏,有人当裁判,有人做支持,安排高龄长者的游戏活动,角色分工尤其重要。因为高龄长者有些严肃惯了不爱玩游戏,有些想玩怕输了丢面子,一开始要观望一下,那么要让他们来一起参与活动的话,在游戏里一定要设计一些不那么出风头的支持角色。比如,裁判、负责计分的、负责加油的啦啦队。这样就可以让接受度不同的长者都能参与游戏了。

四、制订活动周期

所有的游戏都有一个开始,但有没有结束就看脚本设计了。好的游戏通常不是简单线性的步骤1→步骤2→步骤3→完成。有时候游戏看起来就是一个升级系统,如上述数字游戏,我们能设定一个难度逐步升级的系统,那么长者玩这个数字游戏就不会觉得枯燥、单调,可以持续有兴趣,有持续多次练习的机会才会获得最佳的改善结果。而将行为模式化的最有效方法就是制订活动周期,游戏发展周期的制订有两种方式:激励反馈和进阶。

游戏玩家做了什么,游戏系统会相应做出反馈,这种反馈又会刺激玩家采取进一步的行动。这里的关键要素是及时的反馈。比如数字游戏,一旦做到了就给积分,积分点数就是显示反馈信息的方式。反馈也不仅仅是奖励,反馈的意义在于为玩家下一步的行为创造动机。如果玩各种游戏时可以获得积分或者礼券,而这些积分、礼券能在真实世界兑换物品或获得其他好处,这些好处是长者喜欢的,则其进一步参与游戏的动机就会很强烈。反馈是游戏中创造行为动机的基本过程,然而它并不能表达成长的途径和方式。如果玩家在第90天和第1天的体验感受是完全一样的,那么他们就会感到厌倦,即使有积分奖励等激励措施也不能激起兴趣了。这时候就需要引入另一种活动周期方式:晋级。

将游戏规则制订为晋级的方式,则玩家对游戏的体验在玩的过程中是不断变化的,这通常意味着挑战难度不断升级,也需要加入新鲜的体验元素。比如计算能力的游戏,不能一直是用数字牌子做加减乘除,经过一段时间的加减乘除练习,高龄长者有一定进步后,可以引入难度更大一点的数学应用题目,再往上可以是计算推理游戏等。虽然升级难度的提升是晋级的整体体现,但这个过程并非完全是线性的。阶梯的第一级台阶通常是"入门级",这个时候游戏内容要简单,能让长者轻松进入游戏。长者玩家一旦通过这一关,游戏的难度应该依照可变比率增加。

五、设计趣味元素

在设定好游戏规则、角色分工和活动周期等元素后,开始具体实施游戏活动前,需要停下来看一看,问自己一个问题"这个游戏有趣吗? 好玩吗?"千万不要忘记趣味! 没有趣味的游戏,长者不会想去玩,或者玩过一次就不会再来了。趣味元素可以设计成不同的维度和程度,了解以下4种趣味分类对高龄长者的游戏设计将大有帮助:①挑战型趣味:成功应对挑战或解决难题时体验到的乐趣,克服困难本身就是有趣的。②放松型趣味:休闲享受的感觉,这是一种不过度消耗自己、放松的休闲方式。③实验型趣味:新的游戏体验、新的游戏角色尝试带来的享受,追求变化和新鲜感的乐趣。④社交型趣味:这是人的因素,这种趣味建立在与他人互动的基础上,互动带来很多新的乐趣和刺激。

每个人喜欢的趣味类型是不同的,要注意观察高龄长者的"趣味点",对于特别喜欢挑战的长者,若设计的游戏是放松型的,会令这位长者感到索然无味;反之,一个享受放松型趣味的长者,若游戏趣味点在于不断挑战,会把这位长者吓跑。一个人的趣味点也不是一成不变的,可以根据情况安排不同长者做各种尝试。

六、运用激励工具

经过上述 5 个步骤的谋划之后,设计完成的游戏活动要能够有较高的参与度,还需要运用一些工具加以激励。最常用的工具是点数、徽章和排行榜。这也是通常电子游戏以及电商平台会员制营销活动常用的工具。

(一)积分

积分是用来激励玩家参与活动以及完成更多任务的,前提是积累的积分值对玩家而言是有意义的。积分有很多运用方式:表明玩家在游戏中的进步、成长,积分也能作为"赢家"的标准,在游戏进程和外在奖励之间构建联系,比如获得实实在在的奖品,为游戏活动设计和组织者提供反馈和分析数据。

(二)勋章

勋章是一种可视化的成就体现,用以表明玩家在游戏进程中取得的进步和小成就。不同的勋章意味着不同种类的激励。比如在活动初期,工作重心是调动高龄长者的积极性,可以颁发"签到"徽章,连续参加 3 次活动就能获得一枚"健乐仕"勋章,连续参加 5 次获得"健乐尊"勋章,还可以把勋章连照片贴在宣传栏里;到活动中期,参与度起来了,这时就改换勋章内容,积极参与游戏活动的挑战,晋级以后就可以获得"健康成就奖"勋章,积极参与游戏活动设计和推广的长者可以获得"健康大使"勋章等。一个好的勋章能够为高龄长者提供努力的方向,也是一种信号,对哪种勋章感兴趣可以看出长者关心什么,表现如何。勋章还可以成为个人虚拟身份的象征,也可以作为团体的标记物。

(三)排行榜

排行榜在联网的电子游戏中用途广泛,作用很大。但是在高龄长者人群中使用"排行榜"要谨慎一点,高龄长者承受挑战压力的能力要明显比成年人或孩童弱,含有竞争因素的高龄长者活动设计都要小心运用。排行榜如果为大家所接受,能发挥很好的作用,给大家带来人与人互动的社交乐趣,增强长者的参与感和社交面。

参考文献

[1] 史薇薇. 从需求角度浅谈如何为老人设计游戏. 新闻世界,2014,7

[2] 郎婷婷,靳桂芳. 老年人玩具设计中的人文关怀. www.artdesign.org.cn

[3] 幽静. 老年人要学会"玩". 医食参考,2013.04

[4] 王祖远. 老人的力气怎么变小了. 现代养生,2015.04

[5] 吴仕英,肖洪松. 老年综合健康评估. 成都:四川大学出版社,2015

[6] 世界卫生组织. 关于老龄化与健康的全球报告,2016

[7] [日]三宅基子,山崎一男编集. 中国台湾:林博司,李邵怀译. 老人健康活动设计. 中国台湾:威仕曼文化事业股份有限公司出版,2013

[8] [美]凯文·韦巴赫,丹·亨特著. 周逵,王晓丹译. 游戏化思维:改变未来商业的新力量. 杭州:浙江人民出版社,2014

[9] [美]简·麦戈尼格尔著. 闫佳译. 游戏改变世界. 北京:北京联合出版公司出版,2016

（童　宇）

第三篇

高龄长者健康改善活动的实施

第九章
与高龄长者及相关人员的沟通

在整个活动实施过程中,和高龄长者的沟通尤为重要,沟通很重要的一个目标是基于高龄长者个性特点、思维模式,改变目前高龄长者已有的行为,通过活动建立更好的健康促进行为模式,因此有必要了解一下在健康促进工作中全世界广泛使用的几种沟通模式。

第一节　健康促进沟通模式

一、行为转变理论模式

行为转变理论模式也称为行为改变阶段模式(the transtheoretical model and stages of change, TTM),是美国心理学教授普罗察斯卡在 1983 年提出的,他认为人的行为转变是一个复杂、渐进、连续的过程,可分 5 个不同阶段,即没有准备阶段、犹豫不决沉思阶段、准备阶段、行动阶段和维持阶段。改变阶段模式被广泛应用于解释个体行为改变的过程,并且已经成功应用于戒除烟、酒和毒品,提高服药依从性,节食、控制体重以及个体适应压力和癌症筛查等健康促进项目。

行为改变阶段模式给我们的启示:人的行为变化是一个连续的、动态的、逐步推进的过程,在不同的行为阶段,每个改变行为的人都有不同的需要和动机,对目标行为会有不同的处理方式。要学习尝试观察判断,高龄长者对参加健康改善活动到以上哪个阶段,再采取相对应的沟通方式,沟通会更为有效。

二、健康信念模式

健康信念模式由 20 世纪 50 年代美国公共卫生服务部的社会心理学家推出,旨在提高个体参与健康促进、健康保护和疾病预防活动的可能性。健康信念模式建立在需要和动机理论、认知理论和价值期望理论基础上,论述了个人信念和增进健康行为的关系,关注人对健康的态度和信念,重视影响信念的内外因素。

健康信念模式的核心概念是感知(perception),指对相关疾病的威胁和行为后果的感知,即健康信念。健康信念模式图解如下(图 9-1)。

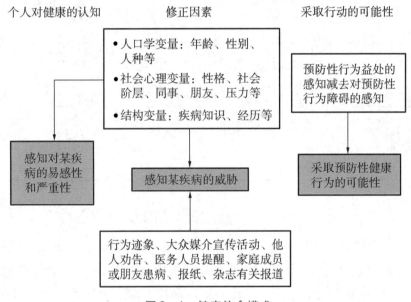

图 9-1 健康信念模式

三、健康促进格林模式

1980 年,以美国 Lawrence W. Green 教授为首提出的健康促进模式,又称格林模式(图 9-2)。该模式不仅仅是行为理论模型,更为健康促进的规划设计、执行及评价提供一个

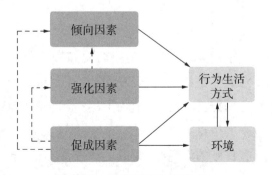

图 9-2 健康促进格林模式

连续的步骤或阶段(图9-3)。格林模式的特点,在分析程序上:从结果入手,以演绎的方法进行分析思考;在设计干预计划前对产生结果的重要影响因素做出诊断;模式结构上,考虑了影响健康的多重因素,帮助规划制订者把这些因素作为重点干预的目标,同时产生特定的规划目标和评价标准。

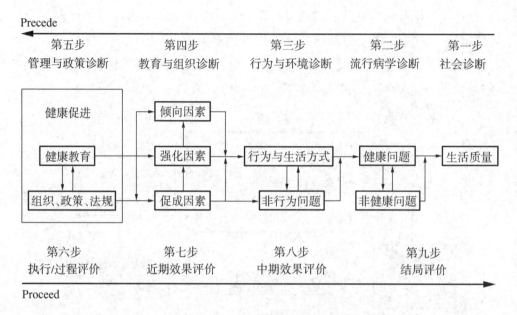

图9-3　格林模式的实施步骤

格林模式是健康领域使用最为广泛、评估最为全面的模式之一,也是社区健康促进和公共卫生干预的有效模式。干预对象包括健康者和疾病患者,研究方向包括疾病护理、疾病预防、健康保健和健康需求评估等。其实施步骤和考虑因素都可以在与高龄长者健康改善沟通时学习和借鉴并加以运用。

第二节　有效沟通的技术

任何领域都有沟通的需求,养老服务更是这样,而高龄长者的健康促进所涉及的人群特殊性使得沟通更有重要意义。健康改善活动要能真正对健康促进有成效,很大程度上依赖于活动组织者有效沟通的能力。有效的沟通意味着向对方清晰地传达信息,也意味着明白地接收对方传递过来的信息。

活动组织者必须要具有良好的沟通能力,以了解长者所需,建立和维持关系以及提供信息和进行教育。良好的沟通可以造就良好的信任关系,增加长者及家人的满意度,使长者更加了解自己的健康状况,提高长者健康改善的依从性。良好的沟通还可以提高员工对自己工作的满意度,并降低工作带来的压力。

沟通通常会让人联想到"谈话的艺术",但是实际上沟通也是一项技术性工作,需要学习、演练从而不断进步和纯熟。有效沟通需要传递清晰、简明、正确、完整的信息。

一、沟通的方式和技巧

沟通不仅仅依靠言语,沟通的方式有以下几种。

(一) 言语沟通

言语沟通指的是采用口头文字澄清,放大、肯定、对比、反驳其他语言或非语言的信息,与高龄长者言语沟通的技巧包括以下几点。

(1) 给长者多多讲话的机会,如果长者不爱讲话,要引导长者开口。

(2) 保持问题简明,采用长者容易理解的话语,避免使用生僻词、专业缩略语或专业术语。

(3) 每次只问一个问题,给长者回答的时间,并耐心等待。

(4) 重复长者对问题的回应,并让他们知道你在倾听并且理解他们的意思。

(5) 避免诱导性问题,避免直接提出"为什么"之类的问题,这让长者觉得受到胁迫,有压力。

(6) 避免使用陈词滥调或虚假夸大的问候和鼓励,可以表达为"别着急,一切都会好起来的""爷爷真棒,身体特好"。

(7) 避免提封闭性问题(如只需要用"是"或"不是"就可以回答的问题),因为沟通的目的在于鼓励长者谈话。

(8) 不要打断长者的发言,如果长者停顿了,看得出没讲完,就耐心等一等再说话。

言语沟通比传递信息更重要的是有效倾听,需要持续坚定地将注意力集中于讲话者。积极有效地倾听应该是:保持与长者的目光交流;长者发言时,避免打断;采取坐或站的姿势,保持这个姿势以体现你在注意倾听;点头以表明你听明白了;向讲话的长者轻微倾斜,以表达你对他讲的内容非常感兴趣;通过重复某些信息和提问澄清的方法来确保你理解了对方的意思。

交流时尽量问开放性问题,开放性问题可以以任何方式回答,不会指引或要求长者在一个特定的范围内做出选择。这种方法可以有效发现长者的生活正在经历什么,从而为长者提供适合的支持系统。与开放性问题不同,指引性问题(限于预定的答案),封闭性问题(只需回答"是"或"不是"),引导性问题(把词送到患者口中)或一连串的问题(不等回答便抛出连续的问题)则不那么有帮助。例如:

开放性问题	指引性问题
"您最近感觉怎么样?"	"我觉得手术后您的身体一定变差了吧?"
"跟我说说您的几个子女吧?"	"您的子女谁和您关系好啊,经常来看您的大女儿吗?"
"您现在的健康,最困扰您的是什么?"	"您会担心因为这个病身体变坏吗?"

沉默是促进我们和长者谈话的一个技巧。如果长者正在陈述,不要抢话,等待长者自行停止讲话再进行回复,否则会给长者没有被聆听的感觉,这是一个简单但常常被忽视的准则。沉默还有别的含义。通常长者在情感过于强烈无法用语言表达的时候会陷入沉默。因此,沉默有时表示长者正在思考或感受到了某种重要的东西,而不是停止了思考。如果想要打破沉默,一个比较好的方式是说:"您刚刚在想什么?"或"是什么让您停下了?"长者沉默的同时也给服务员工时间去思考和总结刚刚说过的话。

(二) 非言语沟通

非言语沟通是指通过手势、肢体语言或姿势、面部表情和目光接触进行交流的过程。组织活动时也会有很多非言语沟通因素,如讲话时的语调、情绪、说话方式以及韵律、声调和重音,还有手势、表情、眼神等。很多高龄长者听力都不是太好,所以活动组织者要善用非言语沟通方式。

与长者对话时,坐姿等也是沟通技巧的一部分,最好与长者呈直角坐位,看上去是一个对长者开放的姿态,微微向长者方向倾斜,与长者进行目光交流,呈现让长者感觉很放松的状态。

二、有效沟通的障碍

不良的沟通和信息提供往往默默地发生着,这可能由多种因素所致,其中既有来自长者的也有来自工作人员的。长者方面的影响因素包括:①语言障碍;②害怕、沮丧或情绪化;③疲惫或虚弱;④觉得沟通是负担或浪费时间;⑤对健康改善活动完全不感兴趣。工作人员方面:①语言障碍;②不知道该说什么;③害怕应对强烈的情绪;④知道得不够多。

一些高龄长者缺乏参与健康改善活动的积极性,这些活动包括身体锻炼、健康饮食、遵医嘱服药等。影响因素是多方面的。首先,衰老或疾病带来的一些功能损害(如失明、失聪等)或者身体残疾,会降低长者参与维护健康行为的能力和意愿,特别是认知障碍限制了长者对于健康行为的理解。其次,资源缺乏、环境不佳,以及经费受限等都是影响长者健康促进的社会经济因素。阻碍长者参与健康改善活动的另一方面因素还有,如果活动组织者在活动实际实施时没有充分考虑区域、工作经历、文化和生活背景的差异,导致设计良好的活动实施起来体验不佳,反而可能会打击高龄长者的积极性。因此,应当针对一开始参与意愿低、沟通不太顺畅的长者制订个案管理策略,以鼓励他们积极参与健康改善活动。

认识到这些障碍是实现有效沟通的第一步。同时也须牢记人与人之间的距离体现的是生活背景、教育、宗教信仰和生活历史以及双方理解程度的差异。有效沟通,无论是言语的或是非言语的,均是活动实施策略中的重要组成部分。"先寻求理解,再寻求被理解。"了解长者的疑虑、担心、期望、希望并关注其来源,只有对于面临的问题取得共识后才可能与长者和家属探索出一个共识性的解决方案。

三、同理心的回应

在沟通中保持同理心是非常重要的,要了解什么是同理心,先要区分同情和同理的差异。

同情:指对他人的苦难、不幸会产生关怀、理解的情感反应。

同理:又叫做换位思考、神入、共情,是站在对方立场设身处地思考的一种方式,即人际交往沟通过程中,能够体察他人的情绪和想法、理解他人的立场和感受,并站在他人的角度思考和处理问题。主要体现在情绪自控、换位思考、倾听能力以及表达尊重等方面。

同理并非同情,有同情的情感反应没错,但我们在与长者沟通时,需要了解什么是同理,并运用同理心回应法与长者及家属沟通、建立关系。

第三节　活动动员的沟通

对于80岁以上的高龄长者,动员其参与活动会遇到诸多困难,例如,身体状况差、参与意愿低、活动能力不足等。一个活动课程或者游戏活动实施的过程一般是短暂的,而动员的过程相对较长,要把动员视为健康改善工作的一部分,因为在动员的过程中长者已经开始获得积极、正向的引导,提升自我价值和生活信心。因此,活动动员环节中,工作人员更加需要遵循专业价值。

活动组织者在活动动员期就要开始展示专业理念、方法和技巧。通常活动实施前都会有一个最初的活动推广阶段,如张贴海报,开展宣传,但仅仅靠这些方式,对年轻活力长者可能足够有效了,而高龄长者报名可能不会太踊跃。

高龄长者的动员需要采取一对一直接沟通的方式,高龄长者一般行动不便,特别是机构入住的高龄长者,长期处于被照顾的环境中,逐渐形成被动接受的生活状态,失去热情和参与动机。高龄长者拒绝参与活动的理由包括："人老了,还折腾什么呀""脑子不行了,太笨了,啥事都做不了""以前参加过一些活动,没啥意思""没时间,不高兴参加活动""不会玩,怕给你们丢人啊"等。对于这些因拒绝形成的沟通障碍,活动组织者在动员时要有极大的耐心进行赋能渗透式沟通:首先,活动组织者要坚信这些活动确实对高龄长者健康大有帮助,只是高龄长者现在还不了解,等他们了解了一定会喜欢并愿意来,相信长者有潜在的参与动机,始终保持积极、正向的态度;其次,要摸清长者的真实想法,那些拒绝、推辞背后的真实想法,是处于行为改变的哪个阶段,然后有策略地做工作,顺着他们的意思便于保持沟通渠道顺畅;第三,了解长者真实想法后,要想办法降低长者参与的代价,打消他们的顾虑,逐步提升其参与的兴趣,并给予长者一定的支持,创造对活动了解的机会。例如,通过在游戏或活动课程模拟演示时让高龄长者亲自尝试参与,使其获得参与的信心;最后,要实时、耐心地给予鼓励,善于发现长者取得的进步,并且告诉他们是能够做到的。通过赋予长者积极的能量,帮助长者逐渐消除顾虑,提升参与积极性。

如果是动员在机构入住的高龄长者,可以在动员过程中借助同伴互动的作用。机构养老像是回到集体生活,高龄长者生活在集体环境中,同伴的作用和影响都很大,长者参与活动的"从众"心理也很常见。活动组织者要善于利用这一规律,注意观察长者的同伴都有哪些,挑选积极、乐观、群众基础好的长者带头参与,进而带动更多长者参与。例如,参与人数较多的游戏,可以组织积极性高的长者带动其他长者一起参与,让长者在参与中获得快乐、自信,增强兴趣,这样既提高了动员效果,又促进了长者之间的人际互动,继而逐步形成互动、互助、互利的人际氛围。对于带头长者,可以积分、勋章等方式予以激励。

无论是在社区的老年服务中心,还是养老机构,都可以发挥社区志愿者特别是活力老年志愿者的带动作用。老年志愿者去动员高龄长者参与,一方面年龄接近,另一方面让高龄长者可以与自己通常活动范围更大的区域的人社交互动也会是一种促进。由社区志愿者陪同长者熟悉活动规则,协助策划推广、一起做准备工作,高龄长者兴趣更浓,而且在此过程中,可以发现自己和年轻活力长者做得一样好,提升了自信心,就更加乐意参加活动了。

第四节　面谈和观察

我们还需要运用一些定性的甚至非正式的方式来深入了解高龄长者个体的一些特点,甚至是隐藏的、容易被忽略,但对于健康改善极其有帮助的信息。面谈和观察是精准深入了解高龄长者真实需求的有效沟通方式。

一、面谈

包括与高龄长者本人及其家属面谈,面谈可以获得很多深入的个人信息。面谈可以获得的补充信息如下。

(1) 通过长者本人和家属以及照护人员,对长者作为个体进行更深入、更全面的了解。

(2) 增进信任和感情,从而能真实表露健康问题带来的困扰或痛苦。

(3) 明确长者真实的喜好和需求(有时对于填表格或过于正式的评估,长者可能羞于表达)。

(4) 确认长者的文化、宗教及种族价值观等有些敏感的信息。

(5) 面谈可以根据交流情况引导长者打开心扉,在这种情况下,长者更愿意主动做出真实的选择和决定。

(6) 可以直接向长者说明想要了解什么信息,为什么需要。

(7) 面谈时,可以以闲聊的方式轻松开场,从房间里一幅画或一件家具开始聊起,认真倾听,并给予少量恰当的回应,可能会发现从来没想过或问到的问题被长者表述出来。

(8) 可以很细致地询问过去的爱好及现在喜欢的娱乐方式,分析变化发生的原因,是不是可以重拾过去的爱好。

(9) 可以有很好的沟通方式和时间,帮长者厘清他们的真实问题和需要。

(10) 协助长者设定可实现的健康目标(最优先的目标,短期保证可实现的,长期的目标)。

(11) 与家人的面谈,可以进一步征询长者的爱好、擅长,甚至难以改掉的不好的生活习惯、"怪毛病"等。

(12) 与家人面谈,提供健康改善活动方式的范围建议。

二、日常观察

通过对高龄长者们的日常生活观察,可以侧面了解到一些信息,当然这需要观察人是有心人,也具备一定的阅历,才能收集到有用的数据信息。

(1) 如果是夫妻,观察长者夫妻之间的互动关系和沟通状态。

(2) 观察长者与其他长者就餐时间的互动。

(3) 观察长者白天的行动,比如,从座位上起来是不是需要协助才能站立,能不能独立如厕,能不能自己用杯子喝水,喝水的时候吞咽是否顺畅。

(4) 观察长者参加娱乐活动时的状态,所需要的协助状况,活动参与情况,在团体中扮演的角色风格,是主动型还是被动型的,什么类型的活动吸引长者参与等。

(5) 观察长者们午休的习惯。

(6) 观察长者用药的情况。

第 十 章
个性化实施方案制订

　　高龄长者健康改善活动实施时,一定要充分考虑长者的多样性,他们并不是同质的群体,而是面临着不同健康风险、处于不同环境和拥有不同背景经历的人。以人为本的照护服务,最基本就是基于每位长者的个体出发,提供每位长者真正需要的支持。因此,活动实施的基本原则就是个案管理,制订个性化实施方案。个性化实施方案并不是对所有长者都提供一对一活动照护服务,而是基于每位高龄长者各自的身心健康特点,也充分结合养老服务单位资源状况,为长者做出最合理的安排。

第一节　个案制订原则

　　制订个性化实施方案应注意以下事项。

一、组织活动避免"一刀切"

　　从高龄长者个体角度出发容易制订个性化方案,但到实际活动组织时,由于各种条件限制,容易使得个体方案形同虚设,更多从方便活动组织出发,认为组织团体活动更省事,就把健康改善活动做成大众消磨时间的娱乐活动了。组织体育活动要特别注意按健康状况(体适能评估)细分活动内容,比如,肌肉和关节等体适能状况好一点的长者可以安排快走和有一定强度的力量训练以及太极拳、八段锦;体适能状况欠佳的长者安排温和的抗阻力训练和关节训练操以及比太极拳活动量更小的养生导引操(比如六字诀);身体功能非常弱,肌肉和关节都有严重问题的长者,则安排多做各种椅上健身操、最低强度抗阻训练以及在康复师指导下的关节康复活动。再比如,认知改善的健脑游戏活动,除了需要按认知功能状态安排合适大脑刺激强度的内容之外,还要考虑长者的文化程度、经历背景,使游戏活动能和长者兴趣点契合,以利于获得好的参与效果。

总之,要真正落实个性化实施方案,多开展小规模细分人群的小组活动,不能为了看上去有气势、有气派,而"一刀切"的经常搞大的团体活动,感觉很热闹、有活力,但实际效果是组织者累,参与者没兴趣也没效果,还浪费人力物力,只是拍的照片利于宣传、利于领导检查工作而已。要从活动组织上逆向保证支持个性化方案能真正实施到位。

二、尊重长者的自我选择和自我决定权

如前文所述,通常个性化实施方案会根据每位高龄长者的健康评估状况、基本背景信息,活动组织者安排具体的活动项目、活动频率等实施方案,但是这个方案的制订过程一定是与长者商量进行的,让长者充分发挥自我选择、自我决定的权利。长者自己做出决定,活动组织者扮演的是协助者的角色,而真正有决定权的是长者自己,这样才能让长者在与工作者交流和活动中习得解决问题的能力、触发参与。我们反复强调,身心健康改善不是在参加具体活动项目时才开始,而是在需求了解、健康评估、个案制订、活动策划、活动动员、活动准备等事前工作中,赋能、增能的工作就已经开始了。因此,一定不要浪费制订方案过程中的增能机会。

三、个案制订过程中保持极大耐心、细致沟通、多鼓励

一开始,有很多高龄长者还未认识到健康改善活动的价值,会表现出漠不关心或者抗拒,当活动组织者和他们沟通时不当回事,让长者自己做决定时会说"无所谓,你们随便弄,我都行",但是在这样没有得到长者真正意见的情况下制订的方案,有可能在实际参与时,长者又会说"这活动我没兴趣,又不是我自己选的"。为了避免这种无用功,在个案制订时,要有极大的耐心,启发引导长者多发表自己的想法。要充分利用沟通技巧,与长者建立相互信赖关系,并始终牢记,长者在任何时候都需要真诚的鼓励,以促进自信心的重建。

四、个案制订应定期或不定期更新

高龄长者老化衰退是不可逆的趋势,这期间长者的身心功能也是动态变化的,因此个案也应定期或不定期更新。如果长者整体功能和疾病状况比较稳定,则定期(如2~3个月)重新审视更新,而如果长者突发疾病(如中风)或者突发异常事件(如丧偶)导致身心发生很大变化,则应该即时予以调整,甚至重新制订,以即时满足长者健康改善所需。

第二节　个性化实施方案的具体内容

一、个人档案

包括长者个人和家庭基本信息、体检、病史、体适能评估、日常生活能力评估、认知评估、个人经历、性格、爱好等。

二、健康状况重点关注分析

根据以上个人信息,分析在身心、认知功能方面须重点关注、需要也还可以获得改善的具体侧重点。

三、个人健康改善需求主诉（以及家属主诉）

长者个人、家属和周围照护服务人员主诉希望加以改善的健康方面,比如力气很小,很衰弱,要加强肌肉锻炼和关节活动;罹患中度以上认知症的高龄长者,就主要依据家属和照护人员主诉了。

四、特别信息

特别关注每位长者近期发生影响身心的特别事件,比如曾经跌倒受伤住院,那么须重点关注防跌倒,但又要考虑跌倒史对其心理影响,要在初期给予一对一引导,耐心等待其有勇气做防跌倒锻炼,增加活动量;再比如一位丧偶半年的高龄女长者,以前很活泼,最近有抑郁的倾向,也需要先予以一对一引导,并注意观察了解哪些可以帮她走出伤痛,而哪些活动会令她更加触景生悲,以利于她心理正向的方式逐步开展活动。

五、健康改善活动课表

根据以上各方面信息,制订健康改善活动课表,并与长者本人和家属商量调整后确定。课表包括具体参加的活动项目、参加的频率、每次能参加的时长、注意事项等。

六、活动参与和激励

每次动员参加的情况;参加活动后活动组织者的反馈;活动后效果,长者的进一步反应等。如实记录,以便于后续工作开展,以达成最佳效果。

第十一章
活动具体实施步骤(PDCA)

具体的每个活动课程或者游戏活动,应该在整体高龄长者健康改善活动规划方案指导下,围绕已经设计好的课程需要达成的目标、课件以及参与者的信息,做出具体实施计划和进行活动开展。我们以小组活动为例,一场小组活动具体实施步骤包括如下内容。

第一节   制订小组活动计划书

一、基本信息

小组活动名称:如×××健脑活动

导师:××养老服务专家或××活动管理负责人或××医生、××康复师、××心理师(能在专业上给予活动指导的人都是)。

工作人员:所有参与活动策划、宣传、动员、准备、组织活动实施、效果评估等的工作人员,包括全职工作人员、家属、志愿者等。

二、活动背景

基本理念,如:以快乐的方式提升健康。

(一) 理论基础

理论基础是整个活动的健康改善内容的专业支撑依据,一般包含两个方面:一是专业技术层面的理论基础,如健脑活动对认知功能改善的有效性,选择具体活动方式的理由(比如健脑操、练习大脑反应能力的游戏);第二个方面是社会意义层面,如活动除了有健康改善作用,还对高龄长者具有积极的心理愉悦作用和社会参与意义等。

(二)活动目的

在整体高龄长者健康改善活动规划方案指导下,围绕具体活动设计。

(三)服务对象

如×××养老机构有活动能力的长者。

三、活动具体安排

(1)活动性质:如小组式康乐活动,健脑操课程＋大脑反应小组游戏。

(2)课程节数:8节。

(3)持续时长:××年××月—××月(2个月)。

(4)具体时间:每周三上午8:30—9:30。

(5)频率时长:每周1次,每次60分钟。

(6)地点:××养老机构小活动室。

(7)参加人数:15～25人。

四、参加人员以及志愿者招募方法

(1)养老机构内张贴宣传海报、在走道和电梯等各处显示屏发布活动报名通知;在社区内街道和居委张贴宣传海报。

(2)微信公众号、家属微信群发布活动通知、志愿者招募宣传。

(3)机构住区工作人员向高龄长者和照护服务人员口头通知;由社区街道居委干部口头通知。

(4)向高龄长者直接发出邀请函。

(5)与社区老年活动中心合作,发出志愿者招募通知。

(6)与各类老年或认知专项公益组织合作,发出志愿者招募通知。

五、活动要进行的事前和事后评估内容和实施计划

详见社工活动设计章节的内容。

如:健脑活动,一定是有认知水平评估,明确采用哪种量表,最好在正式课程前和全部课程结束后单独进行评估。

六、活动的安全规则

实施健康改善活动时安全为优先考虑的要素,尤其是高龄长者,不能在健康改善活动时发生健康伤害事件:比如在以防跌倒为目的的训练时跌倒了,或者在提高认知功能的健脑活动时受伤了,那就是本末倒置,违背初衷了。但也不能因为害怕发生安全问题,而因噎废食。只要事先做好各项安全预防措施,以及现场组织时防止事故的发生,并做好万一发生事故的应急处理措施,就不必过于忧心。针对高龄长者的安全规则,应注意以下几点。

（一）活动实施前的确认事项

活动实施前,在活动参加者报名阶段便可同时确认并统计参加者身体状况。有以下情况的参加者,如果在评估和个案管理中,允许参加本项目类活动,活动计划中应当予以记录并在活动前再次确认,活动主持人也需要在活动前知晓,有以下状况长者须特别关照。

（1）患有正在治疗中的疾病、服用的药品容易引起昏沉、眼花、肠胃不适等不良反应。

（2）装有人工关节、植入人工瓣膜或血管支架或心脏起搏器、接受人工透析者等。

（3）医生有特别医嘱限制和禁止的事项。

（二）运动类活动的注意事项

（1）注意随时补充水分,但要每次小口少量饮用。

（2）任何运动项目开始前都要先进行热身运动,活动开筋骨,避免运动扭伤和其他伤害。

（3）自然顺畅呼吸,避免用力时闭气,这点对高龄长者尤其要非常注意,哪怕是运动强度非常低的椅上操或者健脑操,都要经常提醒高龄长者注意调整呼吸,不要闭气。

（4）要在运动前,就提醒长者如果发现身体有不舒服,一定不要勉强。还可以约定一个手势,比如如果身体不舒服,就抬手示意,工作人员协助到旁边休息,并观察进展。

（5）运动前后最好能测量一下血压和心率,如果第一次运动后血压异常,则应该停止运动或更换训练内容。

（三）长者出现哪些状况表明活动应该停止

活动参加者发生下列状况时,应立即停止活动,并劝导他们去就医。

（1）感到胸痛或胸闷时。

（2）胸口突然感到不舒服,有严重胸闷的感觉。

（3）脉搏突然加速。

（4）感到不能呼吸或呼吸困难。

（5）出冷汗。

（6）喉咙异常干渴。

（7）表情不适，透露出痛苦神情。

（8）有些高龄长者不喜欢或者不愿意表达自己的难受状况，有时会自己忍着不说。因此，活动现场的工作人员要注意观察长者的表情和体征反应。

（四）活动场所的选择

（1）配合参加者人数，要考虑场地空间是否足够宽敞，如果有乘轮椅长者、需借助助行器和助行车行走的长者、挂拐杖的长者，都需要更大的空间放置助兴物品，以及有足够的转身空间等。

（2）大多数活动都是在椅子上进行，要注意椅子有充分的活动空间、适合运动。非常稳固、没有把手或把手可收起、不易滑动的坐面材质等。

（3）地面要防滑。

（4）小组活动，空间形状能方便围成圈，便于各方向长者都能近距离看到活动老师的动作。

（五）紧急应对措施

即便是事前已做好完全的安全规划和提前预防，也一定要有紧急情况应对措施，并在平时开展演练。比如：发生事故第一时间联络何处？ 如何以最快的方式就近送医？ 现场急救如何开展？ 还有联络参加者家人信息哪里找？ ……要把这些应急措施归纳在一个表格文件中，在活动前对所有工作人员事前告知，全体工作人员也需要平时就接受应对紧急事件的培训，以防现场手忙脚乱而贻误处理时机。

第二节　活 动 开 展

一、活动主持人（老师）

作为活动的总协调组织者，课程活动讲师、游戏活动主持人的表现对于整个活动的质量和效果至关重要，最好是由有丰富活动组织经验又能熟练和长者沟通的工作人员来担当，如果是不得不由初学者执行，那么建议事先写好发言稿，发言稿里要包含活动所需的内容。要熟记，以免临场遗漏。还要特别设计好一些调节气氛的幽默用语（有经验的人可以不打草稿，信手拈来,临场发挥),并背熟,以免临场出状况(表11-1)。经验不足的人,就要在提前准备上多下功夫,尽力弥补缺陷。千万不要将活动现场活生生变成活动组织者毫无准备的练兵实习机会,那样对整个活动影响极差,不仅影响长者的活动参与体验,更影响长者进一步活动的兴趣。

还有就是,类似于健身操或者健脑操这样有动作的课程,要带领长者做动作,活动课老师一定要事先多做演练,让自己任何时候都能熟悉每个动作,比如一名带领长者做健脑操的老师,做操的时候动作卡壳,或者有忘记、有错误后再纠正,那么一方面给人的印象很不专业,会有"长者的健康怎么敢放心交给你改善"的疑虑;另一方面,本来教长者改善记忆力,结果表现出自己的记忆力那么差,会让人感觉健脑操的健脑功能不起作用。

总之,活动现场组织者要把自己视为一名专业的老师或主持人,认真做好各项准备,以出色发挥为整个活动效果加分。活动主持人还要在活动中积累各种所在养老服务单位的特色经验,比如有些机构或日照中心,都是只会讲当地方言的长者,这就要求主持人也一定要能听懂方言,会讲方言就最好了。

二、活动现场氛围营造

好的活动内容和细致的准备工作,只能算成功了一半。现场实施状况非常重要,尤其是面对高龄长者这样特殊的群体,合适融洽的氛围营造对活动效果更是影响重大。具体氛围营造技巧介绍详见第十二章。

第三节　活动结束后的两个重要工作

一、活动效果评估

从两个方面对活动效果予以评估:一是事先选定好并在活动开展前已经进行过的健康方面的具体评估(详见第七章第二节);而另一方面是了解参与活动的长者实际体验反馈,有些反馈在活动现场就能感觉到,活动工作人员要及时记录这些反馈,比如长者的评价,包括好的方面,不好的地方,还有些热心长者会提出改进意见或者新的创意,现场要安排专人负责记录。

二、活动总结和调整

有过活动开展的实践经验,加上两个方面效果评估的信息,活动结束后,工作人员应该开会总结经验和不足之处,并及时对活动计划做出调整,初步拟定下次活动的时间和大致安排。

表 11 -1　活动课行事历(示例)

时间	目的	活动内容	备注
5min	简单介绍	开场词具体内容(例)： 1. 问候长者、打招呼 2. 介绍活动主题、目的 3. 介绍活动内容 4. 鼓励并提醒量力而行	1. 提前准备背景音乐 2. 主持人提前熟悉开场词 3. 讲述时须保持口齿清晰、语速放缓，以方便长者理解
	志愿者协助长者开展活动	主持人介绍具体内容： 1. 介绍志愿者 2. 安排志愿者和长者自愿结对子(抽签也可)	1. 事先准备好志愿者信息卡片 2. 工作人员可在一旁帮助有些腼腆的志愿者与长者结对
10min	暖场活动使成员相互认识，打破初期沉默与尴尬	相互介绍具体内容： 1. 全体组员围坐成圈，由某人开始顺时针方向起立，做自我介绍。介绍时，志愿者需向长者递上自己的小卡片以加深长者了解与记忆 2. 暖场小游戏或者热身操，还可以一起唱老歌、红歌	1. 事先准备小卡片 2. 小卡片中包含志愿者的个人照片及姓名，字要够大 3. 多准备额外几张卡片，如若后来有长者进场可以分配对子 4. 唱歌的歌单、游戏道具提前准备好
30min	健脑操	具体内容： 活动1：手指操：跟着主持人左手和右手石头剪刀布变换；手指做加法等运用手指锻炼手眼脑协调应变能力 中间休息，补水如厕 活动2：头颈活动操：活动头颈，促进血液流动	1. 主持人变换动作开始要动作较慢，要使80%以上长者能跟上的节奏 2. 做操口令指示要大声、口齿清晰，节奏较慢 3. 提醒视力不好的长者可以看旁边长者怎么做，听力不好的长者看手势就好
		备用游戏：成语拼字游戏 1. 找几个成语(或常用物品词语)，把成语里的偏旁部首全部拆开写在卡片上 2. 长者和志愿者一组，先把字拼出来，然后看着散乱的字把成语拼出来	1. 如遇到来参加活动长者身体功能较弱，可以临时换成较简单的游戏 2. 事先尽量调查好人数，选择合适的成语，如果长者文化程度较低，则可以换成简单物品或者是以图形匹配 3. 长者如果无法拼凑完整应做好应急措施(例如志愿者协助或主持人提醒)
5min	处理情绪，预告	主持人总结发言： 1. 表示开心，称赞长者 2. 介绍下次活动内容	1. 要非常有诚意地适度称赞，最好对具体长者的具体表现给予称赞
	离场伸展操	主持人带领大家做活络气血伸展操，宣布活动结束	1. 须照顾到某些运动不便的长者 2. 结束时起立提醒长者动作要慢，不着急

第 十二 章
活动组织技巧

高龄长者健康改善活动在具体组织实施过程中,活动开展的技巧、活动氛围的营造,这些貌似非核心要素的部分,事实上也会大大影响活动的体验和成效。我们汇集了一些实践者的经验希望带给活动组织者一些启发和参考。

第一节　活动的开展技巧

一、与长者个体接触的技巧

(一) 平常心和个性化

传统观念中人们总是很容易按照某种固定的类型和范畴去理解长者,认为长者大多残弱、贫穷、孤残、固执,而现在中国的长者,实际状况要比固有想象好得多。尽管长者随年龄的增长会有生理心理的变化,但这些变化并不是千篇一律地按统一模式发生在每个长者身上。有些 60 岁的长者可能比 30 岁的年轻人在生理上更健康、在心理上更愿意接受新事物。一些长者健康、健谈且风趣幽默,欣然接受老之将至;一些长者则可能唠叨抱怨、心灰意冷。有的长者把生活安排得井然有序,有固定的目标,自修大学课程,参加各类活动;有的长者则终日无所事事,闷闷不乐等待天黑。事实上,每一位长者都是一个独特的个体,都有自身的个性和特点,我们切不可用某一固定的模式去套他们的生活。因此,在与长者个体交流中,要保持一颗平常心,面对任何一种风格的长者,都能以对待正常人的方式尊重他们各自的特点,也不以特别的眼光和心态予以怜悯式的同情,长者更需要同理心的共情和理解。此外,要能够仔细了解长者个体的独特个性和特点,以融洽的沟通方式开展个案管理,为长者安排最合适的健康改善活动方式。

(二) 激发谈话的兴趣

观察养老服务单位的工作人员,你会发现有些人天生自带一种能力,很容易和长者聊天、打成一片。即使是新来乍到,也没接受过多少培训,却表现得很轻松。而大多数人,在没有和长者谈话经验时,往往会觉得气氛很尴尬,不知道该聊些什么,似乎是"有代沟"。即使不具备良好的沟通天性,仍然可以后天习得与长者沟通的方法。

与长者进行言语交流时,找到一个长者感兴趣的话题很重要。好的话题能很快激发长者谈话的兴趣,消除谈话双方的拘束感,使长者有一种满足感,对工作人员产生信任感,从而使谈话进一步深入。在与长者谈话方面,有过很多研究和实践的养老服务专家或工作人员都认为,与长者谈话时运用怀旧和生命回顾这两种方法能使长者很快融入谈话的情境中,沟通效果较好。

1. 怀旧　怀旧即是让长者回顾他们过往生活中最重要、最难忘的时间或时刻,从回顾中让长者重新体验快乐、成就、尊严等多种有利于身心健康的情绪,帮助长者找回自尊和荣耀。这一方法被证实对调整长者心态十分有效。

2. 生命回顾　是指通过生动缅怀过去一生成功和失败的经历,让长者重建完整的自我。鼓励长者将整个人生经历尽可能详尽地倾诉出来,以达到内省的目的。生命回顾与怀旧不同的是,它是对整个人生的回顾,而不只是回顾生命中最重要的时刻和事件。因此,它更系统详细、也更能让长者面对自己的人生境遇,体味人生的价值和意义。

二、小组活动的开展技巧

(一) 注意事项

(1) 不做先行假设,有些长者看上去是喜欢参加小组活动的那一类,有些是不爱参加那一类。事实上,绝大多数长者都有被关注和与人交往的愿望。即使眼下看上去不怎么感兴趣,也一定有其原因。对于大部分长者以合适的方式,慢慢都能打消其内心的顾虑,激发其兴致。

(2) 活动工作人员一定要有耐心、细致、周到的工作态度,要尽可能考虑到每位长者的特殊需要。比如,如果一个工作人员总是举着图片告知大家活动规则而没有传阅,必然挫伤视力不好的长者的自尊心,因为活动开始后很可能就他一人不懂规则,显得十分愚笨。

（3）小组组员的选择要恰当。一个腿脚不便者自然不愿参加一个用脚很多的活动。小组组员的合适安排,是长者有兴趣继续参加活动的重要因素。一般来说,宜把教育水平大致相当、身体活动能力接近的长者组成一个小组。更细致地考虑,则是连长者的爱好方向、生长背景等也一并照顾到位,特别是在活动开展初期,相同背景、爱好的长者在一起,形成核心种子参与者,有很好的参与氛围,也容易长期持续稳定的发展。

（4）鼓励但不强求。工作人员尽可能鼓励和调动所有高龄长者参加小组活动的积极性,但最终还是应尊重他们自己的选择。

（二）具体开展技巧

（1）组织者在小组活动之前,要做好充足的准备工作。事先周密安排很重要,包括语言的运用、游戏类型的选择、促使大家熟悉的方式等都应有充分考虑。活动整个过程应使参与者感到轻松自然、愉快开心、生动有趣。

（2）组织者要不失时机地赞赏参与长者的能力。通过赞赏来增加参与者的自信心,特别是完成比较困难的任务时,这时的赞赏对其增加自信特别有效。但也需要注意分寸,赞赏是真诚的,而不是夸大言词的奉承。同时,对于一些在活动中违反规则或干扰活动正常开展的参与者,组织者也要加以引导、规范,以保证活动的顺利进行。

（3）工作人员要关心每一个参加者对活动的感受,发现一些组员对活动反应冷淡时,要适当调整活动程序,以避免冷场。

（4）活动中,组织者应协助、引导参与者说出对小组活动的感受,并从中发现问题,总结经验,以使后续活动更适合长者。

（5）小组活动结束时,一定要坚持做好评估工作。忽略评估或者评估是走形式,整个活动的持续健康改善价值就无法发挥了。

三、高龄长者的活动开展技巧

如前文所述,高龄长者相比年轻活力长者有其特殊性,活动开展也要考虑这些特性。高龄长者易受疾病高发、照护依赖性较高、身体认知功能减退等的困扰,他们通常在小组活动中表现得比较被动,活动开展初期更是如此。工作人员不能心急,要逐步引导。一方面要选择恰当的活动方式起步,主要以活动量较少的游戏、言语性的交谈、静养、文化创作等形式开展;另一方面要灵活运用开展小组活动的技巧,让高龄长者享受到参与的乐趣。

（一）鲜明、新颖的活动主题容易引发兴趣

高龄长者由于其身心状况,大多喜欢独处,不爱说话,凡事都不喜欢参与,认为是凑热

闹。因此,活动策划阶段就最好一对一登门拜访长者,征求长者的意见,像学生去请教老师,让长者获得受重视感和受尊敬感。在组织者和长者的共同努力下,确定一个鲜明的主题,参与策划的长者通常一定会参加活动,这样不仅减少了动员工作量,活动过程中的积极参与度也肯定会更高。当然要提醒的是,高龄长者通常记忆力不好,所以事先就算长者明确表达了要参与的态度,活动前工作人员仍然要一对一地再次邀请长者参加。另外在活动安排上,也需要特别增加如何应对高龄长者发病等突发事件。

（二）　活动或游戏一定要简单易学

大部分高龄长者的视听能力较弱,因此活动组织者在讲解活动规则、演示游戏内容时,语言一定要缓慢、清晰、大声,并采用容易识别的大文字和大图片。活动中穿插的小游戏一定要简单有趣,既能调动气氛,又要简单易学,避免高龄长者因做不到而产生无能感。比如,筷子夹豆子、名字串串烧、智力小抢答、两人合作吹气球等小游戏,既无须花费太大的体力,又能达到动手动脑、愉悦身心的效果,深受高龄长者的喜欢。

（三）　创造更多参与和社交的机会

高龄长者有不少是内向型性格,工作人员可以请他们帮忙通知其他参与者参加活动,负责活动前的签到、点名,并在活动中多给予其发言和表现的机会。

（四）　注意场面的把控

一些高龄长者由于患有脑血栓、轻度认知减退等病症,反应较慢,而且讲话啰唆、喋喋不休,其他参与长者会对其发言表现出冷淡或不屑的态度,活动现场场面不够友好或者很尴尬。这时活动组织者要关心每一位参与者的感受,调整活动程序,温和委婉地适当打断这位长者的讲话。比如对其发言内容进行小结,如:"您刚才讲的意思主要是……讲得非常好,大家鼓掌。我们大家都清楚了,现在有请下一位成员发言,好吗?"同时鼓掌感谢长者刚才的发言,并邀请其他长者发言。打断长者的讲话时,一定要态度和蔼、语气委婉,以免长者产生被抛弃的感觉。

（五）　控制好活动时间

高龄长者精力有限,建议每次小组活动时间为 40 分钟至 1 小时,时间安排过长,长者身心都会疲倦,非但没达到活动的健康改善目的还可能适得其反,造成长者对活动的恐惧感。故每次活动都应安排一个合理的时间,而且在正式活动前后,可以安排一两个小的互动游戏,以融洽长者之间、参与者和组织者之间的关系,并增进彼此进一步的了解,活跃小组活动气氛。

四、活动整体的控制

（一）事前沟通

高龄长者尤其是在大一些的城市,受教育程度差异较大,完全不识字的长者和大学毕业的学者型长者在同一个社区活动,这种情况要事前做好充分沟通。一方面,尊重各自的爱好、生活背景不同,开展不同类型的活动;另一方面,也要想办法安排背景差异影响不大的活动,比如有些游戏活动,让社区长者一起而不是一味考虑背景,把一个社区的长者"圈层化"了。高龄长者通常生活圈子狭窄,如果沟通不到位,工作人员直接邀请他们参加活动时,都不是很积极,有的甚至是敬而远之。因为他们不知道小组活动是什么,内容是什么,不敢玩,怕失败了丢面子。所以,活动之前应做好沟通工作,让长者提前知道是什么活动,就会提早的去活动场地等待,甚至还会去发动其他长者,这游戏怎么玩,积极性提高了,活动的效果自然更好。

（二）事中控制

在小组活动中,领导者或者活动的总协调者很重要,活动进行时,该角色要能合理地控制好活动的走向、氛围以及活动的进程,尽量避免长者与长者之间、长者与工作人员之间发生冲突和矛盾;有的长者行动不是很方便,活动时需要工作人员的帮助,工作人员在活动现场要牢记自己的任务和责任,不能看热闹而忘记关注长者状况,在需要帮助的时候务必及时跟进。有些长者遇到一点小困难就会打退堂鼓,需要工作人员及时加油、鼓劲;还有些负面情绪较多的长者会散布消极情绪,"老都老成这样了,还搞这些,一点意思都没有",或者是以挑剔的眼光大声讲活动的各种毛病。上述状况对于活动主持人或协调人来说,都要求其具有很强的现场应变能力,能及时化解各种问题,让活动顺利进行,达到活动本身的意义和目的。

（三）事后总结

在每次小组活动结束后,要及时作小组总结以及活动反馈。及时分析活动是否获得预期效果,并讨论这样的活动内容和形式有没有达到预期目的。比如说此次活动是针对中风长者设计的,活动的主要目的是提高长者肢体的能动性,那么在小组结束后,就要总结此次活动有没有达到这个目的。

第二节　氛围的营造

活动氛围非常重要,而活动氛围也是能够营造的,活动组织者可以学习借鉴有经验者的做法,并通过自己的不断实践摸索,掌握氛围营造的方式方法。

一、暖场（破冰）游戏

在第一次开始活动,工作人员与参加活动长者之间,长者与长者之间关系尚未建立或者还不够熟悉的时候,有些高龄长者会在大家面前说话都感到很紧张,如果一开始就进入自我介绍环节,气氛会比较严肃、沉闷。因此,在自我介绍之前,先由活动组织者带领大家做一些暖场小游戏或简单的椅上操,来缓解紧张或者打破沉闷的气氛。

示例:集体剪刀石头布游戏

这个游戏无论何种背景的长者都应该会玩,非常简单且能活跃气氛,尤其是让那些不够积极的参与者也很容易参与进来。

玩法:游戏主持人与所有参加活动长者对玩。

主持人可以事先再和长者说明一下出拳规则,"我们现在来玩石头剪刀布,各位叔叔阿姨是不是小时候都玩过? 等下我喊石头剪刀布大家一起伸出手哦,而且要大家一起来合伙打赢我,我出石头,大家每个人都出布就可以打赢我;我出剪刀,大家该出什么打赢我? 对啦,出石头,那我出布呢,剪刀打赢我对吧?"边说边做手势,调动长者进入状态。"好,我现在喊石头剪刀布,大家一起出拳哈,要同时出哦,不能作弊哦。开始啦,石头、剪刀、布……"

这个非常简单的石头剪刀布游戏,就规则而言,可以说任何人都能来组织这场小游戏活动,但是要能够真正做到"暖场"、活跃气氛、缓解紧张、增进感情,仅仅是按照游戏规则按部就班操作完成,那效果未必理想。因此,要把这些规则简单的小游戏不是像做操那样只是比划完成,而是要变成有丰富情节的趣味小故事,在游戏规则基础上,须增加一些变化、创造一些交流机会。

比如,在说明玩石头剪刀布游戏的时候,可以引出话题,"石头剪刀布这个游戏在上海是叫什么来着? 不知道叔叔阿姨老家都是哪里的,在你们老家开场都怎么说的?"这样的问题,长者会很容易脱口而出,"上海叫猜咚猜""我们四川叫砣子剪刀布""我们辽宁叫钉钢锤……",这样引得大家发言,不仅在游戏开始前就活跃了气氛,还知道了每位长者老家是哪里。

还可以在玩过几次游戏后,对游戏规则稍稍改动,再次激起参与者的新鲜感,比如主持人可以跟大家说"叔叔阿姨都好能干,反应好快,每次都赢我,我老是输也不高兴呀。这样吧,现在我们重新来,大家要一起输给我两次,也让我高兴一下",把游戏规则改变,玩了两把不想再玩的长者会有兴致再参加了。

在玩的过程中,根据长者实际的反应与长者做出互动,让交流变得自然,不需要刻意介绍,一下子就拉近距离了。高龄长者在玩游戏的时候,会更像小孩子,怕自己反应慢了输掉,会晚一点偷偷改变出拳手势。这个时候,也不要很严肃地去纠正,可以打趣、开玩笑地提醒:"王阿姨,您好调皮哦,还会搞小动作呢。""李大爷,我口令都还没喊完,手还没出去,您就出拳了,而且还赢了我,太牛了,先知先觉啊?"通常被点到名的长者都会羞涩地笑起来。

暖场的方式有很多种,如利用音乐、猜谜语、小知识、小游戏等。在网络搜索框里输入关键词"暖场游戏"或"破冰游戏"能获得大量的游戏内容,活动组织者可以参考和选择一些适合高龄长者的活动量低、简单易学、安全度高的小游戏或手指操之类的小活动,还可以是"一句话自我介绍"之类较为安静的活动。以简单的小游戏为例,是想说明游戏内容不难获得,如何灵活变通地运用,并能充分与长者的互动相结合,才是以游戏带动氛围的关键。

二、激发参与活动动机的话语

如前文所述,健康改善活动的目的不仅仅是带着高龄长者做活动改善功能而已,更希望通过这些活动课程和游戏激发长者自我照护和自我健康的动机。活动的整体氛围都是"快乐的""有趣的",由参加者的亲身体验和感受促使长者自发愿意主动改变自己的行动或生活习惯,这是健康改善活动的最终目的。

因此,整个活动的开展都要利于激发长者自我动机,在实施活动课程时,活动组织者不是单向的交流,一直说话或做指导,长者机械地跟着做,而是应该边做边向参加者征求意见,或引导参加者说出自己的感受。要达到这个效果,就要制造出让参加者发言、叙述意见的氛围。在这种氛围下,参加者就更愿意自己主动、积极地参加后续的课程了。在活动过程中,激发长者动机可以从以下几方面进行。

(一) 适时说些鼓励、赞美和肯定的话语

尤其是在第一次参加活动时,对活动内容和体验感受如何都还根本不了解的情况下,

给予参加者肯定,更能激发长者去体验还不了解、不熟悉、不习惯的新事物。说些鼓励和能引起动机的话,比如参加者在游戏活动或活动课程的实际操作能顺利进行时,应尽可能多地使用"很厉害喔""很聪明呢""做得很好呢"等肯定的话语,大部分参加者听到鼓励的话语后都会更加投入到活动中去。尽量避免使用"不能做了吗?""真遗憾"等否定的语言。在发现参加者的优点和良好表现时,活动组织者应该发自内心地赞美长者。

(二) 说些能引起参与活动动机的话语

长期进行活动课程时,可以逐渐看出每一位参加活动长者的个性,因个性和健康状况不同,活动课程的达成进度也会因人而异。即使同是初次尝试,也会发现有一开始就能做得很好的人,也有好长时间都不能顺利达成的人,活动组织者需要特别针对不顺利的参加者给予更多积极的鼓励。其实,我们自己也会有"我不会做""我做不到"的时候,长者出现这样的情绪时,活动组织者要告诉他们,不用和其他人做比较,并给予真诚鼓励——"做得很好了"。在各个阶段发现参加者有进步时,都应该不失时机、不遗余力地给予鼓励和肯定,并说出对下一次进步的期望。

(三) 短时间内可以看到的成果展示或进步状况衡量

适当的评估可以成为参加活动课程的动力,但要小心掌握分寸,不要成为参加者的负担,否则会降低了参加者的参与意愿。在尽可能短的时间内,以简单明了、成效明显的项目来评估。比如,将体适能检测的结果制成梯形表格,事前事后变化一目了然。还有就是活动所得成果的直接展示,比如举行手工活动的作品展示会,并向社区开放拍卖;烹饪教室中,把长者一起做好的菜拿出来招待家属等。

三、创造促进参与者交流的机会

活动参与者能在活动中和伙伴们愉快地互相交流,这使得参加活动成了令人期待的乐事。有了朋友、有了认识的人,一场活动就不同了,活动像是逐步变成了同学会的快乐感受,活动的参加率自然也就能获得提升了。因此,尽可能地在活动初期进行自我介绍并记住彼此的脸和名字,是非常重要的。当然,这个过程对于有些高龄长者而言可能会是一个难题,一次的自我介绍是没有办法记住彼此的脸和姓名的,要进行到第二、第三次才基本达成。也可以像前文所述,通过游戏创造机会让长者自己说出老家、爱好等个人信息,以加强印象。还有就是对于记不住脸和名字的长者要予以安慰宽心,消除记忆力不佳的沮丧感,比如说"有些人是不记名字的,我这么年轻,有时想不起来周围人的名字,或者人名和脸对不上号"。也可以把自我介绍环节以游戏形式进行。

示例:名字游戏

以记住全部活动参加者名字为目的的游戏。准备一个软一点的球,如果找不到球,用旧报纸揉成球状也可以,参加者围成圆圈坐好,把球任意丢给另一位参加者时说"×××先生您好,我是×××女士"。接到球的人就回答说"×××女士您好,我是×××先生",然后接着把球丢给其他人。重复同样的工作,直到大家都能叫出其他人的名字。

游戏开展中还要帮助高龄长者制造和安排与他人说话的机会。当活动进行1~2次后,有些参加者和坐在旁边的人认识并熟悉了,就想下次还坐在一起,逐步形成固定的座位。这时候可以活用游戏,把座位重新安排,以制造和从来没有谈过话的人谈话交流的机会,为大脑带来新鲜刺激同时扩大社交范围。比如,大风吹游戏变化版,请早餐吃粥的长者站起来,一阵大风吹过,站着的人被风吹着移动坐位,寻找另一个空位坐下,也可以让参加者自己出题。

四、保持趣味性

要在整个活动开展过程中,始终保持趣味性,在暖暖的氛围快要冷掉的时候,有意增加一些与长者之间的互动交流,而且是以风趣幽默的话语,这对活动组织者沟通能力有一定要求。不过,也可以靠事先准备来弥补临场发挥能力的不足,比如预备一些小笑话,活动间隙说一个。当然这种趣味性也要自然,如刻意为之,就对整体氛围营造起反作用了。

参考文献

[1] [日]三宅基子,山崎一男. 中国台湾、林博司,李邵怀/译. 老人健康活动设计. 台北:中国台湾、威仕曼文化事业股份有限公司,2013
[2] 徐晓玲. 高龄老人康乐活动中的技巧. 中国社会工作,2011.11(上)
[3] 季媛媛. 浅析康乐小组活动在养老机构中的应用. 商业文化,2011.10
[4] 陈奇春. 如何动员高龄老人参与社区活动. 中国社会工作,2011.12(中)
[5] 吴仕英,肖洪松. 老年综合健康评估. 成都:四川大学出版社,2015

(童 宇)

第四篇

专题实践

第 十三 章
认知症预防和干预专项活动

第一节　认识认知症

一、认知症的基本概念

认知包括感知、学习、注意、记忆、思考等过程。广义上认为认知包括与脑功能有关的任何过程。如果其中某一个认知域发生障碍,就称为该认知域的障碍;如果为多个认知域发生障碍,则称为认知功能障碍。轻度认知功能障碍(mild cognitive impairment,MCI)特指有轻度记忆障碍为主的进行性认知功能下降,但未达到认知症诊断标准。认知症(dementia)是一种以认知功能受损为核心症状的获得性智能损害综合征。认知损害可涉及记忆、学习、定向、理解、判断、计算、语言、视空间等,其智能损害的程度足以干扰日常生活能力或社会参与功能。认知症按病因分为阿尔茨海默病、血管性认知症、额颞叶认知症、路易体认知症和其他类型认知症等,其中阿尔茨海默病最为常见,约占所有认知症类型的60%。

认知功能障碍的危险因素分为原发、不可逆转和继发、可预防两种。不可逆转的危险因素是年龄与遗传,也是阿尔茨海默病的主要致病原因。还有其他一些损伤脑组织、造成认知功能障碍的因素是继发、可预防的,如颅脑损伤、脑卒中、脑发育迟缓、原发情感障碍、药物及酒精中毒、艾滋病等。这些因素可以造成长者视觉、听觉、触觉及自身躯体方面障碍,进而导致对外界环境的感知和适应困难,使其发生生活和社会适应的障碍。适度的休闲娱乐、健脑活动、有氧锻炼、力量训练以及高血脂、高血压及血糖的良好控制,有利于继发性认知功能障碍的预防。

二、对认知症的认识

(一) 更重要的是"人",而不是"病症"

大多数人都有把认知症"妖魔化"的嫌疑。目前,已有确切数据可以证明,随着人类平均寿命的不断增长,老年罹患认知症的人数、比例都会相应增长。可以说,认知症是社会发展、卫生保健条件改善、人类文明进化、人类长寿的附加品。随着全球人口老龄化程度的加剧,认知症患者带病生存将成为社会常态,认知症更多时候是一种症状,而且从轻度到中度、重度,直至生命终止,其间可长达 10 ~ 20 年。所以全社会应以尊重、理解和耐心的心态包容并帮助认知症长者,即使是认知功能受损的情况下,也依然能一定程度地保有生活能力和社会参与能力。他们不仅仅是患者,更是有着独特个性和品质的人。罹患认知症者并不是对身边的人和事就一无所知了,反而对别人对待自己的态度会非常敏感,而且往往对这种感觉捕捉得非常准确。因此需要全社会树立一种认识理念:关心患有认知症者能否继续享受生活,比关注"病症"本身来得更重要。

因此,为认知症长者安排活动要基于他们的能力和兴趣,而且尽量安排一些能让长者动手的活动。在活动过程中要关注他们的参与度,关注他们的情绪。至于做得好不好一点都不重要。"零挫折"是为他们设计活动的重要原则。在活动过程中要多多赞美鼓励,让他们更有信心和乐趣参与其中。

第二节　认知症预防和干预活动的基本类型和内容

一、预防活动的目标及重点

预防活动主要是针对轻度认知功能损害的长者,轻度认知功能损害属于一种神经系统慢性退行性疾病,是介于正常衰老和阿尔茨海默病之间的一种中间过渡状态,即阿尔茨海默病的早期阶段。针对轻度认知障碍长者,预防是目前最重要的措施,可以延缓或抑制其向阿尔茨海默病发展。

(一) 预防活动的目标

针对轻度认知障碍患者的预防活动目标定位为 6 个层面(图 13 -1)。

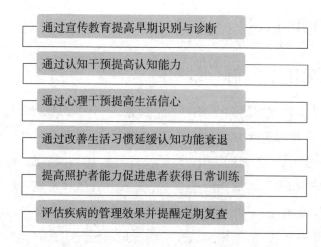

通过宣传教育提高早期识别与诊断

通过认知干预提高认知能力

通过心理干预提高生活信心

通过改善生活习惯延缓认知功能衰退

提高照护者能力促进患者获得日常训练

评估疾病的管理效果并提醒定期复查

图 13 - 1　轻度认知障碍预防活动目标

一是通过宣传教育提高早期识别与诊断。定期开展针对轻度认知障碍疾病的宣传教育活动,提高社会大众尤其是长者对轻度认知障碍的了解,促进高风险人群及时诊断与治疗,提高早期识别比例的同时,提高预防和疾病自我管理意识。

二是通过认知干预提高认知能力。开展认知干预活动,提高认知能力。干预包括单一干预和综合干预,单一的认知干预一般只针对记忆损伤,而综合认知干预则包含注意力、信息加工速度、言语、视空间能力和执行能力等多方面的训练。

三是通过心理干预提高生活信心。开展心理调适活动,协助患者保持健康心理,减缓负面情绪对患者生活的影响;运用缅怀治疗及动机激发方法,解决患者的心理障碍,调解患者积累的负面情绪,化解患者产生的心理压力,并通过团体活动促进朋辈之间交流与互动,建立紧密的支持与互动关系,从而树立患者的生活信念和信心。

四是通过改善生活习惯延缓认知功能衰退。开展生活指导活动,分享轻度认知障碍日常管理,协助患者识别非健康的习惯或不利于延缓轻度认知障碍发展的生活习惯,指导患者掌握药物治疗和非药物治疗的有效方式,协助轻度认知障碍患者重新制订良好生活习惯养成的督促计划,从而延缓轻度认知障碍患者认知功能的衰退。

五是提高照护者能力促进轻度认知障碍患者获得日常训练。指导家属为轻度认知障碍患者制订日常训练计划,借助文字、照片、实物、语言帮助轻度认知障碍患者进行记忆力训练,以强化轻度认知障碍患者的瞬时记忆和远期记忆,并指导家属撰写日记,记录患者的训练情况以及训练成效。

六是评估轻度认知障碍疾病的管理效果并提醒定期复查。通过家访实地评估患者对疾病的管理情况,包括药物和非药物的介入,良好生活习惯的养成情况,家庭训练的执行情况,并运用量表、观察、询问等方式综合评估患者的干预效果,通过定期提醒患者到医院去复查,以了解疾病的发展情况和变更治疗计划,并为患者制订新的干预计划。

（二）预防活动的重点（图 13 – 2）

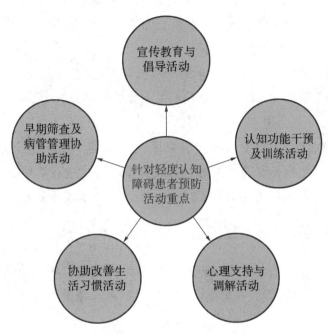

图 13 – 2　轻度认知障碍预防活动重点

二、干预活动的目标及重点

干预活动主要为已经确诊的认知症患病长者及照护者提供全面服务,旨在通过简单易行的干预活动,减少认知症患病长者的非正当行为,帮助长者延缓疾病发展的速度,帮助照护者减轻压力等。在干预活动过程中,可由专业人员教授家属及照护者带领长者在家中进行简单的活动,也可由照护者带领长者参与由专业人员带领组织的干预活动小组。根据长者患病的不同程度,选择药物治疗及非药物治疗多重手段,提升长者的各项

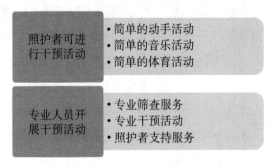

图 13 – 3　不同层面的认知症干预活动

生理功能,锻炼长者多方面的能力。同时,专业人员可以与照护者携手进行相关专业人员资源链接,在多重学科专业保障下为长者提供全面服务(图 13 – 3)。

（一）由照护者为长者提供干预活动

由照护者为长者进行简单的干预活动。通过做手工、唱歌、做游戏等方式,帮助长者减轻认知症的患病症状,为长者提供简单肢体运动和语言沟通能力的锻炼。

1. **简单的动手活动**　照护者带领长者通过做手工、图画填色、趣味拼图的方式进行简单的干预活动,并根据长者实际情况选择动手活动的难易程度。通过图画填色、拼图选择的方式为长者提供视觉及触觉的刺激,锻炼长者的认知功能以及现实定向能力;利用剪纸、串珠等方式帮助长者活动精细肌肉。

2. **简单的音乐活动**　对于喜爱音乐的患病长者,照护者可以通过演唱歌曲的方式与长者共同回忆曾经与歌曲相关的事迹以及相关歌曲的歌词,调动长者的认知记忆功能,提供认知刺激。

3. **简单的体育活动**　对于认知症长者来说,肢体功能的锻炼也十分重要。照护者可以利用简单的道具与患病长者通过投球、拍球、做操等形式进行简单的肢体活动,从而减慢认知症患病长者的生理功能退化速度,并促进长者对于现实定向能力的提升。

(二) 由专业人员开展干预活动

指由专业人员直接为患有认知症的长者提供活动服务,包括专业筛查活动、专业干预活动以及照护者情绪支持活动,并根据筛查结果为长者选择干预活动服务或直接就医,根据照护者主诉情况为照护者提供情绪支持活动。

1. **专业筛查服务**　通过建立固定认知症筛查服务点,帮助社区长者及机构住养长者尽早识别认知疾病,控制认知症疾病的产生及发展,并根据专业筛查结果匹配相应干预活动内容。

2. **专业干预活动**　该类服务主要提供给已被医学诊断或在认知功能方面表现出明显退化的长者。通过多学科的专业介入(社会工作、音乐治疗、医学介入等),为服务对象提供深层次认知症干预,维持服务对象的认知功能、情绪功能、生理功能、社交功能等。

3. **照护者支持服务**　为了给予认知症长者良好的康复环境,除了直接服务外,须增加间接服务板块。通过为照护者提供技能类培训以及服务类情绪疏导,帮助照护者提升个人能力,从而为认知症长者提供更贴切的生活照护,提升认知症长者生命质量,增进长者及家属对认知症的认识,使认知疾病从个人层面上升至家庭乃至社会层面,动员多方共同携手对抗疾病(如照护者技能培训小组、照护者情绪减压小组、家属联谊会等)。

(三) 干预目标及重点

1. **认知能力提升**　通过干预活动(如益智游戏、音乐反应训练、怀旧疗法等)促进认知症患病长者记忆力、注意力、计算能力等相关生活认知功能提升,包括单一信息加工认知能力以及多重信息加工认知能力的改变。

2. **情绪功能管理**　对于认知症患病初期的长者,除认知功能发生大幅度下降以外,情绪性格的改变也作为认知症长者最常见的问题被普遍关注。通过干预(如不适情绪调节、负性情绪宣泄、个人情绪表达等)减轻长者的焦虑情绪以及负性行为,可以帮助长者更好地接受医疗介入。

3. 感知能力刺激　利用不同活动干预,提供多重感知觉刺激,帮助长者解决现实定向、感知觉匮乏等问题。在活动中,利用不同的道具及环境声调动长者不同感官(听觉、视觉、味觉、触觉等),减缓长者因患病导致的感觉冷漠及现实定向混乱等问题。

4. 语言能力锻炼　通过活动干预,帮助患病长者维持现有语言功能,利用歌唱、读书、社交沟通等不同方式为长者提供语言能力锻炼的机会,维持长者现有语言功能水平。

5. 提供情绪支持　通过干预活动为照护者及家属提供情绪支持。通过家属互助会、外出活动、情绪宣泄小组服务等服务形式帮助照护者减轻照护压力,提供负性情绪有效输出途径。同时为照护者及家属提供社交有效平台,提高照护者同类群体社交支持,补充因长期照护缺损的社交生活,构建完整个人社交网络。

第三节　认知症专项活动的设计及实施

一、活动设计原则

(一) 个性化

工作人员应当尊重长者的个体差异,不能使用一般或统一的活动方法或内容提供服务。要充分考虑长者的性别、年龄阶段、宗教信仰、生理状况、精神状况等具体差别,进行针对性的活动设计,以更好地回应长者的需求。

(二) 保证安全

保证长者安全是工作人员首要关注的事情。在活动设计时,一是要确保活动内容适合长者的身体及精神状况,不会对其造成身心伤害;二是在活动物资的选择上应避免使用尖锐或易造成伤害的物品;三是选择安全的环境开展活动,特别是团体活动时,应选择无障碍、设施周全且环境安全的地点。

(三) 充分尊重

尽管认知症患者丧失了部分功能,在选择和安排活动时工作人员仍应将长者视为有经验的长者,避免幼儿化对待;还应尊重长者的喜好及选择,不强迫其参与活动。

(四) 贴近生活

活动内容应选择长者熟悉的主题和情境,尽可能贴近长者的日常生活。这样能让长者更容易理解,能协助其更好地投入到活动当中。

(五) 具有灵活性

活动执行时工作人员应有灵活性,可根据长者当时的能力状况、情绪反应及环境状况,适当调整活动内容,不强迫长者依照预先活动设计参与。特别是针对中重度认知症患者的活动,应设计得尽可能简单,活动规则不能过于复杂,活动内容也应根据长者的功能状况合理设置难度,以便于长者能够按照活动指示完成每个步骤,避免引发挫折感。

二、活动设计注意事项

(一) 不同难度级别的活动设计

活动设计时工作人员应该充分考虑长者的能力状况,将活动设计为不同的难度级别,以适应不同患病程度的长者。例如,注意力训练中,轻度认知症患者可安排理解力和注意力结合的活动,中度认知症患者可安排辨识力和注意力结合的活动(如拼图),认知症患者则可安排简单训练注意力的活动(如填色)。另外,对于同一患病程度的认知症患者,在经过多次训练后若其能力有所改善,工作人员可适当调整活动难度。

(二) 结合个人背景及兴趣设计

工作人员需要了解长者的过往经历、工作职业、生活习惯、兴趣爱好等信息,将了解到的信息作为活动设计的一项重要依据。活动内容应能配合长者过往经验及习惯兴趣,调动长者参与积极性,让他们充分参与投入到活动过程中。例如,过去做家庭主妇的长者不适合设计分享工作经历的活动;喜欢安静的长者不适合安排过于活跃的活动内容。

(三) 考虑活动中需要运用的能力

在活动设计时,工作人员要关注如何最大限度地保持认知症患者的独立性。所选择的活动首先应针对性地训练某项能力,其次能够适当调动运用到认知症患者尚存的其他能力,让认知症患者获得充分的训练。

另外,在活动细节安排上,工作人员要充分考虑到每个环节长者所需的能力,根据参与长者相关能力状况对活动物资、环节引导等进行一定的调整。如,对视力不好的长者,需要将图片或文字进行放大处理;对下肢能力弱的长者,须将活动里需要站立的内容更换为坐着便可完成的。

三、活动带领技巧

（一）无挫败感

认知症患者由于活动能力和认知能力的下降,即使在做过往最熟悉的事情时,也会遇到困难,并因此产生挫败感,使其选择退缩回避,而最终发展到丧失做此事的能力。因此,工作人员要运用无挫败感原则采取一些必要的措施,以避免此种情况的发生。一是前面提到的一定要根据长者的能力情况设计活动,并从易到难安排活动次序,避免在活动前期就安排对认知症患者具有过强挑战性的活动;二是活动过程中要给予长者及时的赞扬和鼓励,特别是当长者遇到困难时,要引导长者看到在完成活动过程中自己所展现出来的优势或长处;三是对于能力较弱的长者,最好能够安排专门的辅助工作人员在一旁协助其完成相关的活动任务。

（二）鼓励长者参与和表达

由于认知症患者的思维能力、语言能力等都存在困难,有时需要更多时间理解对方所表达的意思,有时不知道如何用语言清晰表达出自己的意思,这些情况都可能使其不太愿意表达自我。因此,工作人员应该采用一些技巧和方法鼓励和引导认知症患者表达自己。工作人员可以尝试询问长者与其日常生活、过往经历或个人喜好相关的一些问题。比如,"听说您喜欢写书法,您能告诉我们如何写好书法吗?"工作人员还要尽量选择提出开放式的问题,而非选择性的问题,让长者有更多的表达空间。比如,"您看上去很开心,可以告诉我们为什么吗?""您为什么选择这个颜色?"另外,工作人员须注意,要给长者充分的时间去寻找恰当的字句来表达自己,当长者表述不清时,工作人员应复述以确认,并给予鼓励。

（三）给出清晰的指示

在活动沟通中,认知症患者既有衰老而带来的听力困难,更有因该疾病造成的理解力下降,因此,工作人员必须保证在活动的每个环节给出清晰的指示,让认知症患者能够真正投入到活动中。一是控制语调语速,工作人员说话声调要响亮,控制语速,避免说话太快,长者难以听清。二是适当重复,工作人员要适当重复所述内容,可让长者重复自己所表达的意思。三是简单指示,工作人员给出指示时应尽量选择简短的语句表达,并且每次只讲一个要求,确保长者清楚理解。四是辅助提示,工作人员可准备白板或白纸等将指示内容写到上面,给予长者文字提醒,还可以借助一些物品、图片或动作示范,以帮助长者理解所表达的内容。

第四节　不同类型活动的具体示例

一、轻度认知障碍干预活动

(一) 定期开展大型宣传教育及倡导活动

通过线下宣讲活动的方式,向轻度认知障碍患者及其家属提供集中宣传轻度认知障碍及阿尔茨海默病的相关知识,包括疾病概念、疾病的危害性、疾病的症状和内外表现、诊断意义的治疗类型、预防性干预措施、家庭护理知识等。让患者和家人全面而详细地了解疾病的发生、发展、预防和治疗,并鼓励轻度认知障碍患者及家人积极配合干预和治疗,努力做到主动管理疾病、综合预防轻度认知障碍向阿尔茨海默病的发展。通过线上新媒体的传播方式对社会大众进行宣传教育,宣传轻度认知障碍及阿尔茨海默病的相关知识,尤其是疾病的症状内外表现,提高社会大众对疾病的了解;通过线上线下相结合的倡导活动,为患者正名,并唤醒社会大众对患者的理解和关怀。

(二) 为轻度认知障碍开展认知干预团体活动

通过开展益智运动会,为患者集中提供训练活动。一是为轻度认知障碍患者提供认知刺激活动,设定不同情境,引导患者训练损伤的认知功能,如利用情境记忆编码策略来修复轻度认知障碍患者的记忆损伤;二是为轻度认知障碍患者提供认知训练,针对轻度认知障碍患者的注意力、信息加工速度、言语、视空间能力和执行能力等一一开展认知训练,同时也向患者介绍在日常生活中如何利用外部工具(如日程提醒、事件清单)等方法来强化患者的认知功能,增强患者元认知和认知自我效能;三是协助轻度认知障碍患者重建认知,通过损伤认知的修复增强特定认知领域的功能,以促进轻度认知障碍患者的认知水平恢复到病前状态,或通过认知补偿教会患者使用新的方法执行认知任务等,提高患者的认知能力。

(三) 为轻度认知障碍患者制订记忆力训练日常计划

指导轻度认知障碍患者与家人坚持每天半小时的记忆力训练,强化瞬时记忆,巩固远期记忆,提高认知能力,制订训练日记表,记录每日训练成效。活动内容包括听说读写,可以是听故事叙述、看图片记忆、识数字记忆、背诵歌词诗句等加强瞬时记忆;亦或采用自行制作的听力记忆磁带、记忆卡片、记忆相册、人生回忆录等巩固轻度认知障碍患者的远期记忆。

(四) 为轻度认知障碍患者和家属提供心理支持服务

建立轻度认知障碍患者档案,定期和不定期地到轻度认知障碍患者家中走访。建立亲密的建设性的医患关系,友善诚恳、耐心细致地倾听;鼓励他们倾诉内心的体验和感受;解答患者和家属提出的问题;对患者在记忆力训练和生活习惯养成方面遇到的问题给予耐心细致的指导。

(五) 协助轻度认知障碍患者建立良好的生活习惯

评估并指导患者识别危害习惯,认识积极的习惯,协助轻度认知障碍患者摒弃不良习惯,帮助患者重建健康的生活习惯,定期上门指导并促进轻度认知障碍患者养成良好的长期生活习惯。包括日常生活管理、社交管理、睡眠管理、营养管理、运动管理、兴趣爱好管理、慢病管理、轻度认知障碍疾病管理等,从而实现主动改变、合理安排、规律执行、长期保持。

(六) 定期家访及评估

查阅患者档案,根据干预计划每月进行家访,与患者和家庭建立良好的关系,增进沟通与交流,并督促患者和家属按计划完成相应的训练及养成良好生活的习惯,同时检查效果。对于轻度认知障碍患者及家属遇到的困难和心理困惑及时给予指导和帮助,提醒患者定期去医院门诊复查。

二、认知预防活动

(一) 游戏"一拍即合"

1. 活动目标

(1) 通过简单团体游戏增进长者之间的社交。

(2) 通过敲击桌子的速度快慢,锻炼长者的反应能力。

(3) 在活动过程中通过时针方向变换刺激长者的空间感。

2. 建议时间 10 分钟。

3. 活动物资 桌子(需要长者双手拍击)。

4. 游戏规则

(1) 以组为单位,比赛哪一组用时最少。每个长者双手展开平铺在桌子上,同时每个长者的右手需要放在旁边长者的左手之上。

（2）每组从第一位长者（工作人员指定）开始，以顺时针方向，每个长者依次用左手拍击桌面，直到回到第一个长者击鼓结束。

（3）再以逆时针方向，每个人依次用右手拍击桌面。这样算做一轮，一共做两轮。

（4）中间一旦发生错误（该用右手的用了左手，该用左手的用了右手），都会从新开始。以计时作为评判标准，哪一组先完成，哪一组会得到相应的分数。

（二）游戏"一钓即中"

1. 活动目标

（1）在活动过程中，长者需要手持鱼竿，这为长者提供精细肌肉以及肌肉控制能力锻炼的机会。

（2）长者需要对应不同颜色与文字答案，需要具备一定的视觉加工能力才能顺利完成活动，提升长者的信息加工及整合能力。

2. 建议时间　20分钟。

3. 活动物资　长筷子、长线、吸铁石、硬币、彩纸（彩印A4纸）、A4纸。

4. 游戏规则

（1）发放给每组长者相同的一组6个问题，6个问题的答案均为城市名。

（2）单独一张A4纸上标注出共8个每个城市对应的不同颜色，同时将8个彩色钱币放到桌子中央。

（3）长者需要用吸铁石鱼竿将彩币答案钓起并粘贴到对应的问题作答处（每组一个鱼竿，8个彩币），长者组内自行讨论阅读题目、垂钓彩币、粘贴彩币任务分工。

（4）计分：计时4分钟，每题10分，答错不扣分。

（三）游戏"大风吹"

1. 活动目标

（1）增进长者之间的简单社交。

（2）提升长者的观察能力。

2. 活动时间　15分钟。

3. 活动规则

（1）由工作人员先带头提问"大风吹"，组员回答"吹什么"。

（2）工作人员说"吹黑色衣服的人"，则组员中穿黑色衣服的人要迅速举起右手。

（3）最后一个反应过来并击掌的组员继续提问下一轮，以此类推（大风吹：衣服、眼镜、头发、首饰、鞋、性别、来院时间、楼层等；动作：举手、抱肩、抬脚、低头、微笑等）。

（4）经过 5 次后,工作人员改变动作,与身边的人互动(互动动作:击掌、拥抱、锤肩、背对背等)。

（四）游戏"图片填词"

1. 活动目标
（1）锻炼长者的信息整合能力。
（2）提升长者的动手能力。

2. 建议时间　20 分钟。

3. 活动物资　A4 纸两张(每组)、挖空字的短语、6 张小图(提示挖空处文字)。

4. 活动规则
（1）每组长者拿到相同的两张 A4 纸,每张纸上有 3 个 5 字短语,其中 1 个字挖空。
（2）长者需要将另外的 6 张小图片贴到对应的空字粘贴处,以组成完整的短语。
（3）该活动以每组完成举手示意将 A4 纸交到计分员手中的先后顺序排名计分。
（4）计分:第一组 50 分,第二组 40 分,之后依次递减 5 分,答错一题扣 5 分。

5. 题目
（1）重上井冈（　　）
（2）横跨（　　）绿江
（3）智取威虎（　　）
（4）巧夺泸定（　　）
（5）（　　）型关大捷
（6）卢沟（　　）事变

三、认知干预活动

（一）叠衣叠

1. 活动目标　生活自理能力提升。

2. 建议时间　15 分钟。

3. 活动物资　不同颜色的衣服 2 件(带扣子)、不同颜色的 A4 彩纸两张。

4. 活动规则
（1）当次活动介绍　向长者说明随后要开展的活动内容及程序。
（2）示范活动过程　工作人员示范活动内容:①将不同颜色的衣服分别按照系好扣子;②将衣服在扣好扣子的基础上折叠工整;③将不同颜色的衣服分别放在指定颜色的 A4 彩纸上面。

（3）协助完成任务　工作人员协助长者完成完整活动内容。

（二）灌篮高手

1. **活动目标**　运动功能锻炼。

2. **建议时间**　20分钟。

3. **活动物资**　竹筐(或桶)2个、篮球。

4. **活动规则**

（1）当次活动介绍　向长者说明随后要开展的活动内容及程序。

（2）示范活动过程　工作人员示范活动内容：①将预先放在筐1(紧邻长者)中的篮球取出；②将取出的篮球投掷于筐2。

（3）活动难易程度调节　调节长者与筐2的距离以及将篮球换成体积更小的球，如乒乓球、网球等。

（4）协助完成任务　工作人员协助长者完成完整活动内容，同时询问长者以往与球类运动有关的回忆。

（三）花样七巧板

1. **活动目标**　认知功能锻炼。

2. **建议时间**　15分钟。

3. **活动物资**　七巧板(彩色、同色、文字)3个。

4. **活动规则**

（1）当次活动介绍　向长者说明随后要开展的活动内容及程序。

（2）示范活动过程　工作人员示范活动内容：①按照颜色将七巧板拼成正方形；②将带有文字序号的七巧板拼成长方形；③将同色七巧板拼成六角形。

（3）活动难易程度调节　调节七巧板的块数或减少长者每次拼接的时间。

（4）协助完成任务　工作人员协助长者完成完整活动内容。

（四）球类接龙

1. **活动目标**　社交功能提升。

2. **建议时间**　20分钟。

3. **活动物资**　乒乓球、网球、羽毛球、小皮球、写有球类名称的纸张。

4. **活动规则**

（1）当次活动介绍　向长者说明随后要开展的活动内容及程序。

（2）示范活动过程　工作人员示范活动内容：①参与活动长者坐成一横排，并选出其中一名长者作为投球手;②由距离最远的长者开始逐一传递不同的球类道具;③当球类道具传到投球手手中时,长者需要根据 A4 纸张上的球类名称安放不同球类道具至指定位置。

（3）活动难易程度调节　球类道具数量可以根据长者的能力进行增加或减少。A4 纸分类可增加迷惑选项。

（4）协助完成任务　工作人员协助长者完成完整活动内容。

（五）传递幸福

1. **活动目标**　心理支持。

2. **建议时间**　20 分钟。

3. **活动物资**　音响、小皮球。

4. **活动规则**

（1）当次活动介绍　向长者说明随后要开展的活动内容及程序。

（2）示范活动过程　工作人员示范活动内容:①播放舒缓柔和的音乐;②工作人员带领长者跟随音乐旋律做肢体舒展操;③工作人员引导长者在音乐中传递小皮球;当音乐停止时由手持皮球的长者带领其他组内参与活动的成员创造新的肢体舒展动作。

（3）协助完成任务　工作人员协助长者完成完整活动内容。

（4）由工作人员带领长者进行简短分享。

参考文献

[1]　孙景贤,曾慧.轻度认知功能障碍的干预研究进展.中国全科医学,2012,15(15):
　　　1681 - 1683

[2]　胡莉娟,谢韬,王虹,等,多维度认知训练改善轻度认知功能障碍患者认知功能的效果
　　　观察.护理研究,2017,31(21):2646 - 2648

（李璐龄）

第 十四 章
预防吞咽障碍特别活动

第一节　吞咽和吞咽障碍

什么是吞咽？吞咽是将食团从口腔经咽、食管输入胃内的过程中所发生的连续复杂的反射活动。什么是吞咽障碍？吞咽障碍是指食物摄入并由口腔转运至胃的过程中发生障碍，不能安全有效地进食并影响足够的营养和水分摄入的症状。

一、引发摄食—吞咽障碍的常见疾病

长者可能引起吞咽障碍的疾病很多，在高龄长者人群是非常需要关注的一个健康问题，也是严重影响长者生活质量的功能障碍和养老机构长者发生意外的两大主要原因之一（噎食和跌倒）。可能引发吞咽障碍的常见疾病如下。

（一）中枢神经系统疾病

它包括脑卒中、脑外伤、锥体外系综合征、帕金森病（PD）、亨廷顿舞蹈病、肝豆状核变性病（Wilson 病）、迟发性运动障碍、脑干和大脑肿瘤、肌张力障碍、痴呆、阿尔茨海默病（AD）、血管性痴呆（VD）、运动神经元病、肌萎缩侧索硬化（ALS）、进行性延髓麻痹（PBP）、多发性硬化（MS）、脑性瘫痪（CP）。

（二）周围神经病

它包括脊髓性肌萎缩（SMA）、吉兰－巴雷综合征（GBS）、脊髓灰质炎后期综合征、舌咽神经痛、三叉神经痛、面神经炎、喉返神经麻痹（肿瘤、手术等原发病所致）。

（三）神经—肌肉接头和肌肉疾病

它包括重症肌无力（MG）、炎症性肌病（包括体肌炎）、强直性肌营养不良。

（四）结构性障碍

它包括口咽部炎症、外在性压迫（颈椎增生、纵隔淋巴瘤、血管性压迫）、内在性压迫（心肺肿物等）、食管痉挛或失弛缓、食管裂孔疝、手术后或吻合口狭窄（胃底折叠术）、腐蚀性损伤、放化疗后损伤、消化性狭窄。

（五）风湿免疫性疾病

它包括系统性硬化、混合性结缔组织病（重叠综合征）、原发性干燥综合征、表皮松解症。

（六）消化系统疾病

它包括胃食管反流、食管炎、反流性食管炎、嗜酸细胞性食管炎。

二、正常人的吞咽过程

只有充分了解正常人的吞咽过程，才能及时发现患者的异常吞咽过程。吞咽包括 5 个分期：认知期、口腔准备期、口腔期、咽期、食管期。

（一）认知期

它是指食物入口前的阶段，认识所摄取食物的硬度、一口量、温度、味道、气味等，决定进食速度与食量，同时预测口腔内的处理方法。食物信息由视觉、触觉、嗅觉、听觉器官送入大脑皮质，如果确认是食物，尤其是比较喜爱的食物，唾液、胃液的分泌会变得旺盛，为接下来的进食做准备。

（二）口腔准备期

它是指食物从入口开始，到把食物加工成适当黏性的可咽下去的食团为止。包括：张口，把食物放入口中，如果是固体食物，还需要牙齿把食物咬下来一块；然后闭唇，把食物控制在口中，再通过牙齿的咀嚼和舌头的搅拌，以及口颜面肌群整体的协调运动，再加上唾液腺分泌的唾液，最终把食物加工成适当黏性的食团为止。在此阶段食物不会进入咽部，因为软腭下拉，舌后部上抬，在口腔和咽腔之间形成了一个"关门"机制。

（三）口腔期

它是指把咀嚼形成的食团运送到咽部的过程,包括:当食物被加工成具有适当黏性的食团,舌尖就会抬高与硬腭先接触,把食团包裹在舌面与硬腭之间,然后随着舌面逐渐抬高,向硬腭推挤食团。与此同时,舌头还会向后运动。这个逐渐向上向后的运动,是把食团安全送入咽部的关键。当食团将要进入咽部时,舌后部下降,软腭上抬,打开口咽通道,闭锁鼻咽通道。目的是使食团顺利进入咽部,同时防止食团经鼻反流。

（四）咽期

它是指食团通过反射运动由咽部向食管运送的阶段。食团进入咽部后瞬间发生一连串的吞咽反射,正常情况下,在1秒内食团被送往食管,这一瞬间呼吸运动停止,包括:食团被舌头压入咽部时,上抬的软腭封闭鼻咽通道,防止食团经鼻反流。舌背与硬腭紧贴,封闭口咽通道,防止咽部的食团经口腔反流。通过舌根的推挤,食团在咽部被舌、软腭、咽壁包围,出现向下的咽蠕动波,向下运送食团。几乎与此同时,舌骨和喉部上提前移,会厌向后翻倒关闭喉口,防止食团进入喉部。食团被运送至食管上口时,食管上括约肌(环咽肌)开放,使食团进入食管。

（五）食管期

它是指食团通过食管进入胃的过程,包括:食团进入食管后,通过食管内的蠕动波将食团向下推动,到食管下端时,食管下段的括约肌开放,食团进入胃。

第二节　吞咽障碍的评估

一、常见的症状和体征

症状和体征的评估是评估吞咽障碍最直接的手段。吞咽障碍最常见的临床症状是饮水呛咳、进食呛咳或噎住、进食缓慢等。经过标准的口面检查还可以发现其他吞咽障碍的症状和体征。

（一）口阶段吞咽障碍

（1）流涎。

（2）唇闭合无力。

（3）鼓腮不能。

（4）构音障碍:指肌肉控制异常,影响了呼吸和发音所导致的言语障碍。

（5）舌无力影响咀嚼。

（6）吞咽后口内有食物残留。

（7）分次吞咽,患者的一次吞咽动作不能将口腔内本可以一次安全咽下的食物完全咽下,需要两次及以上的吞咽才能将食物完全或部分地送入咽部。

（8）仰头吞咽,指在吞咽动作开始前或吞咽过程中,患者出现仰头的动作。

（9）口阶段吞咽延迟,指给予吞咽指令到吞咽开始启动的时间超过 2 秒,这一概念与透视下的吞咽延迟概念不同。

（10）吞咽启动不能,指患者将食物放入口中后始终不能启动并完成一个完整的吞咽动作。

（11）软腭无法上抬或上抬不充分。检查方法:患者张口,舌面自然伸平,先观察软腭的初始位置是与舌面接近垂直的位置,然后让患者发“a”音,观察软腭上抬情况,如果软腭没有任何运动,视为无法上抬;如果软腭有上抬,但是无法抬至与舌面平行的位置,则视为上抬不充分。

（12）低头吞咽,指在吞咽时有低头动作。

（13）咽反射异常,指刺激咽后壁后,缺乏单侧或双侧软腭、咽壁收缩,或收缩减弱。

（14）说话时有鼻音。

（二）咽阶段吞咽障碍

（1）唾液在口咽部聚集,指唾液等口咽分泌物存留于口腔或咽部,不能咽下,必须定期吐出。

（2）发声困难,指声音质量、音调、强度等参数的异常。

（3）声音嘶哑。

（4）自主咳嗽异常,是指令患者主动进行咳嗽动作,所完成的咳嗽反应减弱、咳嗽声音减弱或不能自主咳嗽。

（5）一口量减小。一口量是指能一次完全咽下而没有误吸的食物量,也称为吞咽限度。正常人一口量为 15～25ml,与患者的进食方式、性别、身高有关。而患者的一口量往往减少,一般为 3～20ml。

（6）吞咽延迟。

（7）喉结构上提幅度降低。

（8）无效吞咽,指在真正的吞咽动作前,有数次试图吞咽的动作或者吞咽犹豫动作,表现为喉结构上提,但未达到足够的幅度,故不能完成真正的吞咽。

(9)重复吞咽,指患者一次吞咽不能将进入咽部的本可以一次安全咽下的食物完全咽入食管,需要两次以上的吞咽动作,才能将食物完全或部分地咽入胃内。

(10)用力吞咽。

(11)咽下困难,指吞咽时食物经过咽部时存在障碍的情况。

(12)喉部食物梗阻感。

(13)吞咽后声音改变,指饮定量水或进食之后声音质量的改变。

(14)水或食物经鼻反流。

(三)口阶段与咽阶段吞咽障碍都可造成下列异常

(1)误吸。

(2)饮水相关的呛咳,指饮一定量水后立刻或1min之内出现咳嗽。

(3)进食相关的呛咳,指吞咽一定量食物后立刻或1min之内出现咳嗽。

(4)进餐时间延长,指所进食物的量与质地相同,而所需时间延长。

(5)吞咽后的清嗓动作。

(6)吞咽后喘息或憋喘症状。

(7)卒中后出现咳嗽、咳痰或较前增多的情况。

(8)进餐后痰液增多。

(9)反复发生的肺炎。

(10)不明原因的体重减轻。

(11)由于吞咽困难,还可继发肺炎、营养不良、脱水、皮肤损害或压疮、意识模糊。

二、吞咽障碍筛查问卷

吞咽障碍筛查问卷

1. 和生病之前相比,患者是怎么吃饭的?(　　)

A. 用鼻胃管吃　　　　　B. 用嘴巴吃　　　　　　　　C. 一半用鼻胃管,一半用嘴巴吃

2. 和生病之前相比,患者是怎么喝水的?(　　)

A. 用鼻胃管喝　　　　　B. 用嘴巴喝　　　　　　　　C. 一半用鼻胃管,一半用嘴巴喝

3. 如果用嘴巴吃饭,患者能吃什么样的饭?(　　)

A. 可以随意吃普通的饭　B. 需要吃特殊加工的饭　　C. 什么饭都不能吃

4. 如果用嘴巴喝水,患者能喝什么样的水?(　　)

A. 可以喝普通的水　　　B. 需要喝增稠以后的水　　C. 什么水都不能喝

5. 和生病之前相比,患者用嘴巴吃饭是否顺利?(　　)

A. 和生病之前一样　　　B. 比生病之前容易噎住　　　C. 比生病之前容易呛住

6. 和生病之前相比,患者用嘴巴喝水是否顺利?(　　　)

A. 和生病之前一样　　　B. 比生病之前容易噎住　　　C. 比生病之前容易呛住

7. 如果用嘴巴吃饭,患者一顿能吃多少饭?(　　　)

A. 和生病之前差不多　　B. 大概比生病之前减少一半　　C. 吃一点就呛住了,不敢再吃

8. 如果用嘴巴喝水,患者一次能喝多少水?(　　　)

A. 和生病之前差不多　　B. 大概比生病之前减少一半　　C. 喝一点就呛住了,不敢再喝

9. 和生病之前相比,患者发热的次数?(　　)

A. 没有发过热　　　　　B. 很少发热　　　　　C. 发热次数比较多

10. 患者吃饭、喝水情况和生病之前相比,您还发现了什么?＿＿＿＿＿＿＿＿＿＿＿

有了吞咽障碍请立即告知患者或患者家属,及时就医。

第三节　吞咽障碍康复体操作用和使用指导

一、吞咽障碍康复体操的作用

(一) 吞咽障碍康复体操原理

吞咽障碍康复体操不同于一般的体操,是由研究吞咽障碍的专家编制的。吞咽障碍体操有三大作用。

(1) 是治疗吞咽障碍的根本性方法,应作为治疗各种原因所导致的吞咽障碍的基本措施。

(2) 对目前尚无吞咽障碍症状的中老年人有预防吞咽障碍发生的作用。

(3) 有预防和延缓面部和颈部皮肤、肌肉萎缩松弛、丧失弹性的作用。

此外,吞咽障碍康复体操还有锻炼面部肌肉、丰富面部表情的作用。有些患者的家属为了帮助患者学习吞咽障碍体操,自己也经常进行此种体操锻炼,经过一段时间后发现,这种体操可以使他们面部的表情更为丰富而自然,这是因为吞咽障碍康复体操包含了"面部表情锻炼体操"的许多动作的缘故。

近年来在大量患者中应用的结果证明,掌握并经常进行此项体操的患者,经随访调查,都有明显的效果,其中症状消失、恢复正常吞咽能力者达85%以上。

作用原理：

（1）通过组成咽部和食管的各条肌肉的运动锻炼,增强这些肌肉收缩和松弛的力度,改善其同步协调性,纠正其功能的紊乱。

（2）通过与咽部和食管邻近的面部、颈部、肩部、胸部、横膈、腹部等器官和肌肉的运动锻炼,可以对咽和食管进行"按摩",改善其血液循环,调节食管肌肉的紧张度,促进恢复食管的正常蠕动和正常腔内压力。

（3）通过身体姿态和体位的变化,可使滞留在咽和食管内残留的食物得以排空并能清除向上反流的胃液。

（4）通过对咽和食管在纵的方向和横的方向上的牵拉和旋转,改善其神经功能的协调。

（5）通过耳部的咽穴和食管穴的压迫刺激,对所患的病变有较好的治疗作用。

熟练掌握本体操各项基本动作,坚持长期锻炼,可以巩固疗效,提高免疫力,增强体质。

（二）哪些人需要做吞咽障碍康复体操

（1）吞咽障碍康复体操对任何有吞咽障碍症状的患者都有良好的治疗作用。

（2）老年人常有咽部、颊部、食管的肌肉萎缩,牙齿脱落,下颌骨质吸收。这些变化都是发生吞咽障碍的基础。但由于人体器官的各部分具有互相补充、互相代偿的功能,可使已患吞咽障碍的患者暂时感觉不到吞咽障碍的症状,称为吞咽障碍代偿期。但这种代偿功能是有限的,过一段时间后,或在某种情况下(例如吃某种性质的食物,或在某种姿势下吞咽),就会感觉到明显的吞咽障碍,称为吞咽障碍的失代偿。进行吞咽障碍康复体操可以有效地预防吞咽障碍失代偿的发生。

（三）吞咽障碍康复体操对下列各种疾病引起的吞咽障碍均有良好疗效

（1）咽部肿瘤(例如鼻咽癌)放射治疗后、手术治疗后,吞咽异物损伤后。

（2）颈部手术后,例如甲状腺切除后、颈部外伤后、气管切开插管后。

（3）颈椎病、颈椎骨质增生。

（4）各种原发性食管动力病变,例如,食管弛缓症、食管失弛缓症、食管气管瘘等。

（5）各种继发性食管动力病变,例如,反流性食管炎、食管弥漫性痉挛、非特异性食管动力病。

（6）结缔组织病(例如,硬皮病、皮肌炎、系统性红斑狼疮)、糖尿病、结核、肿瘤化疗后、肿瘤手术后等引起的继发性食管动力异常。

（7）食管憩室、食管裂孔疝、食管感染、食管腐蚀性狭窄、食管异物损伤后。

（8）脑卒中后、颅脑外伤后、颅脑手术后。

二、吞咽障碍康复体操锻炼的原则和要领

（一）了解病情

练操者应尽可能去医院进行检查，明确诊断，以免因做操后症状减轻而延误肿瘤等重要疾病的治疗。

（二）第一套和第二套吞咽障碍康复体操的选择和结合

（1）吞咽障碍康复体操有两套。第一套包括 5 个部分，共 18 个基本动作；第二套共7 个基本动作。

（2）第一套体操主要作用于咽部，第二套体操主要作用于食管。练操者可根据本人主要症状的部位选用第一套或第二套，等待正确、熟练地掌握后再练另一套。

（3）两套体操关系密切，互相补充和促进。练操者最好能掌握两套操法。

（4）重症患者卧床不能起坐者，或虽然可起坐但不能站立者可在半卧位或坐位位置，从轻微活动开始，量力而行地做第一套吞咽障碍体操。

（5）因食管病变常合并或继发咽部的疾病和症状，而且患者感觉到的咽部症状常比食管的症状更为明显，所以最好将两套体操同时操练。每次将两套体操的 25 个基本动作依次进行，一次练完，并反复循环操练。

（三）动作次数

每个单项动作（例如张口闭口为一个单项动作）至少应重复 20 次，25 个基本单项动作做完为一遍，每遍的时间不应少于 5min，做完第一遍后可继续做第二遍、第三遍或更多遍。但一般应逐渐增加遍数，以做操结束后肌肉不感到疲劳酸痛为宜。

（四）动作的范围与速度

除已注明者（例如"上下牙列中度分离"）外，每个单项动作均应努力达到最大的范围。动作的速度应顺乎自然，切勿过快过猛，初练时应动作较慢，范围较小，熟练后再逐渐增加动作的力度和速度。

（五）非站立位的锻炼

体质衰弱不能站立者，开始时可取坐位或卧位练习，以后再逐渐转换至直立位。

（六）自我观察

开始练习时可面对镜子,自己观察,或请辅导者观察,注意各项动作是否符合规定要求。

第四节　两套吞咽障碍康复体操动作说明

一、基本姿势和操前活动

（一）基本姿势

身体直立,自然舒缓,面向前方;颈项竖直,腿膝勿弯曲;两脚分开,互相平行,与肩同宽,脚尖向前;两手叉腰;呼吸均匀。

（二）操前活动

做操前应先做一些全身的活动,例如,散步、广播操、太极拳等,应根据个人身体状况和经常的习惯而定。对于活动不便的患者,也可以不做操前活动直接开始做操。

二、第一套吞咽障碍康复体操动作说明

（一）颈部运动

（1）左右转动　头颈部分别向左和向右转动(图14-1)。
（2）左右摇动　头颈部分别向左和向右摇动(图14-2)。
（3）前俯后仰　向前低头后再向后仰头(图14-3)。

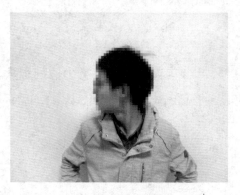
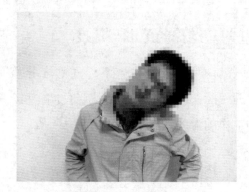

图 14-1　左右转动　　　　　　　　图 14-2　左右摇动

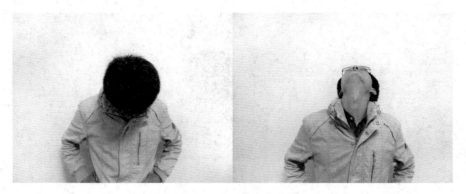

图 14 - 3　前俯后仰

（4）环形旋动　将上述 1~3 步动作连接起来,头颈部作环形旋转运动("滚球运动")。

（二）口颌运动

（1）张口闭口　上下牙列分离,口张至最大,再将上下齿用力咬合。

（2）左右横移　上下牙列中度分离,下颌分别向左和向右横移。

（3）前伸后缩　上下牙列中度分离,下颌前移,使下门牙位于上门牙之前,然后下颌后缩,下门牙后移,下唇内翻至门牙之上。

（三）唇颊运动

（1）咬齿拱唇　上下牙列咬合,闭唇,口唇尽量向鼻尖方向拱出。

（2）提颊扁唇　上下唇紧闭,收提面颊肌肉,使唇与眼间的距离缩至最短。

（3）左右移唇　上下齿咬合,上下唇紧闭,口唇分别向左和向右移动("歪嘴运动")。

（4）提颏翻唇　上下齿咬合,上下唇紧闭,收缩颈部前方各肌肉(包括胸锁乳突肌、颈阔肌、下唇方肌、三角肌、颏肌等),使下唇外翻,颏部上提,在下唇下方形成一条紧闭的横向皮沟,可用火柴棒或纸片置入沟内观察其是否落下(应当不落下)以了解皮沟紧闭的程度。

（四）舌肌运动

（1）前伸后缩　张口至最大,舌伸出口外至最长,再缩回口内至最短。

（2）唇外转舔　张口伸舌至口外,旋转舔触上下口唇周围皮肤。

（3）唇内顶面　闭口,上下牙列中度分离,舌尖在口内牙列外向唇部和面颊部顶压。

（4）口内顶腭　张口,舌尖向上腭后部顶压。

（五）咽肌运动

（1）仰咽俯咽　分别在抬头和低头位置时做吞咽动作(图 14 - 4)。

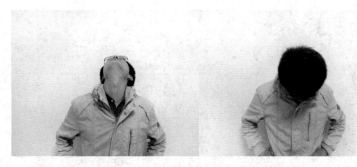

图 14 - 4　仰咽俯咽

（2）左右转咽　分别在头向左转和向右转位置时做吞咽动作（图 14 - 5）。

（3）左右斜咽　分别在头向左倾和向右倾位置时做吞咽动作（图 14 - 6）。

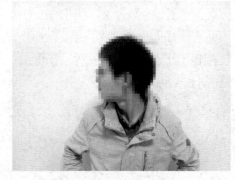

图 14 - 5　左右转咽

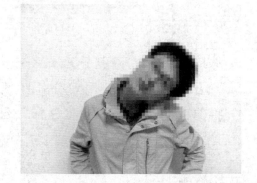

图 14 - 6　左右斜咽

三、第二套吞咽障碍康复体操动作说明

（一）逆腹式呼吸

正常人在平静状态下做深呼吸动作时,胸部和腹部都有同时同方向的膨大或缩小的活动,一般是深吸气时胸腹部向外膨大,深呼气时缩小。逆腹式呼吸是中国气功练功中的一种呼吸方法,与正常的腹式呼吸相反。练习要点是:

（1）缓慢吸气,胸膨腹缩　在缓慢的深吸气时腹部缩小,胸部膨大。

（2）缓慢呼气,胸缩腹膨　在深呼气时则腹部膨大而胸部缩小。逆腹式呼吸的幅度要大,呼吸的次数要慢而均匀。为了感知呼吸时胸部和腹部膨缩的程度,可将左手手掌置于丹田(脐孔下三寸),右手手掌置于胸前,呼吸时注意其不同的膨缩。

（二）单臂举耸

左臂高举,手指伸开,掌心向上,同侧肩部随之高耸,右侧臂部和肩部下垂。然后右臂高举,左臂下垂,动作同上述。两侧交替重复。

（三）双肩张合

双肩尽量后张，两手下垂并向外旋转，掌心朝向身体前外侧，拇指指向后外方。然后双肩向前收合，两手向内旋转至接近360°，掌心向外，拇指向后（图14-7）。

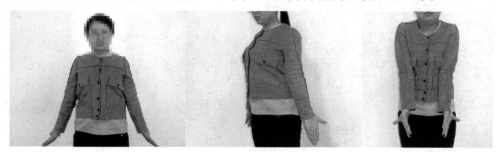

图14-7　双肩张合

（四）举臂提跟和拉耳窥踵

两臂高举，掌心向上，两手中指指尖相对，两足跟离地，用足尖站立（图14-8）。

右手经头上或头后用拇指和示指紧拉左耳郭中上方内侧（耳的食管穴），胸腰部向左转动，用双眼在身后窥视左足跟部，然后换另一侧做同样动作（图14-9）。

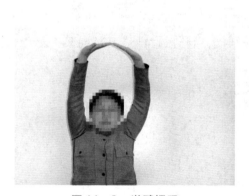

图14-8　举臂提跟

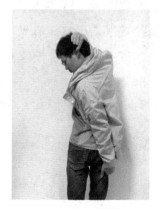

图14-9　拉耳窥踵

（五）触甲升咽

左手拇指和示指置于喉结前面，做强力吞咽，使咽喉部提升，尽量使其在高位维持稍长时间。

（六）绷颈提胸

绷紧颈前部的各条肌肉，使其突出显现。锻炼较好者同时能见到耳郭上部的轻微移动。分别在颈部正位、左转位和右转位的三个位置上做此动作。

第五节 吞咽训练小游戏

一、圆盘转转转

3~5 位长者和 1 位社工一起围成一圈,把所有人一起编号,社工是 1 号,然后按照顺时针的方向依次编号,做圆盘游戏。

(一) 游戏规则(由社工向大家讲解)

第一步:1 号(社工)转动圆盘,当圆盘指针最终指向哪一个动作的时候,由 2 号长者做出相应的动作。

第二步:

(1) 如果 2 号长者能够正确做出,接下来由 2 号长者转动圆盘,当圆盘指针最终指向某一个动作的时候,由 3 号长者做出相应的动作。

(2) 如果 2 号长者无法正确做出,接下来在社工的指导下,所有人和 2 号长者一起做三遍这个动作。接下来由 2 号长者转动圆盘,当圆盘指针最终指向某一个动作的时候,由 3 号长者做出相应的动作。

第三步:根据以上步骤,所有人依次进行,不断循环。

(二) 适应证

要求所有长者都有一定的认知能力和体力一起完成游戏。

(三) 如何制作圆盘内容

在吞咽体操动作中挑选几种长者都需要练习的动作,书写在圆盘上或者根据情况把上述"转动圆盘"换成"抽签"或者其他的形式。

二、动作串串串（难度升级）

5~10 位长者一起围成一圈,把所有人按照顺时针的方向依次编号 1 号、2 号、3 号……做动作串串串游戏。

（一）游戏规则（由社工向大家讲解）

第一步：由社工拿出已经制作好的抽签盒（所有人抽签后都不放回，直到抽完），1号抽签，抽到什么动作迅速正确做出。

第二步：2号抽签后，先把1号抽取的动作做出，再把自己抽取的动作做出。

第三步：3号抽签后，先把1号抽取的动作做出，再把2号抽取的动作做出，最后把自己抽取的动作做出。

第四步：按照上述步骤，依次类推，循环进行，直到把所有的签抽完，最后一个人把以上所有动作依次做出。

第五步：游戏结束，整理物品。

（二）适应证

要求所有长者都有一定的认知能力和体力一起完成游戏。

（三）如何制作抽签条内容

在吞咽体操动作中挑选几种长者都需要练习的动作，书写在抽签条上。

三、你来比划我来猜

一组两位长者参加游戏，可在社工的监督下，同时进行三组游戏。

游戏规则（由社工向大家讲解）：

在吞咽体操中选取吞咽动作写在大卡片上，一张卡片对应一个动作，A长者表演卡片上的动作（不可以有语言提示），由B长者来猜动作，并说出动作的名称。A长者和B长者互换角色。最终谁猜中吞咽动作最多，同时用时最少，谁就是获胜者。

活动中，社工作为游戏的带领者和引导者，一定要将游戏的规则说明白，并准确示范。有些长者由于反应慢，会对游戏失去信心。社工应耐心地加以解释说明，鼓励他，多给予他机会尝试。在游戏的过程中，社工一定要真心地肯定老人的能力并相信他们能够掌握游戏规则，引导和鼓励他们积极参与。只有调动起老人的热情和积极性，改变他们衰退和远离社会的倾向，才能真正达到游戏的目的。

特别提醒：

有吞咽障碍风险的长者参加健康活动，应提前做好应急预案，最好有接受过海姆利克法等噎食紧急救助实操培训的工作人员在场。

（李珍珍）

第 十五 章

中医特色活动

　　人的生命是有限的,如何在有限的生命中最大限度地延长寿命,是自古以来人类所面临的一个重大课题。作为四大文明之一的中华文明能够得以延续至今,也正是因为祖先们对于养生保健,长寿延年孜孜不倦地探索和尝试,几千年来,积累了丰富的理论知识和实践经验。中医历代文献中记载着许多有关老年保健的理论和方法,早在 2000 多年前古人就开始了关于抗衰老、老年保健与养生的研究。历代文献资料中有关老年保健的内容也是丰富多样,尤其是在养生活动方面,具有鲜明的特色。

　　下面讲解中医特色养生活动的分类和各种具体形式。

第一节　精 神 调 摄

　　精神调摄是传统中医非常重视的内容,尤其在老年保健中具有重要意义。《黄帝内经》中有云:"内无思想之患,以恬愉为务,以自得为功,形体不辟,精神不散,亦可百数。"《黄帝内经》中含有丰富的心身医学思想,并明确提出了"形—神—环境医学模式"。因此,保持良好的心理状态能防病保健,有利于改善老年人健忘、失眠、焦虑或抑郁等多种疾病症状。

一、情志相胜疗法

　　情志相胜疗法是用一种正常的情绪活动调整另一种不正常的情绪活动来实施快速心理救助的实用技术。该疗法创自《黄帝内经》,是依据中医的五行相生相克的原理创造的一种心理疗法。《黄帝内经》将喜、怒、悲、思、恐五志与人体五脏肝、心、脾、肺、肾功能联系起来,认为情志异常可引起五脏受损而产生相应疾病,同样五脏功能异常也可导致情志异常,临床或因郁怒伤肝,肝经郁火,上扰脑神而生多种疾病;或因劳倦思虑太过,伤及心脾,使阴血暗耗,神不守舍。伤于脾则食少纳呆,化源不足,营血亏虚,不能上奉滋养于脑,亦令老年性精神、思维状态的异常。运用"喜胜忧、忧胜怒、怒胜思、思胜恐、恐胜喜"以情胜情法来帮助同一种偏胜的情绪的宣泄,从而达到心理状态的平衡。有学者对 96 例老年抑郁症患者进行一项研究发现,运用中药联合情志相胜法治疗老年抑郁症患者效果良好,汉密尔顿抑郁量表(HAMD)评分和抑郁自评量表(SDS)评分均低于对照组,差异均有统计学意义($P < 0.01$)。

二、说理开导法

说理开导法是《黄帝内经》创立的许多防治心身疾病的有效方法之一。《灵枢·师传》指出,在治疗疾病时要"人之情,莫不恶死而乐生。告之以其败,语之以其善,导之以其所便,开之以其所苦,虽有无道之人,恶有不听者乎?",即医生通过解释、鼓励、安慰、保证、暗示等方法对患者启发诱导,助其分析病情,说理解释、开导以解除患者内心忧烦之苦,同时医生告诉患者如何进行调养及治疗的具体措施,讲解其疾病可能向好的趋势发展,安慰使之明晓道理,减轻其心理压力,从而起到改善患者精神状态,促进身心健康的目的。郑秀丽等学者对《黄帝内经》中关于说理开导法进行了深入的研究,并在临床运用中常采用"告之以其败"(即向患者说明疾病的性质、原因、危害,病情的轻重深浅,引起患者对疾病的关注,使患者对疾病具有认真正确的态度)"语之以其善"(即告知患者只要与医务人员配合,治疗及时,措施得当,是可以恢复健康的,由此增强患者战胜疾病的信心)"导之以其所便"(即告诉患者调养和治疗的具体措施及饮食宜忌等,以便患者配合治疗)"开之以其所苦"(指要帮助患者解除紧张、恐惧、消极的心理状态)四步法治疗失眠、胸闷、心悸等内伤杂病,疗效显著。

三、暗示疗法

暗示疗法是指治疗者通过利用语言或非语言的手段,引导求治者顺从、被动地接受医生的意见,使被治疗者无形中受到积极暗示的影响,从而不加主观意志地接受心理治疗师的某种观点、信念、态度或指令,以解除其心理上的压力和负担,从而达到治疗由情志因素所引起疾病的一种治疗方法,实现消除疾病症状或加强某种治疗方法效果的目的。而中医心理暗示疗法的体现最早可以追溯到古代的祝由术。《素问·移精变气论》:"余闻古之治病,惟其移精变气,可祝由而已。"《素问·调经论》说:"刺微奈何? 岐伯曰:按摩勿释,出针视之,曰我将深之。适人必革,精气自伏,邪气散乱,无所休息,气泄腠理,真气乃相得。"这是暗示疗法的最早记载。暗示疗法是患者在清醒状态下通过语言、动作或其他方式诱导作为暗示手段，充分调动患者的积极性，促进患者的身心处于平衡状态达到治疗目的。暗示疗法在老年患者中应用范围极广，尤其是对疼痛、焦虑、抑郁、失眠、癔症等疾病收效尤佳。常国胜等人将暗示疗法用于老年躯体形式疼痛障碍（PSPD）患者，研究发现，躯体意念引导式暗示疗法对老年 PSPD 患者的治疗效果有更好的长期效应，在一定的时间内对维持疗效、预防复发较认知行为心理治疗有一定优势。侯爱玲等人一项暗示疗法用于改善卒中后抑郁（PSD）患者睡眠质量的效应分析的研究表明，药物联合暗示疗法改善卒中后抑郁患者失眠作用优于单纯使用助眠药物。欧阳鹏飞等学者通过对 65 例老年耳鸣患者进行的一项研究表明，正性暗示疗法在老年耳鸣患者心理康复中的应用，可有效稳定病情、促进康复、提高治疗效果。国内外研究表明，躯体的不适可以影响人的心理状态，心理的问题也经常会以躯体不适的症状表现出来，中药配合暗示疗法治疗颈椎病等慢性退行性病变带来的疼痛及不适，以及心脏神经官能症、肠易激综合征等，均有不错疗效。

四、怀旧疗法

怀旧疗法（reminiscence therapy，RT）是通过载体往事、重温旧情、回想宿念等来帮助个体适应当前环境的一种治疗方法，已经成为老年认知症心理干预常用方法之最，认知障碍归属于中医学呆证、文痴、善忘、语言颠倒、狂证、郁证等病证。清朝陈士铎在《辨证录》中有"呆病门"，认为"人之聪明，非生于心肾，而生于心肾之交也，夫心肾交而智慧生，心肾离而智慧失"。怀旧过程调用的是远期记忆，而认知症患者的近期记忆最先受损，远期记忆却可以存留得更久。这使得怀旧疗法能够适用，并作为抵抗不断消失的记忆的一种方法。随着活动、认知能力的衰退，患者每天都可能遭受很多挫折和困难，自我概念的完整性受到威胁，怀旧疗法正是基于老年阶段的特点和认知疾病的特点，协助患者在回忆中找寻自己，更好地应对生活的改变。生活故事是一个持续动态过程，能使患者的过去重新回忆，并且由此鼓励患者以积极的心态面对现在甚至将来。比如通过一起唱歌、读书、拍照、翻看家庭照片等激发患者的思维，有利于保持并巩固记忆力、稳定情绪和改善睡眠。

第二节　传统健身功法

中医在上古时期即有独特的体育锻炼方式——导引，即"导气令和，引体而柔"，是有意识地将呼吸吐纳与肢体活动相配合。早在东汉末年,著名医学家华佗就提出运动对健康的作用:"人体欲得劳动,但不得使其极尔。动摇则骨气得消,血脉流通,病不得生,譬尤户枢不朽是也。是以古之仙者为导引之事,熊经鸱顾,引挽腰体,动诸关节,以求难老。"人体应该如流水一样保持运动状态,以自身运动调动体内气血运行,保持一定的昼夜节律,才能发挥充养脏腑经络的功能。若气血运行不畅,则产生许多疾病。因此,中老年人可选择五禽戏、太极拳、八卦掌、八段锦等中国传统运动方式,或者选择拉伸、步行、快走,有能力者可选择力量训练等中高强度训练方式,每周体育锻炼次数应不少于 3 次,每次大于30min,不仅可控制 BMI 指数,还可调理气血、疏通经络、调和脏腑、强健筋骨。有学者研究发现,坚持传统保健体育项目,步行或慢跑能有效抑制抑郁情绪,太极拳或太极剑能有效控制激动和愤怒情绪,改善心理健康状况;健身气功易筋经有愉悦身心之功效;健身气功五禽戏对提高注意集中水平、改善智力效果明显;健身气功八段锦锻炼对平静性有调控作用。传统保健功法能够调节 CD_3 细胞、CD_4 细胞、自然杀伤细胞功能,提高老年人免疫功能。

一、气功

气功作为我国的一种传统保健运动,包括形体锻炼、呼吸吐纳、心理调节,即调形、调息和调心,《素问·上古天真论》谓"呼吸精气,独立守神"《素问·异法方宜论》的"导引按"指的是气功类健身防病方法,包括呼吸、吐纳、叩齿、按摩等,促使患者自我调整和自我控制,改造、矫正不良的行为,树立正确行为模式,既可进行心理治疗,又可养生防病。练形时精神放松,意念集中,能减轻或消除大脑皮质各种不良刺激,调节中枢神经,减轻或消除焦虑情绪。练气是在练形的过程中,通过呼吸吐纳、调整气息实现的,可使气血流通、真气内守。因此,长期练习可以实现"正气存内,邪不可干",疏通经络、调和气血,平衡阴阳,扶正祛邪,协调脏腑,强健筋骨,宁神定志。对于练习者的身心健康有较大促进作用,可防治心脑血管病、糖尿病、老年认知症等各类慢性疾病。有研究表明,气功可以提高老年人呼吸系统、心血管系统、消化系统神经肌肉系统功能,使老年人生理年龄降低,有防病治病的功效,并对延年益寿、延缓衰老很有帮助。也有研究发现,健身气功可以改善中度帕金森病患者部分心境状态,如疲劳和抑郁,以及部分认知功能如注意力、延迟记忆、认知总分等方面。在一项关于气功治疗高血压病疗效的荟萃分析发现,气功疗法在治疗高血压病的同时配合降压药或其他疗法降压效果及控制临床症状较单纯治疗好;还有研究发现长期有规律参与健身气功锻炼对老年人的焦虑状态有积极改善作用。

二、太极拳

"太极"一词早在先秦文献中就已经出现,《周易》中曾 8 次提到"太极",如"易有太极,是生天地""易有太极,是生两仪"等,庄子在讲"道"时有"大道,在太极之上而不为高,在六极之下而不为深,先天地之生而不为久,长于上古而不为老"之句,太极哲学思想的成熟是太极拳形成的大前提。19世纪末20世纪初,在中国文化"下移"的过程中影响到更多在下层民众中发展的武术,太极拳成为追求以"整"为基础,以"空"为境界,以"以柔克刚"为技术特征的"技击之道";新中国成立后,太极拳因其套路的健身养生价值被充分开发而逐渐发展成为世界第一健身运动。太极拳是健身功法中运用最广的运动,通过守意、调整呼吸、整体和谐的运动,融合了肌力训练、平衡训练和控制力的训练,以达到调整中枢神经系统功能活动,促进循环系统功能,提高免疫功能,调和阴阳平衡作用。此运动对于改善老年人多种健康问题,如腰背疼痛、焦虑、失眠、健忘等均有较好作用。有研究发现,长期练习太极拳可以从多方面提高中年人的生理功能,尤其在改善脑功能和神经对肌肉的控制能力方面,太极拳运动能提高或保持身体的平衡能力、柔韧性、肌肉力量以及肌肉抗疲劳能力。

三、八段锦

八段锦由八组不同的动作组成,编排精美,具有良好的祛病健身作用,因此将其比喻为精美华丽的丝帛、绚丽多彩的锦绣,以显其珍贵。八段锦以其柔和缓慢、圆活连贯、松紧结合、动静相兼、神与形合、气寓其中为功法特点,以脏腑的生理、病理证型来安排导引动作,以动中求静、运动与意念合二为一,通过身体的运动、呼吸锻炼、意念集中、身心松弛等锻炼方法,调节和增强人体各项技能,具有鼓舞正气、平衡情绪、提高机体免疫功能、缓解疼痛等作用。在长期练习中,能让人神清气爽、体态安详,从而达到疏通经络、畅通气血、强身健体之效果。八段锦作为中医特色的有氧运动项目之一,以其舒缓的动作特点改善微循环,对于老年人高血压、冠心病、糖尿病等疾病状态的改善均有良好的效果。一项针对老年冠心病患者的研究显示,气功和八段锦运动对老年冠心病患者心绞痛的缓解及其抑郁、焦虑等心理状态的调节与恢复效果明显。

四、五禽戏

华佗创编的五禽戏,是模仿虎、鹿、熊、猿、鸟五种飞禽走兽的动作与神态,结合导引等功法组成,对人机体的锻炼非常全面,功法动作突出了每种动物运动特征对人体的锻炼价值。五禽戏具有"调身""调心""调息"三大特点,能够通过对肢体外在运动形式调节肢体活动作用,同时注重每个动作的意境,通过对动作用意的关注来达到集中思想意识的目的,并且根据动作的升降开合,控制呼吸,最终达到动作与呼吸的协调配合,令呼吸顺畅。能够较好地疏通经络、活动筋骨、滑利关节,可以改善老年人颈椎、腰椎疾病及风湿性疾病、小关节疾病,调节情绪,改善睡眠。有研究表明,五禽戏可以有效地调节中老年人机体的免疫平衡,提高自然杀伤细胞活性;也有相关学者对100人老年人进行了为期6个月的五禽戏锻炼的观察,发现五禽戏组老人的三酰甘油显著低于实验前($P<0.05$),低密度脂蛋白显著低于实验前($P<0.05$)。总结起来,五禽戏中调节意念的实质就是对运动神经系统和自主神经系统的支配、锻炼,通过提高交感神经系统活性来调节激素敏感性脂酶,从而实现调节脂代谢的作用。还有学者研究发现,五禽戏可通过降低炎症反应、减轻氧化应激降低血液游离脂肪酸等机制,改善中年男性代谢综合征、胰岛素受体和受体后水平的生物学作用。

五、易筋经

易筋经是我国古代流传下来的"伸筋拔骨,以形引气"的传统健身方法,是中华悠久文化的组成部分,是以自身形体活动、呼吸吐纳、心理调节相结合为主要运动形式的民族传统体育项目,有调整脏腑功能、补益阳气、提高身体素质、抗衰老、改善心理状态的功效,深受广大中老年群众的喜爱,在帮助人们祛病健身、延年益寿等方面发挥了积极作用。相关研究表明,易筋经能提高人体各项生理功能,特别是慢性病患者,如可以增强运动系统的功能,促进心血管系统和呼吸系统功能的提高,改善消化系统功能,并能够缓解压力,帮助老年人排遣孤独和寂寞,被公认为是一种心理治疗方法。

六、散步疗法

孙思邈主张每餐食毕,应以热手摩腹,出庭散步,五六十至一二百步。"食讫行步踌躇,并以手摩面及腹,使饮食易消",若"饱食即卧,乃生百病"。现代研究也表明,散步可改善老年人心肺功能,预防和延迟心血管疾病和肺部疾病的发生,起到抗病延缓衰老的作用,并且简单易行,是适合老年人的活动方式。

七、其他

早在上古时代,古人便认识到舞蹈有良好的舒壮筋骨、流通气血的作用,故以舞蹈等运动来增强体质、防治疾病。孔子是我国的大文学家、大思想家,在孔子生活的年代,就已经十分重视身体锻炼,其活动包括射箭驾车、打猎、登山、郊游、钓鱼等,他经常向弟子传授射箭技术并参加射箭活动。射箭是儒家非常重视的一项技艺。它不仅可以锻炼手臂的力量,而且使全身都得到活动,是一种强身健体,抗衰防老的健身运动。中国人自古以来就以琴棋书画移情易性,"诗书悦心,山林逸兴,可以延年",阅读诗书,游山玩水,皆为不错的养生保健活动。经络敲打、穴位按摩也是常用的长者健康活动方式。

无论何种运动方式,《黄帝内经》强调指出"上古之人,其知道者,法于阴阳,和于术数"。老年运动保健应因人制宜,适时适量,体力活动不应超越人体所能承受的范围。

第三节　中医五音疗法

　　五音疗疾首见于《黄帝内经》，是古人把五音阶中宫（Do）、商（Re）、角（Mi）、徵（Sol）、羽（La）与人的五脏（心、肝、脾、肺、肾）和五志（喜、怒、忧、思、恐）等多方面内容运用阴阳五行学说相应地有机联系在一起，并以此作为中医五音疗法的理论指导。

　　《黄帝内经》最早把五音引入医学领域，"天有五音：角徵宫羽商；地有五行：木火土金水；人有五脏：肝心脾肺肾。"五脏可以影响五音，五音可以调节五脏。唐朝王冰注《素问·阴阳应象大论》对于五音的记载"角谓木音，调而直也。徵谓火音，和而美也。宫谓土音，大而和也。商谓金音，轻而劲也。羽谓水音，沉而深也。"五音音色相异，与五脏相对应，对身体产生不同的作用。《灵枢·五音五味》篇中亦详细记载了角、徵、宫、商、羽五种不同音阶调治疾病的内容，并把五音归属于五行，内化于五脏。即宫音雄伟，具"土"之特性，可入脾；商音清净，具"金"之特性，可入肺；角音属"木"，可入肝；徵音属"火"，可入心；羽音属"水"，可入肾。宫音曲调风格悠扬沉静、敦厚端庄，如"土"般宽厚沉实，入脾能调节消化系统功能，促进食欲，同时能安定情绪，对神经系统和精神状态也有一定的调节作用；商音乐曲高充悲壮，能促进全身气机内敛，调节肺气之宣肃，具有养肺阴、益肾、泄肝的功效，能调节呼吸功能，增强机体抗御疾病的能力；角音曲调亲切爽朗，生气蓬勃，清澈流畅，具有木的特性，有疏肝解郁的功效，对神经系统有较好的调节作用；徵音乐曲旋律热烈活泼、轻松欢快，具有火的特点，入于心，促进心血管的功能，对循环系统、神经系统也有一定调节作用；羽音乐曲风格清洌，凄切哀婉，如行云流水，具有水的特点，入于肾，有促进全身气机的潜降收藏的作用。这些都能滋补肾精，益智健脑，对泌尿系统和生殖系统功能有良好的调节作用。

　　音乐是公认的调解情绪和心理的有力手段，早在汉朝班固论述了五音对情绪和行为的影响："闻角音莫不侧隐而慈者，闻徵声莫不喜养而好施者，闻商音莫不刚断而立事者，闻羽声莫不深思而远虑者，闻宫声莫不温润而宽和者也。"说明五音对心理和行为有不同调节作用。现代医学研究表明，中医五音疗法以中医五行学说为基础，通过调节五脏功能，改善不良心理状态和异常行为，在多种疾病当中均显示出明显的疗效，如能有效改善轻度认知障碍老人的躯体自理能力、抑郁状态和认知能力；治疗肠易激综合征，改善消化系统功能；调整失眠、焦虑及抑郁情绪；减轻肿瘤患者癌性疼痛等。其作用机制可能通过多种神经联系来调节内分泌功能以发挥其生理作用，如通过网状结构提高或降低中枢神经系统的活动水平,从而调整情绪,改善抑郁状态;或者是牵动大脑具有认知和情感成分的神经元,通过神经体液的调节改善老年人的精神状态,激发情绪反应,如愉悦、安全感、幸福感等。

第四节　其他中国传统游戏

一、中国古代益智游戏

(一)九连环

用铁丝制成特定的形状并套以小铁环,按一定的步骤,就可以将小铁环一一取下。

(二)七巧板

七巧板,又名乞巧板、七巧牌、智慧板,可称拼摆类游戏的主要代表。清朝陆以湉在《冷庐杂识》中就有记载,"宋黄伯恩燕几图,以方几七,长短相参,衍为二十五体,变为六十八名。明严撇蝶几图,则又变通其制,以勾股之形,作三角相错形,如蝶翅。其式三,制六,其数十有三,其变化之式,凡一百有余。近又有七巧图,其式五,其数七,其变化之式多至千余。体物肖形随手变幻,盖游戏之具,足以排闷破寂,故世俗皆喜为之"。这基本说明了七巧板的渊源与发展,即宋朝的燕几图到明朝发展为蝶几图,到清初演变成了七巧图。七巧图巧妙借助几何学原理,通过对一个正方形平面的对称分割,而形成几块可以拼组大量事物形体的几何形状,并可将大量事物的三维空间形态转化为二维平面形态,不仅可以丰富想象力、锻炼空间感知能力,还可以提高智力水平。

(三)孔明锁

孔明锁,相传是三国时期诸葛孔明根据八卦玄学的原理发明的一种玩具,曾广泛流传于民间,后逐渐得到人们的重视。它对放松身心、开发大脑、灵活手指均有好处,是老少皆宜的休闲玩具。孔明锁看上去简单,其实内中奥妙无穷,不得要领,很难完成拼合。

(四)棋类

围棋、象棋等。

（五）华容道

华容道是借三国赤壁之战的故事设计的拼图游戏。其图形构成并不复杂,但所包含原理却颇为玄妙,有数学运筹学的原理在其中,被国外学者称为智力游戏世界四大不可思议之一。其玩法是利用"出口"处两个空格移动其他板块,用最少步数将"曹操"从图形底部移出出口。据说,美国数学家马丁·加德纳所创造的81步是现今最少的步数。

二、运动类游戏

（一）球类

即以球形体踢之、掷之、拍之、击之、踏之、滚之,可独戏,可对戏,亦可群戏。包括手球、蹴鞠、马球、踏球、竿球、木射、捶丸、击球、踢毽子等。

蹴鞠犹如今之足球,有两种:一为表演性质,一为竞技性质。前者是以双脚玩球,踢出各种花样,令球在身边飞舞,不使落地。后者与现代足球有些近似,也有球场、众人传踢,最后射入球门。球通常以动物的胎胞密封充气作球胆,外用动物熟皮缝制成球体。捶丸又名"地打球",玩时分为两队,持棒击球,以击中对方球门为胜,如今之曲棍球。击球是手持一根顶端为勺状的木棒,以之击球使撞击另一球,以击中为胜,玩法与高尔夫球有相近似处。

（二）投射类

即投掷和射击游戏。包括近距离的"投"和稍远距离的"射"。有击壤、斗凿、抛砖、抓子儿、掷钱、弹弓、射箭、投壶、吹箭等,投射类游戏讲究动作的准确性。击壤游戏据传起源于帝尧时期。壤为前圆后锐的鞋形木制抛击物,玩时先将一壤插于前方十数步、玩者在数十步外,再以手中的壤击之,击中则为胜。斗凿、抛砖相类似,只是所用器具为铁板、砖块。投壶起源也很早,在周朝已很流行,是射箭的变通与衍化。古代在举行隆重仪式时要行"射礼",即以箭射靶,后来简化为投壶,久之又演化为游戏。即以一酒壶或花瓶置于前方,用手持箭投入壶中,投中多者为胜。吹箭游戏的性质与射箭相同,而其动力源则有区别,射箭用臂力,吹箭用气力。通常是将竹筒内孔打磨光滑,将小箭链、小豆子、小泥丸装入筒中,用力吹气,使丸飞出,打中目标。据《礼记·投壶》记载,以盛酒的壶口作标的,在一定的距离间投矢,以投入多少计筹决胜负,负者罚酒。常在宴会上玩,以助酒兴。

（三）语言类游戏

中国语言文字的韵律、韵味优美,语言游戏是借助汉语语言文字的特点和规律而编制游戏,能够有效训练认知障碍、健忘及阿尔兹海默病的长者,锻炼其语言感知和表达能力。

主要有绕口令、猜谜语、灯谜、回文、拆白道字、"顶针续麻"、拍七、诗钟等。由于语言文字游戏不需要借助器具、场地,同时有趣、易行,而且需要用心、动脑,能够锻炼反应能力和提高对语言文字的兴趣,因此具有广泛的社会基础。

1. **灯谜** 古人每逢元宵节,张灯于市,灯前贴以隐谜,任人竞猜,有猜人名、地名、物名,应有尽有,丰富多彩。

2. **诗钟** 主要是文字对仗游戏,有属对、分咏、嵌字等。

3. **拍七** 是一种训练反应能力的游戏,玩法是若干人参加游戏,甲先说"1",乙继说"2",由此顺序而下,逢 7 和 7 的倍数均不说数字而以击掌代之。逢 7、17、27……是为"明七",14、21、28……是为"暗七"。说错者皆要受到相应的惩罚

4. **顶针续麻** 又名"咬字",是汉语的一种修辞手法,后也成为一种游戏。玩法是第一人说一句诗词或成语、俗语,第二人用第一人说的最后一个字的读音起首续说一句,以下依次类推。这就是现代十分流行的"文字接龙"游戏的来由。

(四) 娱乐性活动

藏钩:《酉阳杂俎》引辛氏《三秦记》记载:"汉武钩弋夫人手拳,时人效之,目为藏钩也。"汉武帝的钩弋夫人的手总是握着拳,伸不开,见到汉武帝才伸开,里面握的是个钩子。于是,人们就玩起了藏钩之戏,多人参与,猜出钩子藏在谁的手里。

中国传统娱乐活动还有斗花、斗草、斗茶、斗鸡、戏曲表演等,不一而足。

(五) 科技游戏

清朝有学者曾编写过一部《游戏三味》,书中大量收集了历代游戏性质的科学小实验、小制作和小发明,内容涉及物理学、化学、生物学、农业、畜牧业、植物栽培、书法绘画等多个学科领域。

总之,由于年龄增长,高龄长者的生理功能日趋下降,情绪也更容易受各种影响,在设计与实施改善老年人健康状况的活动时,往往要选择一些柔和迟缓、易于操作、趣味性强、兼顾到长者生理状态如慢性病高血压、糖尿病、慢性脏腑功能减退、腰腿痛、失眠、便秘以及紧张、焦虑、抑郁的情绪状态的活动,采用上述种种中医特色活动,往往能收到不错的效果。

参考文献

[1] 王霞莹.补肾活血汤联合中医情志疗法治疗老年肾虚肝郁型抑郁症 94 例临床观察. 新中医,2016,(5):247 – 249

［2］郑秀丽,张庆祥.《内经》说理开导法及其临床应用探析.现代中医药,2012,32(2): 52 – 53

［3］徐凤芹,王荣华.暗示疗法在临床上的应用.中国实用医药,2012,7(23):234 – 235

［4］常国胜,倪居,张瑞星,等.暗示疗法与认知行为疗法在老年躯体形式疼痛障碍患者中的效果比较.中国老年学,2016,36(20)

［5］侯爱玲,陈婷,李艳.暗示疗法用于改善卒中后抑郁患者睡眠质量的效应分析.智慧健康,2017,3(7)

［6］欧阳鹏飞,许俊萍,魏光仪,等.暗示疗法在老年耳鸣患者心理康复中的应用.中外医学研究,2016,14(24):70 – 71

［7］佟欣,赵法政,左军,等.中医心理暗示疗法的来源及医疗应用.中国医药导报,2015, (16):149 – 152

［8］Subramaniam P, Woods B. The impact of individual reminiscence therapy for people with dementia: systematic review. Expert Review of Neurotherapeutics. 2012,12(5):545

［9］樊惠颖,李峥.怀旧疗法在老年痴呆患者中的应用进展.中华护理杂志,2014,49(6): 716 – 720

［10］沈鹤军,景涛,王正伦.5 种传统保健体育项目对中老年人多维心理及免疫功能影响的对比研究.中国中医药信息杂志,2013,20(2):17 – 20

［11］李垂坤,代海斌,徐明,等.健身气功新功法对中老年血脂的影响.成都体育学院学报,2013,39(9):62 – 66

［12］成玮,王震,赵田田,等.健身气功——马王堆导引术辅助治疗 2 型糖尿病疗效观察.现代中西医结合杂志,2013,22(9):913 – 915

［13］王有日.老年痴呆的预防及保健分析.中国社区医师,2016,32(26):182 – 182

［14］于蕾.气功锻炼对老年人生理年龄和生理功能的影响.中国老年学,2012,32(22): 4900 – 4902

［15］范静,刘晓蕾,孔敏,等.健身气功对中度帕金森病患者心境状态和认知的影响.中国运动医学杂志,2017,36(2):143 – 146

［16］肖微,章文春,陈晓凡.气功治疗高血压病疗效的 Meta 分析.江西中医药大学学报, 2015,(2):49 – 56

［17］肖留根,高亮.健身气功锻炼对老年人焦虑的影响.中国老年学,2016,36(19): 4856 – 4857

［18］杨建英,杨建营.太极拳历史流变及转型发展.武汉体育学院学报,2017,51(7): 68 – 73

［19］权黎明.长期练习 24 式太极拳对中年人身体功能的影响.中国体育科技,2016,52

(5):68 – 74

[20] 林秋,鄢行辉. 健身八段锦对老年高血压患者康复的促进作用. 中国老年学杂志, 2017,37(12)

[21] 牛鹏,王爱民,张玲,等. 八段锦对 2 型糖尿病患者血糖控制效果的影响. 中华护理杂志,2012,47(8):701 – 703

[22] 王嵘,关风光,鄢行辉. 健身气功八段锦对老年冠心病患者的康复疗效. 长春中医药大学学报,2016,32(4):752 – 754

[23] 孙红梅. 五禽戏干预中年男性代谢综合征的效果及生物学机制探讨. 中国体育科技,2015,(4):86 – 92

[24] 杨鸿羽,李莉,王影. 散步对老年人心肺功能的影响. 心血管康复医学杂志,2011,20(1):10 – 12

[25] 张杰,徐芳,杜渐,等. 中医五音疗法探析. 长春中医药大学学报,2011,(5):702 – 704.

[26] 成青莲,崔竞宇,杜廷海. 中医五音疗法在心脏康复中的应用. 中国中医药现代远程教育,2017,15(12):135 – 136

[27] 宋艳丽,刘伟. 五音疗法辨体施护轻度认知障碍老人的实践研究. 护理研究,2017,31(34)

[28] 董博,卜秀梅,张丽娟,等. 中医五音疗法治疗老年睡眠障碍患者的效果观察. 全科护理,2017,15(10):1204 – 1205

[29] 林雪梅,全小明,林瑶如,等. 五音疗法对胃癌根治术后化疗患者焦虑、抑郁及生活质量的影响. 广州中医药大学学报,2017,34(2):181 – 184

（赵外荣）

第十六章

适合高龄长者的体育运动

第一节 高龄长者体育运动的相关影响因素

一、为什么高龄长者需要进行适量活动

运动功能是生活质量的重要保证。人体运动系统包括骨、关节、肌肉三个部分,长者的运动系统随着年龄的增长,退行性改变也逐渐加重,这是影响长者运动功能的首要因素。运动对保持身体健康和年轻活力起着重要作用。经常锻炼可以抵御肥胖,增加肌肉力量,有助于预防认知症,提高身体素质,避免情绪陷入低落状态以及增强长者体质,防止骨质流失,改善平衡力和协调能力,提高正面情绪,增强记忆力,同时也能缓解许多慢性病的症状。比起这些理论,更重要的是长期保持运动的习惯。然而,大多数高龄长者所面临的问题是,一方面很多人因为年龄原因而拒绝参与任何活动,另一方面由于身体本身的问题令他们难以将运动习惯长期地保持下去。

(一) 长者抗拒运动的十个主要心理因素

根据"2010 年慢性病危险因素监测调查",约 84% 长者不经常锻炼。"频繁身体锻炼"的定义是每周至少进行 3 次、每次至少 10 分钟的锻炼。老年男性身体锻炼率(14%)略高于老年女性(12%)。城市地区长者身体锻炼率(24%)与农村地区长者(7.1%)差异显著。

许多长者不再参与运动的原因仅仅是他们觉得"我老了",认为自己身体不太好,经常生病,容易疲劳,运动反而会给身体带来伤害。事实上,这些观念都是错误的。我们分析了长者不愿意参加运动的十个主要心理原因。希望这些内容可以更好地帮助引导者对长

者进行心理疏导工作,并激发长者重新参与到运动锻炼之中。

1."**衰老是必然的,再怎么锻炼都无法令我重回年轻**" 在很多人的观念里,一个人步入老年就意味着一切都已到了尽头。年老意味着衰老,很多人也就放弃一切可能减缓衰老的努力了,但这种想法是错误的。年老与否是一个相对的概念,年龄只是判断一个人年老程度的标准之一,不少长者的体格比他们的实际年龄年轻,而这些人基本都有保持运动的习惯。

2."**年纪大了再运动是不安全的,我可不想骨折**" 事实上,运动能增强长者的肌肉力量、平衡能力和敏捷度。参加锻炼是改善长者骨质疏松症的有效方法之一。这也就是说,经常运动的长者身体素质更好,反而不容易跌倒或骨折。

3."**我不舒服,我想休息**" 如果长者患有慢性疾病,如关节炎、糖尿病和心脏病等,可在专业运动指导下进行适当锻炼。对于行动不便的长者来说,做做简单的伸展运动、走几步,都比静坐不动要好。

4."**再跑下去,我的心脏病要发作了**" 确实有人在运动时突发心脏病,但这种意外会发生在任何年龄段。突发心脏病的原因很复杂,运动并不是导致心脏病突发的唯一因素。对于高龄长者来说,温和锻炼给健康带来的好处远大于发生心脏病的风险,毕竟缺少运动也是导致心脏病发生的原因之一。

5."**我年轻时从不运动,现在开始会不会太晚了?**" 只要决定开始锻炼,任何时间都不晚。据研究发现,一个不常运动的 90 岁长者,在坚持锻炼 2 周后肌肉力量也明显增强了。90 岁开始运动都不算晚,晚的是一辈子不运动。

6."**运动会加重我的关节炎**" 很多长者都认为运动会增加关节的疼痛,但事实是运动会缓解关节疼痛。一项针对 60 岁以上患有膝关节炎人群的研究发现,经常运动的人疼痛更少,他们的关节功能也更好。

7."**我没有时间运动**" 每天需要花多少时间来运动呢? 对于高龄长者来说,20min就够了。但也许比起时间,体力和精力是对长者更大的挑战。如果一次 20min 的锻炼会累坏长者,那么我们可以采取"分段式"的运动方式,比如,早上散步 5min,午饭后做 5min 的运动操,傍晚散步 5min,睡觉前再做 5min 的伸展练习。这样一天的运动量就完成了!

8."**运动太难了,我学不会**" 别把运动想得太复杂,也别把要求放得太高。长者的运动不是跑 800m,也不是举重 10kg。在日常生活中走走动动、踢踢腿、扭扭腰,这些都算运动。慢慢地给自己增加难度和强度,但最重要的是,让自己运动起来并坚持下去。

9."**运动器材太贵了,我负担不起**" 在西方国家,不少长者会去专业健身房锻炼。对于中国长者来说,如果你不适应去健身房,也可以在家用自制器具进行锻炼。比如,用菜篮代替篮筐,用灌满水的矿泉水瓶代替哑铃等。

10. **"运动很无聊"** 不可否认,有些人确实天生就很讨厌运动。但每个人总有自己喜欢的活动方式,比如逛街、遛狗、带着孙辈玩耍,或是种花种草。任何需要付出体力的活动都是高龄长者可以参与的运动。对于长者来说,最重要的是找到自己喜欢的活动方式并长期地坚持下去。

二、老年运动功能障碍发生的危险因素

(一) 年龄因素

人体运动系统包括骨、关节、肌肉三个部分,构成了人体的支架、基本形状和运动条件,随着年龄的增长其退行性改变也逐渐增加。年龄对骨骼的影响主要表现为钙的异常,如因钙的消耗与丢失导致骨的脆性增高、坚硬度降低;对肌肉的影响表现在肌细胞水分减少,使肌肉逐步萎缩、肌力降低,男性比女性更明显,年轻人的肌肉重量占体重的 42% ~ 44%,长者肌肉重量只占体重的 24% ~26%,肌肉耗氧量减少,较年轻时易疲劳和受损,导致损伤后恢复较慢;关节退行性改变主要表现在软骨纤维化、骨化及磨损,导致关节活动度减小,易于发生骨关节病变,从而间接导致运动功能障碍。

(二) 营养因素

营养对运动功能有较大影响。营养不良会加速肌肉萎缩,使肌力下降,钙的流失增加。营养因素包括营养过剩和营养缺乏两方面。造成营养不良的因素主要在进食—消化—吸收三个环节。随着年龄的增长导致进食量减少、食物摄取范围缩小,各种消化酶的分泌减少、肠胃蠕动能力下降、消化和吸收功能均大大减退;而营养过剩可引起肥胖、高血压等疾病。

(三) 疾病因素

包括生理疾病和精神疾病,都可能直接导致运动功能障碍,如脑血管意外可以导致偏瘫等。生理疾病直接引起骨、关节、肌肉方面的病变从而形成运动功能障碍;精神疾病导致的运动动能障碍主要表现在认知方面,对骨、关节、肌肉不会直接导致损伤,但对大脑的影响是不可忽视的,如帕金森病等。疾病因素是导致长者群发生运动功能障碍的主要因素,并且存在复杂、多样、时间长、损伤严重等特点。

(四) 环境因素

长者身体素质下降、对环境感知能力降低,对环境变化不能及时做出正确的判断,所以环境因素也可以间接导致运动功能障碍。

（五）其他因素

随着年龄的增长，长者机体对外界的感知、反应等能力下降，在应对各种突发情况时发生意外伤害的比例高于年轻人。

三、老年运动功能障碍的临床表现

（一）关节活动度（ROM）

长者存在运动功能障碍时，关节存在炎症、红肿、粘连、疼痛、皮肤温度升高等病理情况，关节活动度均会受到不同程度的影响，导致关节活动度受限。

（二）肌力

当长者存在运动功能障碍时，其活动时间会大大减少，从而导致全身肌力持续降低，陷入障碍制动—减少活动—肌力降低—减少活动的恶性循环。

（三）平衡协调功能

生活中大多数长者的平衡协调功能都有不同程度的减退，75岁及以上的长者中，有30%上楼困难，40%无法行走250米，7%需要协助才能行走，平衡功能在运动功能中起到决定性作用。平衡的影响因素包括本体感受器、前庭系统、视觉系统、高级中枢对平衡信息的整合能力。存在运动功能障碍的长者其平衡协调能力也会有不同程度的降低。常见的协调障碍有共济失调、上肢摇摆、醉汉步态、震颤、轮替运动障碍、辨距不良、肌张力低下、书写障碍、运动转换障碍、协同运动障碍等。

（四）肢体围度

运动障碍急性期，相应的肢体围度会因炎症发生肿胀导致围度增加。急性期后，如运动功能障碍没有恢复，肌肉会逐渐萎缩，肢体围度会相应减小。

（五）步态

由于头、上肢、躯干、下肢都要参与步行活动，所以当长者存在运动障碍时会从步态上反映出来，步态是运动功能障碍评定的重要组成部分。常见的异常步态有臀大肌步态、臀中肌步态、股四头肌步态、跨阈步态、疼痛步态、假肢步态、下肢不等长步态、偏瘫步态、剪刀步态等。通过步态分析可以发现长者运动障碍的具体部位和严重程度。

（六）疼痛

是指反映真实的或可能的组织损害及由此引发的不愉快的情感反应,是一种复杂的自我保护机制。有关文献表明,长者疼痛发生率49%～83%,疼痛部位主要是肌肉、骨骼,对日常生活与运动产生巨大影响。在临床中发生运动障碍后都存在不同程度的疼痛,因此疼痛也是运动障碍的重要临床表现方式。

（七）心理

当长者发生运动障碍后,其心理状态会根据其严重程度发生相应的变化,运动障碍越严重则心理障碍也越重,主要表现在言语少、脾气暴躁、自卑、沮丧等一系列与平常不同的心理状态。

四、老年运动功能障碍的后果

当长者发生运动功能障碍后,会对身体及心理产生巨大影响,从而降低长者的生活质量和幸福感,产生的后果主要表现在生理和心理两大方面。

（一）生理变化及并发症

由于长者运动功能障碍发生后活动减少,导致心血管系统、呼吸系统、消化系统、泌尿系统等系统能力逐渐减退,自我修复能力变弱、身体抵抗力降低。关节活动度减小、肌力减弱等一系列问题,从而容易导致跌倒、骨折等并发症发生。

（二）心理

当长者发生运动功能障碍时,会对其生活造成无法适应的影响。长者会经历无知期、震惊期、否认期、抑郁期、反对独立期、适应期的心理过程。从而对长者的心理、睡眠及人际关系产生巨大影响。

五、运动对不同的老年疾病的好处

（一）慢性肺病与运动

慢性肺病,包括呼吸紊乱、哮喘、慢性支气管炎和肺气肿,会累及支气管,导致呼吸困难突然发作。这些不适主要是由过敏、灰尘、天气变化、空气污染和各种压力引起的。采取正确的呼吸技巧、配合正确的药物使用并放松心情,会有助于减少慢性肺病的发作和疾病进展。

抽烟的长者大多都患有慢性支气管炎,并伴有呼吸困难、持续性的黏液分泌和长期的咳嗽。经过治疗的话,其症状是可以得到改善的。肺气肿是肺部的慢性炎症,接受治疗的话某些症状也能得到缓解。

患有慢性肺病的长者可以通过改善呼吸方式来加强呼吸肌,因为正确的呼吸方式可能有助于防止肺水肿过早发生。虽然运动不能逆转慢性肺疾病的程度,但它可以改善肌肉从血液中获取氧气的能力,从而减少呼吸困难,降低乳酸的产生。

在日常生活中,长者们需要时刻注意自己的呼吸方式,坐着的时候要采取适当的坐姿,尽量保证中立、脊柱对齐。

(二) 关节炎与运动

许多长者因为患有关节炎就放弃运动,其实这是不对的,关节炎患者的运动并不难。也许他们并不了解引起关节炎的真正原因,也缺乏一些正确的简单的运动方法指导。

对于患有骨关节炎的长者来说,通常久坐不动时会感觉关节疼痛,经过适当运动后疼痛反而会减轻,但如果运动过量,又会引发关节疼痛。因此,有关节问题的长者更需适度运动。

(三) 糖尿病与运动

锻炼本身并不能直接治疗糖尿病,但当药物、饮食和运动结合起来的话,对于提高机体健康会有很大的帮助。对于身患 1 型或 2 型糖尿病的长者来说,在进行锻炼前,建议接受一次全面的身体检查。

糖尿病长者每周最好能锻炼 3~5 天。包括有氧运动和力量练习,每次保证 30 分钟。运动对糖尿病的好处主要在于可以帮助控制血糖,保持增强胰岛素敏感性,同时也能将体重维持在正常范围内,减少包括冠心病在内的糖尿病并发症等。

(四) 心脏病与运动

久坐不动的人更易出现肥胖症、心脏病、糖尿病和高血压,而吸烟、过量饮酒和用药不当,也是导致心脏病发生的原因。体育锻炼能改善心血管系统,降低罹患心脏病的风险。

对于患有严重心脏病并接受过心脏手术的长者,如果打算进行锻炼,最好能在专业人士的指导下进行,切勿独自一人进行锻炼,以防发生意外。

(五) 肥胖症与运动

肥胖会引起许多疾病,比如高血压、糖尿病、癌症和关节炎等。当一个人摄入的能量大于他所消耗掉的能量,这个人就会发胖。大多数人都认为,只要控制饮食就能很好地控制体重。事实上,单靠节食并不能将体重长期地保持在正常范围内。除了节制饮食,还应该多参与运动,并把运动作为一种健康的生活方式。

对于长者来说,将体重保持在正常的范围内对健康非常重要。除了合理饮食以外,我们也建议身体健康的长者能进行低强度的力量训练和耐力训练。力量训练能够很好地增加长者的瘦肌肉质量,减少脂肪量。而不剧烈的低强度锻炼,也可以避免长者骨折的风险。比如散步、游泳、骑自行车,就是很好的低强度训练。

(六) 骨质疏松与运动

骨质疏松症在中老年中十分常见,也是导致长者经常性摔倒、骨折的元凶。引起骨质疏松的原因很多,但主要跟年龄、缺乏运动的生活习惯、饮食中缺乏维生素 D、长期饮用咖啡、饮酒、长期服用类固醇药物、吸烟等因素有关。此外,女性比男性更易患上骨质疏松症。许多患有骨质疏松症的长者害怕运动,认为这会加剧他们的病情。但实际上人的骨头是"活的",缺少压力反而会加速骨质疏松症的恶化。适量的负重活动会对人体骨骼有益。长者应当注意加强下半身的锻炼,防止脚踝、臀部和骨盆无力,上半身可以加强手腕、手臂和肋骨的锻炼。

骨质疏松症的运动技巧和注意事项如下。

(1) 如果长者患有严重的骨质疏松症,那么必须把运动控制在适当和安全的范围内,这就不会令长者在运动时受到伤害。良好的姿势对于促进强壮的肌肉尤其是促进脊柱稳定的肌肉(包括腹部肌肉和椎旁肌)至关重要。

(2) 当患有骨质疏松症的长者进行运动时,要避免容易引起骨折的姿势,比如向前弯曲脊柱。建议长者多做伸展运动,这有益于纠正不良姿势,保持脊柱的稳定性。

(3) 建议长者参与锻炼,因为这可以增强他们的腿部力量和平衡感,可以减少跌倒的危险。定期、定量地进行锻炼会减少骨质疏松带来的危害。

第二节　高龄长者体育运动的动作和项目

一、高龄长者的专项身体练习

一般来说,专项练习分为四类:力量练习、稳定性练习、伸展练习、耐力练习。我们建议高龄长者按照自身的实际情况,采取一定量的专项练习,这对长者的健康也是有益的。

(一) 力量练习

在运动的时候,肌肉是身体最基本的力量来源。随着一个人年龄的增长,肌肉会变得僵硬,肌肉张力以及肌肉组织都会慢慢减弱或损耗。力量练习有助于重建肌肉群,也能加速人体的新陈代谢、预防肥胖和糖尿病这两种在高龄长者群体中最常见的健康问题。有研究表明,80 岁以上的高龄长者只需进行 10 周左右的简单的肌肉锻炼,身体素质和肌肉组织就会明显增加。

长者进行力量练习时,最应当注意安全、适量。长者可以尝试对上臂肌肉的练习,轻轻地举起、放下哑铃。可以坐在扶手椅上,举哑铃慢慢弯曲肘部向自己的胸部。交替进行该动作,重复 10 ~ 15 次。如果想要加强大腿和臀部肌肉,那么可以抓住一个坚固的椅子的背部,并按照上述方法进行锻炼。

(二) 稳定性练习

保持平衡是正常生活最基本的条件,但当一个人年龄变老之后,保持平衡就变得不那么容易了。事实上,对于 65 岁以上的长者来说,失去平衡而跌倒是导致死亡和其他伤害的最主要原因之一。高龄长者意外跌倒后,会造成包括头部外伤、髋关节、踝关节、手、骨盆和脊椎等处骨折。简单的协调和稳定练习可以帮助预防长者跌倒。长者们可以尝试用一只脚站着,尽量保持不摇摆;走路时脚跟先着地,再用脚尖走;当你想要站起来的时候,尽量不把手抬起来。以上这些方法都可以提高长者的平衡感。

(三) 伸展练习

随着年龄的增长,人体的皮肤和结缔组织都会失去弹性。人老了以后,肌肉就会收紧,使关节失去原本的运动范围。正常、健康的生活离不开灵活的关节和肌肉弹性。建议高龄长者可以做一些触碰脚趾的锻炼,或者经常伸伸胳膊、伸伸腿。

(四) 耐力练习

增加耐力的运动有助于增强人体的呼吸系统和循环系统的健康,也有助于预防糖尿病以及结肠癌、心脏病和中风等。在日常生活中,长者们随时都能进行耐力练习,包括爬楼梯、举重物,逛完超市拿着东西回家也是耐力练习。总的来说,任何可以增加心率的活动,比如快走、游泳、跳舞,都能提高长者的耐力。

建议高龄长者在进行耐力锻炼的时候,一定要结合自身的身体条件,适量进行。

二、身体不同部位的专门运动

（一）上半身运动

高龄长者进行上半身伸展运动可以帮助他们保持肩膀、肩胛骨、颈部和肋骨部位的灵活度。随着年龄的增长，保持肩部的灵活程度和范围就显得非常重要。因为我们日常生活中的许多动作，都需要用到肩膀部位的不同活动，比如，穿衣，戴帽、梳头或整理头发。肩部的任何不适都会影响到最日常的活动。

进行伸展运动可以极大地帮助改善长者的背痛问题。伸展运动可以改善长者的不良姿势。我们建议长者可以尝试一个或两个伸展运动，这也可以帮助改善长者的关节炎问题。

（二）下身运动

长者的腿部伸展运动有助于改善关节周围的软组织，包括肌肉、结缔组织和皮肤状态。下身运动尤其重要，因为日常的基本活动都需要一双健康的双腿来支撑。但光进行腿部锻炼也不够，长者还需注意对背部、臀部、膝盖和脚踝的锻炼。这些部位的损伤或不灵活，同样会妨碍到正常的活动。

（三）腰部运动

任何一个有腰痛病史的长者，在开始参与锻炼之前，都应该确保运动不会加重他的旧伤。对腹部加强锻炼会让背部肌肉也同样收益。身体条件允许的长者可以尝试进行抬腿等运动。进行腰部运动是帮助长者保持良好的核心力量的重要举措，这些运动包括臀举、髋关节伸展和骨盆倾斜等。在运动时，长者要注意身体姿态、体位和安全性，尽量在适当的范围内锻炼，避免拉伤和骨折。脊柱伸展运动是一个很好的运动方法，它可以加强腰背的肌肉力量，并减轻相关部位的疼痛状态。

核心练习可以帮助长者稳定并增强下背部的肌肉力量。在进行任何腰部锻炼前都要进行热身。在运动时，出现任何疼痛都应立即停止。建议长者在弯腰向前的时候，用手臂支撑背部以免骨折。此外，长者永远不要同时伸直双腿，这个动作也很危险。

（四）腿部运动

加强下肢力量可以改善长者的瘦肌肉质量，可以降低血压，降低中风和冠心病的风险，可以改善长者的骨骼健康，降低骨质疏松的风险，可以改善葡萄糖耐量和胰岛素抵抗，可以增加长者的腰背力量，减轻腰痛，也有益于降低长者的总胆固醇。

进行腿部运动很简单,只要有一把椅子就能做一些锻炼平衡感的站立练习。我们建议长者每周至少做 2 次腿部锻炼,每周 3 次更好。在 4~6 周后,长者的身体就能逐渐适应锻炼带来的新感受。

（五）肩部运动

对肩部进行针对性的力量锻炼可以增强长者肩膀部位的活动力。上肢和肩关节运动不仅可以改善长者的抬举能力,还可以逆转长者的肌肉萎缩和退化状况。提举重物就是最古老但也最有效的方式之一,它不仅能增强长者的体力,还能激发出长者上肢部位的力量。力量训练对于长者的神经控制、肌肉大小、纤维排列和肌肉长度都会产生积极的效果,同时也有助于预防骨质疏松和稳定支撑肌肉。

我们建议长者每周进行 3~4 次的肩部运动练习,这样的话长者会觉得自己能够更容易、更灵活地完成简单的日常家务活动。

三、适合高龄长者的活动项目

运动有多种多样的形式,有剧烈的无氧运动,也有节奏性的有氧运动;有室外运动,也有室内运动。高龄长者在采取具体的运动方式时,受限于自己的身体素质和年龄因素,应采取温和、安全、适度的方法。我们希望长者在身体得到锻炼的同时,也能避免因运动带来的意外伤害。

下面列举几种适合高龄长者的运动项目,这些项目都建立在保障长者安全的基础之上。

（一）椅子操

椅子操就是让长者依靠一把椅子来进行一系列锻炼,安全性高,活动范围小,可以帮助身体不便的长者进行运动和移动,而不会给他们带来身体负担或伤害。

我们已经知道,运动能润滑关节并保持关节弹性,加强和稳定人体肌肉,增加血液循环。经常运动能减少长者意外摔倒的次数,也能让长者更好地完成日常活动。除非另有说明,在双脚挺直的椅子上做这些练习,双脚要牢牢地放在地上。

我们推荐长者在家中经常做一些椅子上的运动,因为它很安全、很方便,最重要的是,找到一把椅子来完成练习并不困难。针对长者的椅子练习被设计得非常完善,它通常包含了针对身体部位的专门练习。

1. 上半身活动项目

（1）转转脖子　将脖子先转向一边,保持至少 15 秒,再慢慢地把脖子转向另一边,同样保持至少 15 秒（图 16 - 1）。尽可能地保持动作缓慢,注意不要扭伤

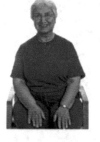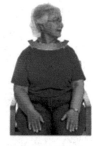

图 16 - 1　转动脖子

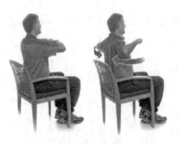

图 16 - 2　假装划船

脖子。

（2）假装划船　随着年龄的增长,长者的手臂和背部肌肉会变得虚弱,因此要有意识地加强这些部位的肌肉力量练习。

具体方法:坐在椅子的边缘,伸直双臂。想象一下手上拿着桨。把桨向后拉,这样你的拳头就可以到达你胸部的侧面。回到起始位置,重复这个动作 10 次,当感到背部肌肉轻微酸痛时结束(图 16 - 2)。

（3）耸耸肩　有强健的肩部肌肉就能让长者顺利地拾取和移动东西,但这件事却会随着年龄的增长变得更加困难。因此长者需要有意识地加强锻炼肩部的肌肉。

具体方法:坐在椅子上,挺直腰板,耸耸肩,保持姿势。耸肩时肩膀尽量靠近耳朵,顺时针旋转 10 次。逆时针方向重复10 次。

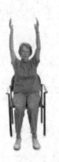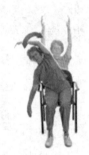

图 16 - 3　锻炼腰部肌肉

（4）侧身,锻炼腰部肌肉　具体方法:坐在椅子上,尽量把双手举过头顶,慢慢地将身子往左边弯,心中默数 5 秒后身体回正。接着身体慢慢向右边弯,心中默数 5 秒后身体回正。重复这些动作 10 次(图 16 - 3)。

做这项运动时注意动作轻柔缓和,不要过分拉伸肌肉,以免肌肉受伤。如果长者无法高举起手臂,也不要勉强,一切都以舒适、适量为宜。

（5）锻炼核心肌肉　双手拿球举到与腰齐高,并与手臂形成 90°角,然后拉到两侧。尽可能地将上身向左侧旋转,然后回到中间。再向右旋转,回到中间。在运动过程中保持只有上半身在动。想象腹部被贴在脊柱上,使腹部肌肉保持平衡。每一侧重复练习10 次(图 16 - 4)。

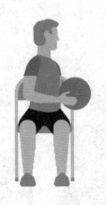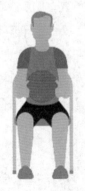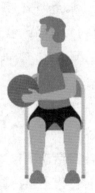

图 16 - 4　锻炼核心肌肉

这个练习也可以不用球来做。这个动作的作用是加强长者的核心肌肉,让长者保持一个正确直立的姿势。

　　（6）锻炼胸部肌肉　具体方法:拿着一个球在你面前,把双手挤在一起,就好像你想把空气从里面挤出来,松开并重复这个动作 10 ~ 12 次(图 16 – 5)。

　　这个练习可以锻炼胸部和手臂的肌肉。如果想增加一些强度,可以在稍微挤压球的同时,把球直接向前推出,然后再把它拉回胸腔处。缓慢地控制动作可以令这个运动产生更好的效果。

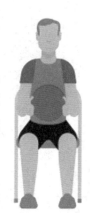

图 16 – 5

锻炼胸部肌肉

2. 下半身活动项目

　　（1）起立,坐下　腿部和臀部的肌肉非常重要,因为这决定了长者能否顺利地从坐姿转换为站姿。加强腿部和臀部肌肉的最好方法是从椅子坐着,然后站起来。

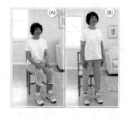

图 16 – 6　起立坐下

　　具体方法:从坐姿开始,双脚平放在地板上,膝盖弯曲 90°,背部挺直。用腿按压,好像在用力穿过地面一样。你自然会站起来。在运动中保持背挺直。一旦膝盖完全伸展,挤压臀部肌肉完成练习。然后坐回到椅子上。重复这个动作 10 ~ 20 次,速度不宜过快,当你感到臀部肌肉有轻微酸痛感时结束(图 16 – 6)。

　　（2）动动膝盖关节　坐在椅子上,双手放在扶手上,慢慢地抬起并伸直一条腿,当数到 5,再慢慢放下。另一条腿做同样的动作。左右交替做 10 ~ 15 次,保证动作缓慢,切勿操之过急(图 16 – 7)。

　　（3）扶椅背下蹲　这个动作可以锻炼到臀部和

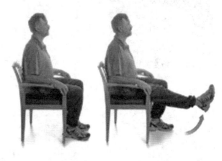

图 16 – 7　动动膝关节

大腿肌肉,拥有强壮的下肢,可以保证长者拥有生活中基本的行走能力。

　　站在椅子背后,扶稳椅背,双脚分开站立。慢慢往下蹲,保持该姿势 5 秒左右,再慢慢立起。重复这个动作 10 次左右(图 16 – 8)。

　　注意事项:在做这个动作时,不必刻意追求蹲得很低。当下肢觉得有酸胀感时,应及时停止。

　　（4）踮起小腿肚　锻炼小腿肚可以增强

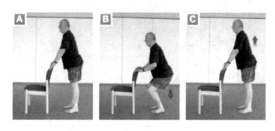

图 16 – 8　扶椅背下蹲

长者下肢的力量,能够保证长者步履轻松,避免意外跌倒的可能。具体方法:扶稳椅背,慢慢地同时踮起双脚脚尖到可以承受的范围,坚持 15 秒左右,再慢慢将脚跟着地(图 16 – 9)。重复这个动作 5 次左右。如果无法坚持 15 秒,也不用勉强。同时要防止小腿肌肉过度紧张,以免腿抽筋。

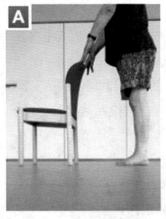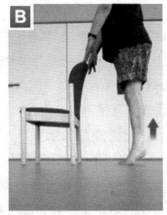

图 16 –9　踮起小腿肚

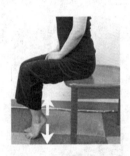

图 16 –10　踮脚尖

（5）踮脚尖　可以加强腿部下部和后部的肌肉，这可以帮助长者顺利地进行攀爬和日常上、下楼梯。具体方法：脚跟放在地上，脚尖向天花板弯曲，然后回到地面。为了增加锻炼到的肌肉范围，可以坐在椅子的边缘，双腿伸直，脚跟与地面接触。在这个位置，脚尖朝地面向下，然后向天花板方向靠近。重复这个动作 8 ~ 10 次（图 16 – 10）。

（6）踢踢腿　站在椅子后边，扶稳椅背。先将一条腿往前踢，再慢慢地往后踢。重复这个动作 10 ~ 15 次。再换另一条腿，重复同样的动作。注意保持好平衡，动作要轻柔缓慢（图 16 – 11）。

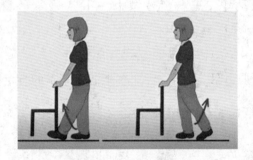

图 16 –11　踢踢腿

（二）日常保健

以下这些日常保健适合长者在早上起床前进行，也可以在每天的任意时段进行。这些活动兼具养生、保健的作用，对于卧床不起或行动不便的高龄长者尤其适用。

1. 叩牙齿　平坐在床上，上下牙齿相互叩击，每次叩击 50 下左右。此法能增强牙周纤维结构的坚韧性，促进牙龈及颜面血液循环，使牙齿紧固，可预防牙病。

2. 揉搓脸　仰卧于床上，用双手中指揉鼻翼两旁的迎香穴（鼻翼外缘中点旁，在鼻唇沟中)10~15次,然后双手上行搓至额头,再沿两颊下行搓至额尖。如此重复20次,可促进面部血液循环,还可美容。

3. 仰头部　坐在床上,双腿伸直,挺直上半身,两手自然放于身体两侧,头缓缓抬起,仰视角尽量达最大限度,保持此姿势15秒左右。此法能改善大脑的血氧供应,起到健脑提神的作用,还能解除颈部肌肉的疲劳,以及辅助治疗由神经衰弱引起的失眠等病症。

4. 转眼球　仰卧于床上,先左右转,后上下转,各转眼球10~15次,可增强视力和减轻视疲劳。

5. 转上身　双腿盘坐在床上,双手掌放在膝盖上,双目微闭,舌舔上腭,以腰部为轴,慢慢旋转,旋转时腰部要尽量弯曲,上身前俯。先自右向左旋转30次,再自左向右旋转30次,每旋转1次约25秒,全部完成约30分钟,一般在睡前进行。

此法可调节大脑,对神经衰弱、消化不良、便秘、肠胃炎等疾病有预防和改善作用。

6. 抱长枕　用棉布缝制一个长约1米、直径约35厘米的布口袋,用棉絮或海绵填充好,做成一个椭圆形的长枕。睡眠时应侧卧,双臂抱枕,长枕下段可垫在大腿下面。这样可使长者睡眠好,还可以使肩关节拉开,减轻上肢关节的"晨僵"现象,预防和治疗关节炎。

(三) 户外活动

在身体条件允许的情况下,建议长者多多出门,参与一些户外的简单运动或锻炼。户外生活丰富多彩,可以为长者带来感官上的新鲜刺激,对于提高长者的生活乐趣和心情有很好的帮助。高龄长者如要进行户外活动,首先应在空气质量比较良好的天气下出门,如遇到下雨、下雪、严寒、酷热、大风和雾霾时,尽量不要外出,可以在室内进行简单的日常保健活动。

在户外,可以进行的运动锻炼项目很多,但高龄长者依旧要遵照最基本的运动要求,选择安全的、适度的、简单的项目,来保证身体各关节、各肌群都能得到活动的全身性运动项目。动作要缓慢而有节奏,切不可因运动剧烈而造成意外的身体伤害。适合高龄长者的户外活动项目有:散步、慢跑、练太极拳、气功、八段锦、保健按摩等。

此外,建议长者更多地把户外休闲娱乐与锻炼身体结合在一起,使得运动具有更多的乐趣和丰富的形式。长者们也可以去参加露天音乐会、放风筝、和家人野餐、在院子里的游戏、垂钓,到植物园或温室花园赏花,可以采摘浆果,参观公园园艺,参加摄影、艺术展等,或者和孙辈们一起游戏。

对于高龄长者来说,运动与日常生活的界限可能越来越不清晰,这也就意味着任何日常的活动对于高龄长者来说都是对身体的锻炼。所以,只要长者们愿意动一动,哪怕只是挪动几步、转个身,和孙辈们捉迷藏,都是对身体的一种锻炼。最重要的就是找到喜爱的方式动起来,如果能持之以恒的话就更好。

第三节　长者运动时的防护、急救及其他注意事项

长者身体十分脆弱,因此在进行任何锻炼或练习时都要注意力度要轻柔,强度要适当。参加运动锻炼时,如果长者感觉身体不适,切不可勉强,应立即停止运动,或待恢复后再练。此外,高龄长者健身运动最好要有医疗监督,健身运动前后要检查身体,记录运动前、中、后的心率和血压,有条件时做心电图,根据反应情况及时调整运动强度,必要时要更改运动项目。以下列举一些长者常见的疾病,以及疾病发生时的急救措施。

一、长者意外跌倒及急救措施

长者跌倒的原因很多,主要有视力下降,臀部和腿部力量变弱,走路更困难;不良的姿势或脊柱退化,使站立更困难;抬脚的能力下降,因而导致跌倒;服用的药物可能会产生相互作用,并引起头晕或减少平衡;血压低会导致头晕增加跌倒的风险。

当长者跌倒后,他们通常需要更长的时间来做出反应,有时会延误他们向人求助的时机。当救助者确定长者除了跌倒之外没有受到其他伤害,可以试着把长者扶起来。然而,但凡无法确保长者的受伤情况时,建议联系专业的医护人员前来救治,因为不恰当的搬扶动作可能会加重长者的受伤情况。

二、糖尿病急症

对于患有糖尿病的长者来说,要特别注意避免因使用抗糖尿病药物引起的低血糖反应。当患有糖尿病的长者在锻炼时突然出现紧急症状时,应快速治疗其低血糖或高血糖症状。1 型糖尿病患者在发生高血糖时应注意酮症酸中毒,这是血液中酮的一种危险累积,引起酸中毒。如果不及时检查,可能会导致长者昏迷。如果进行锻炼的长者有服药习惯,在锻炼后的 48 小时内有可能会发生晚发性低血糖。老年糖尿病患者可以通过向专业医生咨询,来调整饮食和药物从而预防上述情况的发生。

糖尿病患者应避免在太热或太冷的天气里锻炼,因为他们特别容易受到高温或寒冷的伤害。对于在服用降压药的长者来说,应注意避免如体位性低血压这样可能引起晕厥的不良反应。糖尿病患者也应该避免可能令血压增高的运动,包括过度的力量练习、紧张的肌肉运动和过度的负荷练习。这对于那些患有视网膜问题的长者来说也是非常重要的。老年糖尿病患者一般应避免高强度有氧运动。当然,如果有视网膜问题,足部溃疡,

或周围神经病变,这类运动最好都不要参加。

三、长者肥胖症

在运动的时候应避免那些有损大腿内侧的运动,长者最好穿上一双能够很好承重的鞋子来避免受伤的可能性。在运动的时候不要屏住呼吸,肥胖的长者一般身体负担比较大,不要做太多仰卧起坐,因为胸部的重量会妨碍呼吸。

对于超重和肥胖的长者来说,运动锻炼对身体健康是利大于弊的。肥胖会给身体带来许多不必要的问题,当体重减轻了,许多身体问题也就自然消失了。

四、长者心脏病急救

如何处理心脏病突发是件比较棘手的事情,无论是长者还是他们的照看者都要随时做好应对心脏病发作的准备,因为一旦延迟施救,可能会增加永久性心脏损伤的程度,严重的可能导致心力衰竭和死亡。

建议有心脏病的长者最好在有人照看的情况下进行适量锻炼,一旦感觉不适应立即停止活动,严重的要立即寻求治疗。

(一)知道可能的症状

虽然心脏病发作的症状因人而异,有些人甚至没有任何症状,但有些常识工作人员应该知道。当长者感觉有以下不适时,应警惕是不是有突发心脏病的可能:胸部不适(压力、挤压、胀满或疼痛),放射到手臂、背部、颈部、下巴或胃部的疼痛,呼吸急促,恶心,呕吐,出汗或头晕等。

(二)知道该做什么

立即拨打120急救电话,或立刻开车前往医院。在等待救助的同时,可以咀嚼适量的阿司匹林来帮助防止血栓形成。如果有硝酸甘油片或喷雾剂治疗心绞痛,服用1~3剂看看症状是否缓解。同时可以试着让患者躺下,慢慢地深呼吸,尽量保持镇静。

(三)做好紧急预案

帮助长者确定紧急情况联络人,整理一份长者正在服用的药物清单,包括过敏的药物和医生的联络方式。把这些信息放在几个不同的地方,比如家里、长者子女处、长者看护者处,最好都能备有一份资料。长者应保证随身携带一瓶阿司匹林以及一部手机,以在危急关头可以及时呼救。长者的照看者应掌握心肺复苏技能,这可以在救护车到达之前帮助长者争取更多时间。

五、关节炎运动时的注意事项

运动会令僵硬的关节变得灵活,会让患有关节炎的长者感觉更好。建议有关节炎的长者以轻柔的方式进行运动练习,充分地锻炼胳膊和腿,尤其注重对臀部和膝盖的锻炼。令身体的每个关节都能柔和而充分地运动起来,可以做些简单的弯曲和伸直的动作。

如果无法做到把手臂抬高过头顶,那么就不必把手臂抬那么高。如果在运动过后 1 小时仍旧感到身体酸痛,那么很可能是运动过量了。下次锻炼时最好缩短时间,减少动作次数。对于长者来说,锻炼时的安全问题始终是第一要素,切忌过度劳累。

关节炎的伸展运动理论上每天都可以进行,但根据长者的身体条件,也可以调整为 1 周 3 次。但长者们需要认识到锻炼不会加重关节炎病情,恰恰相反,适度的运动会让关节更健康。

（朱国苗　管敏慧）

第 十七 章
养老机构社工活动组织专题

　　1976 年,哈佛大学的两位心理学家兰格和罗丁在阿登屋养老院做了一个心理学实验。

　　兰格在这个养老院里随机挑选了两层楼,让住在这两层楼的长者分别接受两种实验处理:住在四楼的长者(8 名男性,39 名女性)接受"控制力提升"训练,尽量自己拿主意做决定。二楼的长者(9 名男性,35 名女性)作为对照组,不用自己拿主意,还像以前一样,生活都由养老院安排。

　　试验开始时,四楼的长者(实验组)得到的信息是,他们有照顾自己的责任,他们有权决定如何安排自己的时间。他们可以决定自己在养老院的房间里都放什么家具和设施,他们可以决定是否要养绿植,想养绿植的长者可以选择自己喜欢养的品种。他们还可以选择养老院什么时间放电影给他们看。

　　二楼的长者(对照组)得到的信息是:养老院已经为他们布置好了房间,希望他们为这里感到自豪,养老院会尽全力在各个方面帮助大家。养老院送给二楼每一位长辈一棵绿植,护士每天会帮他们浇水。活动表中有固定的已经安排好的看电影的时间,他们到时去看。

　　3 周以后,两组长者情绪、心态的差异很明显:四楼的长者比二楼的长者更快乐、更有活力,而且访谈时机敏程度也高于二楼的长者。实验期间的去世人数里,四楼的长者去世的人数不到二楼去世长者人数的一半。

　　这个发生在养老院里的实验,被誉为改变心理学 40 项重大意义的研究之一。作者以阿登屋养老院的关于长者控制力的实验告诉读者:我们在照顾长者时,容易看到的是他们的腿脚不好,身体衰弱等生理状态的特质。而长者的心理状态、社会功能和精神健康,同样需要重视,但却需要很强的专业能力才能观察到。个体是由身体、心理、灵性三部分所构成,彼此不可分割、相互依赖、互相影响。只有各个部分都运行良好,一个人才能有更健康的生命状态。

第一节　高龄长者的全人健康理念以及社工发挥的作用

长者越能维持最佳健康状态,老年生活过得越好。因此让所有的长者"维持最佳状态",是老龄化社会的首要课题。

为老服务机构提供服务时,也要从全人健康的视角,为长者提供满足高龄长者身、心、灵、社方面需要的全人照顾。通常在为老服务机构内,由社工这一职业角色来更多地承担长者心理、灵性、社会功能方面的需求评估、服务的直接和间接提供工作。

因为社工培养过程中受到的心理方面、社会方面的专业训练,所以在养老机构中,社工主要负责丰富长辈的精神文化生活、生活适应、心理健康支持、链接社会资源、关系调适、矛盾调处、保护住户权益等服务。

长者要在养老机构里生活几年甚至十几年,他们在养老院的生活涉及衣、食、住、行、娱乐,涉及生理、心理、社会以及灵性的方方面面,所以养老院的服务,并不仅仅是护理学的延伸,而是一门全面的生活学、照顾学。

第二节　社工与长者健康活动

通常人们觉得只有书法、绘画、唱歌、跳舞、做手工之类才是活动。如果一位长者没有这些兴趣和特长,就是喜欢逛超市、看电视剧、做饭刷碗、跟老同学煲电话粥,算不算活动呢?

让长者过有尊严的老年生活,很重要的一点是维持他们自己生活的能力。在设计活动时,活动内容要贴近长者的生活。为老服务的各种场所,无论是养老机构内还是社区,应该是为长者营造生活的地方,而不是创造一个远离长者生活经验的空中楼阁,让长者与她的生活隔绝的地方。

社工在为老服务场所的工作并不局限于哪一种或哪一类活动上,所有的活动都是社工的工具。社工组织活动最重要的不同在于:社工是在一个价值观视角下,对长者做身、心、灵、社的全面评估,然后联结相关资源,用个案、小组、社区等工作方法,为长者提供满足他们身、心、灵、社全人需求的各种休闲娱乐服务、心理或精神支持、灵性成长等服务。

而这些服务中,有一部分可能会以活动的形式呈现出来。

所以,同样是唱歌活动,社工组织的唱歌活动是基于有需求的长者而举行的,通过唱歌活动,设计互动环节或满足长者的社交需求;或通过歌词记忆来满足训练长者认知功能的需求;或通过一些特定的歌曲满足长者缅怀往事的需求等。

第三节　从需求出发设计长者活动

长者有生理变化带来的需求,如腿脚不便,需要关于辅助行走器材教育的需求;有心理上的需求,如老伴儿去世后哀伤辅导的需求;有社会支持的需求,如子女不在身边,对日常物品采购的需求等。以下简单介绍养老机构中长者的常见需求。

一、长者在机构中的心理需求

(一) 安全感的需求

长者希望自己生活的地方有人身安全保障、健康保障、资源所有性、财产所有性、道德的保障。长者在养老机构中的安全感来源于养老机构提供的有形设施和无形服务两个方面。如硬件的适老化,软件包括对长者提出问题的及时答复、对长者提出问题的重视、对他们身体健康的关注等。

举例:杨奶奶住的房间距离养老院的护理站最近,该养老院夜里值班人员比较少,所以经常出现紧急呼叫铃声一直在响,而值班护理员在另外一位长者的房间里协助长者如厕不能出来应答的情况。在养老院里,紧急呼叫那根绳子被长者理解为"救命绳"。杨奶奶每天夜里都能听到紧急呼叫铃声响很久才能被应答,于是她在每次住户座谈会上都提这件事,见到人就谈这件事,希望院里解决。杨奶奶这种行为的背后就是对于安全感的需求,她不希望有一天自己需要紧急救助的时候,没有人及时帮助她。

(二) 情感与归属的需求

长者有对友情、爱情、性亲密、亲情的需求。长者在经历了退休、子女离开核心家庭后,社会支持圈子发生了变化。但他们依然希望有志同道合的好朋友,希望有儿孙满堂、子女绕膝的亲情联结,希望与老伴的关系紧密,他们也依然有对性的需求。

例如:某位 92 岁长者依然有对性的需求。一次社工在与他老伴儿做例行访谈时,他老伴儿向社工求助,说他老不正经,都这么大岁数了还想干那个。

食色,性也。性的需求是人正常的生理需求,长者也一样。他们有在不触犯法律的情况下,满足自己作为一个人的需求的权利。但不同的长者是有不同的个体差异的,长者对性的需求也不一样。有的长者可以通过抚触、与异性聊天、看视频等方式得到性需求的满足。

（三）尊重的需求

长者有自我尊重、信心、成就、对他人尊重、被他人尊重的需求。他们希望有稳定的社会地位,个人的能力和成就得到社会的承认。尊重的需求又分为内部尊重和外部尊重。

1. **内部尊重**　胜任感、充满信心、独立自主。所以社工在组织活动中要注意,如何使我们设计的活动,让来参与的长者是零挫败的,且在活动中保持独立自主,而不是一切都有社工或护理员来做。

2. **外部尊重**　希望有威信、收到尊重、信赖和高度评价。长者在养老院的生活中,希望得到院内工作人员、住户的尊重,他们很在意收到不好的评价。发生邻里矛盾时社工要做矛盾调处的工作,让双方都感觉到被尊重、不被负面评价。

（四）自我实现的需求

长者有道德、创造力、自觉性、问题解决能力体现的需求。长者希望自己个人的理想、抱负、能力即便在晚年仍然能得到最大程度的发挥。他们希望接受自己也接受他人,解决问题能力强,自觉性提高,善于独立处事。在养老院的生活中,他们愿意贡献自己的经验、智慧。很多长者希望在养老院中继续通过志愿服务的方式贡献自己的能力。

（五）自我超越、求知、审美的需求

在人生的最后阶段,长者有接受教育的需求,不断超越自我,有审美的需求,无论身体处于什么状态,坐在轮椅被推出房门的时候,长者仍然希望自己的着装和外在状态是美的和适宜的。

二、长者社会参与的需求

（一）长者在社会中适应的需求

长者希望能延续中年时期的社会活动与社会关系。他们在改变生活环境时,希望能融入新的环境中。所以,养老院的社工需要对新入住养老机构的长者,做新住户适应的个案活动或小组活动,让长者能适应新的生活方式和生活圈子。

（二）长者在社会中表现的需求

让长者参与自己喜欢的活动,表现自己的能力,会让他们觉得生活有乐趣,生命有意义。在养老院里,不同的长者都有不同的特质,有的喜欢唱歌、有的喜欢跳舞、有的喜欢书法。所以社工会动员和支持长者成立不同的兴趣小组,在院内或出去表演、展览。

有些长者想要"表现",可是他们没有什么常规意义上所谓的"特长",那这些长者表现的需要如何满足,这也是社工需要做的工作(本书的案例篇中会有详细介绍)。

（三）长者在社会中贡献的需求

将宝贵的生活经验贡献给社会,体会生命存在的价值。

长者喜欢把自己认为的宝贵经验、能力、看问题的视角等,传递给他人,在此过程中觉得自己还有用。所以你会看到,在养老院中,有的长者会愿意帮助工作人员做事情,也会有长者总是感慨自己越来越不中用了。这些言语和行为的背后,都是长者对社会贡献的需求,社工要帮助长者用恰当的方式满足他们的这部分需求。

（四）长者在社会中发挥影响的需求

让长者的智慧与专长发挥影响力量,并获得他人的肯定与尊重。有的长者到了晚年依然有强的活动能力。他们希望能够通过自己的价值观或想法来影响他们所生活的环境。

长者的社会参与是养老服务领域一个非常重要的课题,联合国1991年通过的《联合国长者纲领》提出了五个要点:独立、参与、照顾、自我实现、尊严。特别是对于入住在养老机构中的长者,即便是很多高端的养老院,长者的社会参与依然不理想,长者就像是被关在笼子里的金丝雀,断绝了与社会的联系,是一种非常差的长者生命需求的生态环境。社工在养老机构中工作时,通过社区参与、互动联系、资讯科技、终生学习、休闲娱乐活动、志愿服务、消费活动等方面,系统地规划活动,满足长者的社会参与的需求。

三、长者社会支持的需求

（一）客观的、可见的支持

包括物质上的直接援助、社会网络、团体关系的存在、个体的参与程度;稳定的家庭关系、婚姻关系、团体关系、朋友关系、同事关系,或不稳定的社会联系如非正式的社会团体、暂时性的社会关系等。

（二）主观的、体验到的社会支持

包括长者在社会或自己生存的环境中受到尊敬、被支持、被理解的情感体验和满意度。

（三）长者的灵性需求

灵性健康是长者生命整合的力量。它包括了三大元素：自我超越；寻求价值与意义；关系、联结感。

灵性是个人对生命最终价值所坚持的信念和信仰，也是个人看待生命的哲学观或价值观，具有生命价值、实现、成长、圆梦的积极意义。

（四）丧失生命的意义和目的

有的长者无子女或子女已经过世，只身一人活在世上。他们觉得没有继续活着的理由，与人的情绪疏离，会表达没有支持其活下去的想法。对生命表示不满，对生活中的一些事情感到空虚。显现出痛苦和煎熬的行为、特征。

（五）缺少爱和归属感

有的长者有社会退缩的现象，缺乏访客、信件、电话等；有抑郁的表现；缺乏他人的支持；有孤独感和遗弃感；因为一些创伤的经历，对神或至高无上者有憎恨。

（六）养老机构中常见的长者灵性需求

①了解受苦的意义；②有超越现状的意念；③需要生活的延续；④需要参与宗教活动；⑤需要无条件的爱；⑥需要表达情绪；⑦需要付出；⑧需要关怀和被关怀；⑨需要宽恕与被宽恕；⑩需要随时预备好平静地面对死亡。

以上内容针对长者的身、心、社、灵的需求做了相对全面的介绍。这是社工做活动最基础也是最重要的工作。因为社工活动是以长者为中心，从长者需求出发的。图17-1由马斯洛需求层次理论结合养老服务的实践变化而来，容易记忆，可资参考。

四、如何评估长者的需求

中国很多的长者因为生活背景和对心理社会需求理论知识了解较少，他们并不能清楚地用科学的语言表达自己需要什么。但是当社工觉察到了他们的需要，把他们需要的内容给到他们的时候，他们会特别感激，感觉社工的行为抵达了他的内心。

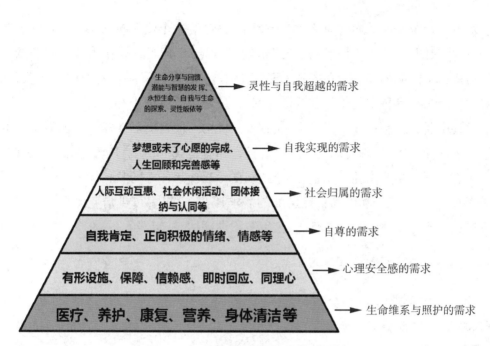

图 17 - 1　马斯洛需求模型与长者需求

（一）均衡四种需求

评估长者需求时要均衡四种需求：表达性需求、规范性需求、感受性需求和引导性需求。

1. **表达性需求**　此类需求是由个体将感受到的需求转换为实际寻求的行动来界定，具有较高的明确程度。如长者跟院长提出他希望春节联欢晚会中展示自己的书法作品。

2. **规范性需求**　指由现存的某些指标来界定需求，标准的来源通常是一些管理、权威或一般共识。如认定 65 岁以上长者将会面临经济方面的需求，需要予以援助，就属于一种规范性需求。如全国养老服务质量大检查的标准、国家地方和行业对我们开展社工服务的标准。

3. **感受性需求**　此类需求是由个体自身来界定的自己的需求，通过他们的想象及感受来觉察自己有哪种方面的需求。此类需求的界定没有绝对的标准，因人而异。尊重个性化的同时也有可能高估或低估需求。如长者感受到自己很孤独，需要社交。

4. **比较性需求**　此类需求常常以相似的群体、区域做比较，以评价两者的差距。比如长者分别在三家养老院里居住过，他可能会提出，本地区的多数机构都能解决在养老院里拿药走医保的问题，希望这里也能做到这一点。

以上四种需求在实际工作中要做到平衡，社工要衡量自己和机构的能力，在能满足需求的基础上再去引导住户的需求。

（二）养老机构中的需求评估团队

通常在长者入住之前需要做一份全面的评估，内容包括长辈的生理、心理、社会生活状况。对一位长辈的评估通常应该由一个团队来完成,这个团队包括:家属、机构的医生、护士、职业治疗师、心理学工作者、社会工作者、物理治疗师。家属作为最了解长辈的人,如果能协助这个团队的各个专业人员对长辈做本专业领域的详尽评估,评估团队就能共同制订出适合长辈的科学的干预和治疗计划,为长辈创造更精彩的养老生活。

需求评估后并不是一成不变的,在长者入住机构一段时间后还需要不断调整和磨合,通过对长者的探访、对护理员的访谈、家属访谈、邻居访谈等,了解长者在机构的适应情况和生活满意情况。要多沟通和调整,逐渐达到良性互动和各方满意。

关于长者心理、社会功能和灵性层面的需求评估,有很多可供借鉴的量表,服务提供者也可以根据服务单位的自身条件,自己编制需求评估表、问卷。

（三）常用的评估工具

1. 社会支持评定量表

下面的问题反映您在社会中获得的支持。无所谓对错,不记名,请根据您的实际情况勾出最接近的选项。谢谢您的支持!

1. 您有多少关系密切,可以得到支持和帮助的朋友?（只选一项）

（1）1 个也没有　　　　（2）1~2 个　　　　（3）3~5 个　　　　（4）6 个或 6 个以上

2. 近一年来您:（只选一项）

（1）远离家人,且独居一室　　　　（2）住处经常变动,经常和陌生人住在一起

（3）与同学、同事或朋友住在一起　　　　（4）和家人住在一起

3. 您与邻居:（只选一项）

（1）相互之间从不关心,只是点头之交　　　　（2）遇到困难可能稍微关心

（3）有些邻居很关心您　　　　（4）大多数邻居都很关心您

4. 您与机构中的员工:（只选一项）

（1）相互之间从不关心,只是点头之交　　　　（2）遇到困难可能稍微关心

（3）有些员工很关心您　　　　（4）大多数员工都很关心您

5. 从家庭成员得到的支持和照顾（在合适的框内划"√"）

项目	无	极少	一般	全力支持
A. 夫妻(恋人)				
B. 父母				
C. 儿女				
D. 兄弟姊妹				
E. 其他成员(如嫂子)				

6. 过去,在您遇到急难情况时,曾经得到的经济支持或解决实际问题的帮助来源有:

（1）无任何来源

（2）下列来源：（可选多项）A. 配偶；B. 其他家人；C. 朋友；D. 亲戚；E. 养老院员工；F. 工作单位；G. 党团工会等官方或半官方组织；H. 宗教、社会团体等非官方组织；I. 其他（请列出）

7. 过去，在您遇到急难情况时，曾经得到的安慰和关心来源有：

（1）无任何来源

（2）下列来源：（可选多项）A. 配偶；B. 其他家人；C. 朋友；D. 亲戚；E. 养老院员工；F. 工作单位；G. 党团工会等官方或半官方组织；H. 宗教、社会团体等非官方组织；I. 其他（请列出）

8. 您遇到烦恼时的倾诉方式（只选一项）

（1）从不向任何人诉述　　　　　　（2）只向关系极为密切的1~2个人诉述

（3）如果朋友主动询问您会说出来　　（4）主动诉述自己的烦恼以获得支持和理解

9. 您遇到烦恼时的求助方式（只选一项）

（1）只靠自己，不接受别人帮助　　　（2）很少请求别人帮助

（3）有时请求别人帮助　　　　　　　（4）有困难时经常向家人求助

10. 对于团体（如党团组织、宗教组织、兴趣小组、老年社团等）组织活动，您：（只选一项）

（1）从不参加　　　（2）偶尔参加　　　（3）经常参加　　　（4）主动参加并积极活动

备注：为方便养老机构使用，本量表作者在肖水源版（1986）的社会支持量表上做了部分修订，仅供参考。

2. GDS简版老年抑郁量表

本量表含15个项目，被试以"是"或"否"做答，每回答一个"是"计1分，"否"计0分，分数越高表示抑郁症状越明显。

问卷一　GDS-15

指导语：下面是一些描述心理感受的句子，请选择最切合您一星期来的感受的答案，在每题后面相应的数字上划"√"，选"是"计1分，选"否"计0分。

题　目	是	否
1. 你对生活基本上满意吗？	1	0
2. 你是否放弃了许多活动和兴趣爱好？	1	0
3. 你是否觉得生活空虚？	1	0
4. 你是否常感到厌倦？	1	0
5. 你是否大部分时间感觉精神好？	1	0
6. 你是否害怕会有不幸的事落到你头上？	1	0
7. 你是否大部分时间感到快乐？	1	0
8. 你是否常感有无助的感觉？	1	0
9. 你是否愿意待在家里而不愿去做些新鲜事？	1	0

（续表）

题　目	是	否
10. 你是否觉得记忆力比大多数人差?	1	0
11. 你是否认为现在活着很惬意?	1	0
12. 你是否觉得像现在这样活着毫无意义?	1	0
13. 你是否觉得你的处境没有帮助?	1	0
14. 你是否觉得大多数人处境比你好?	1	0
15. 你是否大部分时间精力充沛?	1	0

3. 费城老年中心(PGC)信心量表

因子1——激越,有8个条目:

1. 晚年有更多的琐事困扰我(否,记1分)

2. 我有时因过分担心而不能入睡(否,记1分)

3. 我为许多事感到难过(否,记1分)

4. 我对许多事情感到恐惧(否,记1分)

5. 我在理智上失去控制的次数比以前多了(否,记1分)

6. 许多时间内我感到生活艰难(否,记1分)

7. 我做事很紧张(否,记1分)

8. 我容易坐立不安(否,记1分)

因子2——对自己年龄的态度,有7个条目:

9. 随着我变老事情越来越糟(否,记1分)

10. 我的精力和去年一样旺盛(是,记1分)

11. 今年有更多的琐事困扰我(否,记1分)

12. 人老了自然不中用(否,记1分)

13. 老了之后发现事情比原先想象的好(是,记1分)

14. 我有时感到生命没有价值(否,记1分)

15. 我现在和年轻时一样幸福(是,记1分)

因子3——孤独与不满中,有8个条目:

16. 你是否在很多时间里感到孤独(否,记1分)

17. 我常与朋友及亲戚见面(是,记1分)

18. 我有时感到活着没什么意义(否,记1分)

19. 多数时间我生活很艰难(否,记1分)

20. 你是否对自己目前的生活感到满意(是,记1分)

21. 我为很多事感到难过(否,记1分)

22. 人们的过去比现在幸福(否,记 1 分)

23. 人应该为今天生活,而不应为明天担忧(是,记 1 分)

总分,平均得分为 15.8 分,其中激越感平均得分为 5.7 分;对自己年龄的态度平均得分为 4.1 分;而孤独与不满平均得分为 5.6 分。施测者签字:

4. 生活满意度量表

请用 1~7 中的数字,指出你对下列各个句子所表达意思的同意程度,在相应的数字上画圈。选 1 表示非常不同意,2 表示不同意,3 表示有点不同意,4 表示没意见,5 表示有点儿同意,6 表示同意,7 表示非常同意。

我的生活大致符合我的理想	1	2	3	4	5	6	7
我的生活状况非常圆满	1	2	3	4	5	6	7
我满意自己的生活	1	2	3	4	5	6	7
到现在为止,我都能够得到生活上希望拥有的重要东西	1	2	3	4	5	6	7
如果我能重新活过,差不多没有东西我想改变	1	2	3	4	5	6	7

通过上述评估量表你会发现,社工需要了解非常全面的长者信息,才能作出适合长者的生活活动计划。能否对长者需求作出适当的评估,考验了一个社工的专业性。没有评估出长者的需求而做的活动,那是以社工为中心做的活动,而不是以长者为中心设计的活动。

不同的养老机构,因为资源、目标的不同,也有彼此不同的工作方式,但总体来说在社工评估的内容方面可以总结为生理方面的评估、心理方面的评估、社会方面的评估和灵性层面的评估。

(四) 社工评估的内容

1. 基本资料　知道长者的姓名、年龄、家乡、使用的语言、宗教信仰、教育程度、工作经历、兴趣和特长、疾病史、用药情况等。

2. 生理功能方面　肢体障碍、视觉、听觉、行动能力、肌肉关节、感官功能等。

3. 日常生活能力　自我照顾、大小便能力、进食能力、步行及转移能力等。

4. 认知功能　对人、事、时、地、物的正确认知。

5. 心理及社会功能　情绪状态、态度、注意力、思维、社交及人际互动、家庭支持情况、表达和理解情况等。

6. 活动经验　包括过去参与活动的情况、目前参与活动的情况、作息情况等。

7. 长者及家属的照顾预期　了解长者及家属的主观期待和需求。

第四节　社工活动设计

一、活动计划制订

评估完需求之后,接下来就要根据长者的需求去做活动计划。在活动计划制订方面,需要考虑的不仅仅是长者的需求,还需要考虑以下几个方面。

(一) 机构的人力

北京市养老机构社会工作的地方标准对于养老机构配备的社工人数参考是每100位长者配备1名社工。

所以在规划活动时,当人力有限时要尽量多规划小组活动,把长者的需求进行归类,同类需求的长者放在一个小组中,集中开展活动。

"社工带义工"是非常重要又常见的工作方式,社工要充分调动社会资源,建立志愿者管理平台,通过志愿者组织完成部分长者需要的活动。

充分利用团队的力量,如照料长者的护理员,有很多生活类的活动,社工可以培训护理员,让护理员在日常生活中带领长者完成。

(二) 资源链接

社工在设计活动时可以根据长者的需求,去链接内外部资源。内部资源如医疗资源、物理治疗师、职能治疗师、养老护理员、养老院的长者资源等。

外部资源如家属资源和其他社会资源。联结家属资源,长者的高质量晚年生活绝对离不开家人的支持,社工可以设计定期的家属座谈会、家属与长者共同完成的家庭活动、认知症家属的教育和支持活动等。

联结社会资源,请长者走出去,也可以把"社会"请进来。中国的长者每逢佳节都喜欢热闹,社工可以联结社会上的演出团体做演出;有的长者自从住进养老院可能就再也出不去了。长者可能想再吃一顿老北京火锅,类似的需求如果很多,社工就可以通过美食节的方式,将社会资源请进来,以满足长者的需求。

(三) 动静平衡

很多长者认为人老了,就要静静地养着。其实长者需要与其身体状态相匹配的动态活动,来训练长者的功能性体适能。

功能性体适能专指长者健康与独立生活所需要的能力,如爬楼梯、走路、更衣、沐浴、提拿物品、进出车子、自理膳食等,也就是让长者有能力从事动态的生活和改善生活品质。功能性体适能包含肌肉力量、肌肉耐力、心肺耐力、柔软度、平衡能力、协调能力、反应时间、身体组成等八大要素。

在为长者设计活动时,不同身体状态都会有不同程度的训练活动。社工要在设计活动时考虑到这一点,不能全年的活动都是坐着不动的活动。

(四) 不同的人群都要照顾到

社工在为老服务机构中,从照料级别上分类,会面对自理长者、半自理长者、失能长者、认知症长者,不同的长者对活动内容的需求不一样。如自理长者常见的是兴趣小组活动、老年教育类活动。从长者在机构的阶段来分,社工提供的活动内容也不一样,如在长者刚入住机构时,常见的活动内容是新住户适应的小组活动;而在长者临终时,提供的是人生回顾、情绪干预、子女哀伤辅导、统整人生类的活动。

社工在养老机构中设计活动的几个境界如下:

第一种境界:知道这个活动对长者好,知其然不知其所以然,活动内容靠拍脑袋想点子。

第二种境界:知道这个活动对长者的哪方面好,但无科学的测量和质性、量性的评价。

第三种境界:有数据证明这个活动对长辈的哪些指标好。即有理论指导、有常模对照、有前后测数据对比,活动目的有具体的衡量指标,且知道通过什么样的操作能实现指标。

在做活动计划时,每一位社工都是通过对长者更全面的了解、对所在工作环境的了解来制订活动计划。在活动执行过程中,随着日复一日经验的积累,慢慢有更多觉察,再不断调整自己的计划。

活动设计注意事项如下:

(1) 活动与长者之前的活动经验相似,并且和长者的重要兴趣有关。

(2) 看重长者当下的能力,而非失能部分。

(3) 看重长者当下的幸福快乐,而非只着眼于疾病的改善。

(4) 接纳不同长辈有其独特性,没有一个活动可适用于所有长辈。

(5) 活动是提供给长者一个提升自尊、自信的机会,选择活动设计的难度时一定要保证小组里能力水平最差的参与者也不会感到挫败。

(6) 有时去治愈,常常去帮助,总是去关怀。

二、老年小组活动的一般流程

社工在机构内提供很多服务,以活动形式表现出来的主要有两类,即休闲娱乐活动和专业的小组活动,囿于篇幅有限,本章仅介绍专业小组活动的工作流程。

老年小组工作是指在社会工作者的协助和指导下,利用老年组员之间的互动和小组凝聚力,帮助小组里的长者学习他人的经验,改变自己的行为,获得面对困难的新视角,恢复自己的社会功能,促进自己成长的专业服务活动。

(一)小组活动的通用流程

(1)做需求调研(此项已经在需求评估中有详细描述)。

(2)撰写小组方案。内容包括小组的目的、可衡量的目标、测量的工具和方法、小组成员的入组条件、小组持续的周期、小组共有多少次活动、每次小组活动的大概内容等。

(3)筛选小组成员。根据小组方案来筛选组员,通常8~12人较为合适。因为组员太多,每次活动中,社工难以关注到每一位长者的需求。

(4)做小组前测。在小组方案中有具体的可测量的目标,用什么工具去测量,测量什么样的结果才算是完成目标,是社工需要认真思考的。有的小组使用前后测的形式作为基线测量。也有的小组不用前后测的形式,比如采用对照测量的形式。这要根据具体情况去分析。要注意有一些测量,需要社工与长者签署知情同意书。

(5)小组开展。小组通常是8~12周,每周1次,每次1~1.5h。

每次活动的小组流程参考。

准备:提前半小时的环境准备好名牌、座位、音乐、道具等;还需要进行人员的准备,如半自理或认知症长者,需要去房间邀请长者,协助穿衣后推到活动场所。

热身:通常在小组的开场有热身活动,包括肢体的热身和心理的热身。如肢体操、自我介绍、音乐小组中的欢迎歌等。

活动执行:按照小组方案中的活动表,按照主题和目标,逐一进行。

结尾:在活动结束前,让每一位组员分享活动的点滴,社工做简单的总结和反馈,尽量让长者带着成就感离开。

小组结束:通常小组在最后几次活动中会做分离。在小组活动结束后,完成小组后测和小组活动成果的总结,以便在下一次同类小组规划或其他同事借鉴时,能找到资料可用。

(二)活动带领过程中要注意的内容

(1)轻松愉快,强调参与而非结果。

（2）给予充足时间表达，耐心不催促。

（3）接纳、支持、不争辩，具备敏锐观察力。

（4）尊重长辈，不用上对下指令方式。

（5）适度运用幽默，辅表情、手势、动作、模型等。

（6）引导语清楚、简单、重复、速度慢、不急躁。

（7）多鼓励、肯定已完成部分，增加长辈自信。

（8）尽量让长辈独立完成，必要时才协助。

（9）协助方式。口头指导或示范，以手带着长辈的手。

（10）视觉提示，可示范、图片、实物等。

（11）顺应长辈有兴趣话题，但仍须回到主题。

（12）注意互动，尽可能让每位长者都有参与感。

（13）不影响活动情况下，鼓励成员间的互动。

（14）预期过程中有未知状况可能会发生。

（15）协助者角色，全力配搭领导者，处理突发状况、环境营造等。

（三）养老机构中常见的社工小组活动

（1）新住户适应小组（针对新入住机构的长者做的生活适应类小组）。

（2）认知训练小组（针对不同认知功能的长者有不同的训练等级的小组）。

（3）人生回顾小组（既关注正面事件也关注负面事件）。

（4）缅怀往事小组（对过去的缅怀，通常关注正面事件）。

（5）哀伤辅导小组（针对丧亲者的小组）。

（6）兴趣小组（如书法小组、合唱小组、摄影小组等）。

（7）病友小组（糖尿病小组、癌症康复小组、抑郁症小组等）。

（8）艺术治疗类小组（音乐治疗小组、戏剧治疗小组、园艺治疗小组等）。

（9）社交类小组（促进长者的社交能力与技巧、拓展社交圈子的小组）。

社工活动的过程是充权（empowerment）的过程。尊重长者的自主权，强化长者的控制感和自我认定感，让长者觉得有权利、被尊重。

活动的过程是我们提供个别化（individualized）的生活照顾的过程。让游戏活动生活化：从生活中找寻题材并趣味化，活动是生活不可缺的一部分，活动必须呼应长辈过去生活的情境，同时能够和社群有频繁的接触。

医生、康复治疗师带给长者的是治疗手脚瘫痪、伸展僵硬关节的方法；而社工需要做的是帮助长者用自己偏瘫的身体、僵硬的关节幸福活下去的方法。

在养老机构中，社工运用自己的价值观和专业技能，与其他专业人员一起，不但为长者创造身体的安顿,也创造长者心灵的安顿。

参考文献

[1] 陈美兰.洪樱纯.长者身心灵健康体验活动设计.台湾杨智.2015

[2] 陈明珍.长者社会工作.台湾华都.2012

[3] 凯瑟琳·麦金尼斯-迪特里克.老年社会工作—生理、心理及社会方面的评估与干预,2008

[4] 筑动耆迹-养老服务建筑设计参考手册.北京:中国社会出版社.2016

[5] 吴华,张韧韧.老年社会工作.北京:北京大学出版社.2011

[6] 大田仁史,三好春树.现代照护.北京:科学出版社.2007

（江淑一）

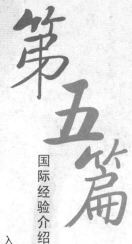

　　世界正在快速变老，据预计，到 2020 年将有 13 个国家步入"超级老龄化"社会，即人口中的 20% 为 65 岁以上的长者。到 2030 年，"超级老龄化"国家数量将提高至 34 个。目前已有 3 个国家拥有这个头衔：德国、意大利与日本。虽然说发达国家都经历了人口老龄化的过程，从某种角度说，人口老龄化是人类社会发展的自然规律和必然趋势。但从全球来看，发达国家老龄化进程长达几十年至 1 个世纪，如法国用了 115 年，瑞士用了 85 年，英国用了 80 年，美国用了 60 年，而我国只用了 18 年就进入了老龄化社会，速度何其惊人。1970 年邻国日本老龄人口比例达到了 7%，进入了老龄化国家的行列；而早在 20 世纪 40 年代，美国就开始进入了人口老龄化社会，现 65 岁以上老龄人口占总人口的 17.4%，是典型的老龄化社会，美国老龄化社会还有一个特点就是高龄长者人数比例大。其他欧美发达国家也较早进入老龄化社会。随着人口预期寿命的延长，全球长者人数比例还将不断提高。在人口老龄化程度不断加重的过程中，日本及欧美发达国家在应对人口老龄化方面积累了丰富的经验。尤其是在减轻照护依赖、降低老年医疗成本等方面有很多研究和实践，这其中也包括面向高龄长者的健康改善活动，为中国在这方面的发展提供很多可借鉴学习的经验。

　　我们从世界各地选取 4 个国家，以独立篇章从不同侧面介绍该国在高龄长者健康改善活动方面的研究和实践案例，希望这些国际经验的内容能对中国高龄健康改善活动实践者有所启发，具体案例也可以借鉴实操运用。

第一节　美国高龄长者健康活动的意义和价值

一、高龄长者健康活动的意义：创造主动性

对长者们来说，搬到一个全新居住社区的体验仿佛是去一个陌生的国家旅游。试着想象一下这样的场景，你即将离开居住了一辈子的地方、你的朋友、邻居、所有你最喜欢的个人收藏，即将展开的是一段全新的生活，在一个全新的地方，拥有全新的习惯。处在新的社区里，长者们会疑惑：这个牌子上写的是什么？它是什么意思？周围的路况怎么变了？这里的风俗又是什么？社区的邻居万一听不懂我说话怎么办？他们能明白我的问题吗？我该找谁去解答我的疑惑呢？对长者们来说，搬到新的社区就如同青年人出国留学一样。试想一下这样的场景：上课时，老师在说什么？我能看懂考试题吗？我能适应这个班级吗？会有学生也像我一样吗？特别是对于认知障碍长者来说，每天都像处在新的巨大的教室里，挫折感十分强烈。在全新的环境中，曾经认为是稀松平常的事情都会变得非常棘手。

我们有时会面对发生部分认知障碍的长者住户，他们可能是遭遇了躯体或者认知能力的巨大改变而丧失了部分独立完成事情的能力。当面对这些问题时，不仅是对居民自身，对专业护理人员来说，也是一种挑战。而我们的许多想法与信息会在下面与你分享，这些原理可以运用到所有长者健康活动当中。作为专业照护人员，我们的职责就是帮助长者们能够尽快并且尽可能简单地适应新的环境、新的生活，从而尽全力从照护质量上提高长者们的生活品质。

二、高龄长者健康活动的价值

国际活跃老龄化理事会表明,在过去的 100 年里,人类已经将寿命增长了 30 年。现在人类所面临的挑战就是我们该如何确保高质量的生活。

面对身体功能和部分认知能力的下降,对长者而言,生活有目的(在他们日常生活中可以并且能够做点什么)、有意义、有价值十分重要。有意义并愉悦的休闲娱乐活动可以满足这一需求。职业科学研究员威尔克斯沃先生建议:参加有意义的活动反映了我们作为人类的四项基本需求——去做、去存在、去成为、去归属。参与活动或者任务,可以通过我们所做的事情来表现我们是谁。有趣的是:做、存在、成为和归属也是心理健康和幸福的基本要素。

当长者们面临解决各种问题的能力下降的情况时,如果他们能继续在活动中持有自我决心和自我支持,长者们仍然可以继续感受这些活动所带来的好处。所以,家庭成员和护理专业人员可以在促进长者持续参与社区活动中发挥重要作用。基于社区的活动可以成为预防长者们健康下降的资源。绝大多数长者认为,参与日常社区活动的重要原因是考虑自己身体和心理的意愿和能力,从烘焙课、音乐鉴赏课、拼图、大脑活动类游戏(例如:数独),到更多的运动休闲活动,如散步、园艺、外出郊游等。

无论是单独完成的还是和其他人一起完成的社区活动,参与过程都是相对愉快的,最有价值的地方在于它会给人们带来一种暂时脱离压力的氛围。在面对持续紧张的生活环境时,社区活动可以作为"正面的干扰"来减轻痛苦(例如:沮丧、焦虑),来增强正面的或者积极的情绪。人们发现在逆境中体验快乐,可以为长者们提供一种能够挑战生活的能力。有一些期待的事情(例如:亲友探访或者郊游),也能让长者们对未来和当下的努力提供持续的希望。这些好处都是可以从有价值、有意义的社区活动快乐时光中体验到的。例如,按简单的食谱烹饪一道最喜欢的菜,聆听喜爱的音乐,和住户们打牌,欣赏社区的鸟语花香,享受一杯喜欢的茶,或与家人、朋友打打电话,这些都只是众多娱乐活动例子中的一小部分。

总结健康活动的价值如下:

(1)健康活动可以提高长者们的生活品质,并创造良好的体验与感受。娱乐消遣活动可以增加生活的趣味性。

(2)休闲娱乐活动可以通过锻炼自己的潜能来帮助个人保持自我价值并提升自我认识。

(3)健康活动可以帮助长者们保持躯体和情感优势。

(4)健康活动可以刺激脑补活跃程度。

(5)健康活动能保持躯体健康。

（6）休闲娱乐活动促进了个人独立能力。

（7）健康活动能帮助个人感受到自己是有用的,特别是当活动的结果或活动做出的东西对别人来说是很有帮助的时候。

（8）休闲娱乐活动可以促进社交能力。

（9）健康活动可以帮助长者们保持与外面世界的联系,特别是如果活动包含了外出郊游或者活动是与外界的人一起参与完成的(例如:家人、朋友、幼儿园的孩子)。

（10）健康活动可以促进积极的感受传播。

（11）休闲娱乐活动可以使长者们开心。

（12）健康活动通过让长者保持忙碌来降低他们遇到困难或者问题时的紧张心情。

（13）健康活动可以减少长者们的药物用量。

一些研究表明,长者们缺乏陪伴或缺乏一起陪同参与社区活动的人才是他们非自理生活中最困难的一部分。因为非自理一定程度上限制了他们的日常生活活动。另外,一些非自理长者会感到十分内疚,因为他们过分依赖家庭成员探访,并且由别人带着去参与健康活动。因此,对于不能自理的长者而言这些都是非必要的健康活动,比起寻求他人的帮助,他们更愿意待在自己的居所。

当那些经历过重大生活变革导致持续的身体或者认知局限性的长者们能够亲自参与到对个人有意义的社区活动中时,可以帮助他们体验过去常态的自己(例如:感受到自身的能力或生活状况还未发生巨大改变之前的自己)。保持社交关系和做事的目的感,完成具有个人意义的事情。经常实现这些目标是退休生活成功的秘诀。

第二节　美国在运用先进技术
开展高龄长者健康活动方面的实践

一、运用先进虚拟现实技术降低长者跌倒风险

在美国,虚拟现实(virtual reality, VR)技术被研究并运用为一种康复模式,以降低长者们摔倒的风险。摔倒会导致长者们出现严重的健康问题,其中主要原因来自于肌肉无力和平衡感的缺失。为了防止摔倒,美国健康活动研究人员设计了各种训练方案,以增强长者们在这些原因方面的功能表现以及日常活动灵活性。虚拟现实锻炼有许多优点,例如为长者们带来了因无法切身到达某个真实场景而造成的遗憾,同时节约了空间。虽然

虚拟现实锻炼被认为是康复活动的一种模式,但仍然需要额外加强长者肌肉强化训练,特别是针对长者们的跌倒预防训练(图18-1)。

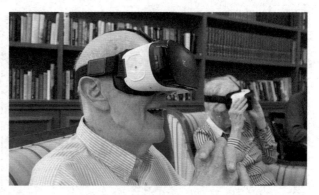

图18-1　老人使用VR设备

研究员让长者在24周内有不少于50小时参与训练,配合额外渐进的平衡和阻力活动训练,如果实施得当,虚拟现实训练项目可以降低17%的长者跌倒风险。虚拟现实可以明显增加长者们膝关节的伸展能力与动态平衡能力。长期运用虚拟现实康复活动配合额外的防摔倒预防训练,有利于增加长者们力量、耐力、平衡和灵活性等能力,大幅度降低跌倒风险(图18-2)。

美国斯坦福大学研究教授David发起的虚拟现实研究项目,从侧面对受试者的腿进行训练以降低长者们的摔倒概率,通过计算机生成各种高度和长度的矩形物体的图像,投射到受试者的头戴式显示器中,再组合腿部和虚拟物体的图像。研究对象在跑步机上行走时佩戴头戴式显示器,

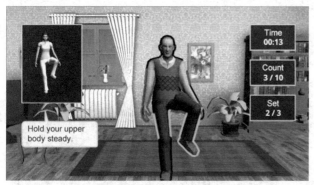

图18-2　VR的腿部肌肉训练教学

跨过他们脚下的虚拟障碍物。结合实际长者腿部运动与显示器内障碍物视频,由计算机对主体的脚与虚拟障碍物的交叉进行分析。在障碍物前缘的脚趾碰撞会表明受试者没有把足部抬得足够高,而在障碍物的顶部与脚后跟的碰撞会表明受试者的步伐还不够远。当这些碰撞被计算机检测到时,关于碰撞有关的脚跟或脚趾通过振动触觉会反馈给受试者。所有在跑步机上行走的受试者都需要佩戴腰间悬吊支撑,以防止在失去平衡或摔倒时受伤。当在地面行走过程中跨过障碍时,年轻、健康的人会通过增加膝盖和臀部的弯曲来跨过更高的物体,当跨过较长的物体时,他们会增加步幅。但长者面对障碍物时,膝盖无法带动脚步抬起过高,脚容易磕绊障碍物,再加上缺少平衡感,长者十分容易摔倒。在小部分长者受试者群中,训练结果显示,经过3次训练之后,受试者能够更好地自我调节地面障碍。这个项目的未来,可能会探索像手杖和拐杖这样的行走辅助工具的虚拟现实技术运用到健康活动中。

另外,类似的试验由北卡大学教授Jason领导的研究小组,通过虚拟现实系统,让受试者佩戴头戴式显示器在跑步机上行走时,利用一种新奇的虚拟现实系统,创造出他们视觉

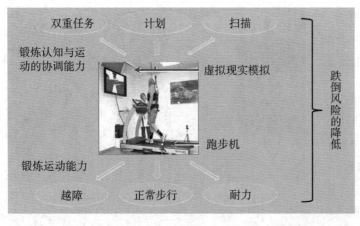

图 18-3 跑步机 + 虚拟现实用于降低跌倒风险

上的失衡。团队则扰乱他们对平衡的感知,受试者在一个巨大的弧形屏幕前在跑步机上行走,屏幕上描绘的是一个移动的走廊,记录他们的动作,从而确定受试者的肌肉是如何反应的(图 18-3)。原则上,类似的设置还可以用于临床诊断平衡障碍,甚至可以训练人们在走路时改善平衡。

当受试者走路的时候,视频图像中会加入横向振动,视觉环境会让受试者感觉好像在来回摇摆,或者坠落,受试者们知道他们并不是真的在摇摆,但是他们的大脑和肌肉会试图自动地纠正他们的平衡。虚拟现实设备作为一种物理治疗工具,应用到高龄长者健康活动中,可以指导有平衡障碍的长者们改善平衡能力,避免跌倒(图 18-4)。

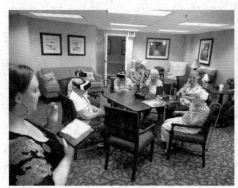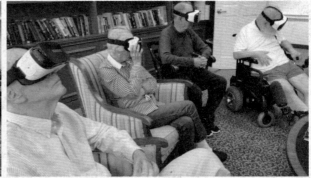

图 18-4 老人使用 VR 设备

在洛杉矶,许多颐养中心已经将虚拟现实技术推进社区健康活动,长者们对新技术、新科技都十分感兴趣,并纷纷表示愿意参加训练。美国南加州大学老龄专业还专门开授面向长者的虚拟现实技术设计课程,为将来更好地运用虚拟现实技术到高龄健康活动中提供了条件。虽然虚拟现实设备对长者们来说还有些陌生,但是新科技的运用,在另一方面让长者们感受到了自己与外界快速发展之间紧密的联系。

二、运用怀旧疗法帮助认知症长者寻回记忆

怀旧疗法又称为缅怀疗法,其定义为通过回想过去对自己具有特别意义事件的心理活动过程。认知症长者们通过有组织地回想、讨论及分享过去发生的生活经验,在回忆中将以往的事件及经验重新组织。回忆过去的岁月及成就可提升长者的自尊心、自信心、个

人的尊严及减轻忧郁情绪。

例如,在美国费城北部的伊斯顿之家,从厨房里旧式铸铁炉到客厅里老式木壳收音机,布置完全是直接从20世纪30~50年代翻版而来,这些都是专门设计的。这所老式房间坐落在这家老年护理设施的认知症治疗专区,提供一个重要的功能,让长者们感到仿佛在家里,帮助他们找回记忆,谈论年轻时候的自己。这就是怀旧疗法。

又如,美国加州圣地亚哥市的认知症护理机构乔治格雷纳认知症家庭中心在该市的一座大仓库里建造了一套模拟20世纪20年代生活场景的建筑,以沉浸式方式来帮助老年认知症患者找回年轻时的记忆,并激发他们与人交谈,以此达到康复的目的。仓库里的这套建筑被起名为"格雷纳城镇广场",包括商店、餐厅、护理所、酒店、宠物店、发廊、健身中心等25座建筑,均被设计成20世纪50年代的风格。所有复古建筑都真实再现当年的场景,正常发挥功能,而不是仅有空架子。商店和餐厅里正常营业,电影院放映60多年前的影片,护理所里将摆放如真人一样的治愈系玩具娃娃让患者照顾等。所有这些设计旨在帮助患者重拾年轻时的记忆,让他们开口说话,与人交流。该广场的设计理念是在沉浸式的环境中使用回忆疗法,这在美国还是首创(图18-5,图18-6)。

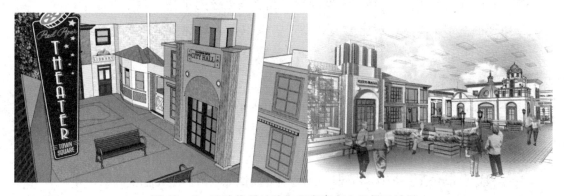

图18-5　乔治格雷纳认知症家庭中心场景设计图

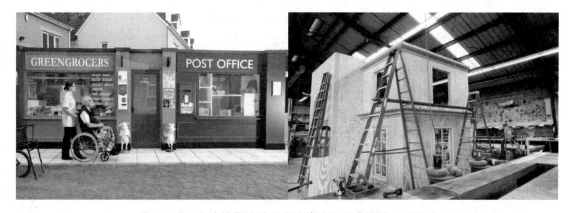

图18-6　乔治格雷纳认知症家庭中心长者真实生活场景

第三节 "健康七维度"——美国长者健康活动特色项目介绍

"健康七维度"是美国为长者专门推行的以健康七个维度为基础的个性化活动项目和专项研究。

一、健康的七个维度

健康的七个维度包括：身体维度、情绪维度、智力维度、心灵维度、社会维度、职业维度、环境维度。

（一）身体维度健康

这是一种保持健康生活，在不过度的疲劳和高强度压力下进行日常基本活动的能力，是人最重要的基本维度。这种能力会帮助长者认识行为对健康有重大影响，并接受健康的兴趣爱好（日常健康检查、均衡饮食、锻炼等）以及引导长者避免有害习惯（抽烟、药物、饮酒等）。

身体锻炼，是对身体系统有深远影响的最重要的事情。南卡罗来纳大学运动科学与流行病学和生物统计学教授史蒂文·布莱尔说过，当人们剧烈运动时，每个身体系统功能都会加速：新陈代谢、生化、激素、体温调节功能、呼吸和心血管功能。

身体锻炼可以预防并控制最常见的慢性疾病（例如：糖尿病和心脏病）。

研究显示，在美国疗养院中的 72～98 岁的住户们，通过连续 10 周体能训练，身体功能提高了 113%。躯体健康帮助应该看起来是什么样？健身活动项目中可以包含的元素有：①每周 2～3 次的力量训练；②每周 150 分钟的心血管锻炼；③适当的呼吸技巧训练；④灵活性，平衡和协调能力；⑤一定的运动，同时伴随适当的评估和检测；⑥适当的营养和控制体重。

（二）情绪维度健康

情绪可以分享我们的感知，例如，生气、害怕、悲伤或者压力；期望、爱、愉悦和开心。大多数时候人能够控制自己的情绪，也有能力应对生活中所遇到的压力。当然，些许压力是正常生活的一部分。

然而，压力过大会使人衰弱，并与诸如焦虑、失眠、消化问题和心脏病等疾病联系在一起。我们可以引导长者学习如何管理压力。

以下运用在情绪维度方面的活动项目会对长者的生活产生深远的影响：①运动；②身心锻炼类课程；③水疗服务；④压力管理研讨会或咨询会；⑤行为矫正课程或咨询会；⑥幽默研讨会；⑦音乐疗法；⑧支持团体和社会活动等；⑨养成规律的睡眠习惯，包括晚上10时上床睡觉，每天在同一时间起床；⑩寻求额外的支持：生活中有些事(比如亲人去世)对我们来说压力太大了，在这些情况下，寻求心理健康专家的帮助是学习应对策略、获得情感支持的重要途径。

（三）智力维度健康

随年龄增长，挑战大脑思维是我们避免患上阿尔茨海默病(老年痴呆)这类疾病的关键。

美国有研究表明，挑战大脑思维的活动，例如：文字游戏、打牌、阅读和写作都有可能会减缓阿尔茨海默病(老年痴呆)带来的快速记忆丧失现象。

在美国，大多数长者都渴望学习新技能：59%的长者对学习互联网和数字电视感兴趣；73%的长者希望学习如何保持健康和活力；58%的长者想要学习理财和金融管理。这项研究是由美国"帮助长者"协会委托并开展的，现在超过30%的长者们意识到了他们的健康与现代化生活的密切联系。

（四）心灵维度健康

心灵维度健康意味着人与自我精神合拍，长者在生活中重新找到意义，可以看到自己在世界上的位置，并且有一种个人目的感。

心灵维度健康项目应该鼓励参与者：①活在当下；②倾听大自然的声音；③闻闻户外的香气。并提醒长者，这些活动时间是他们自己的，长者可以通过参与这些活动来亲身体验自己的生活和健康的改善。

（五）社会维度健康

社交能力是一种可以帮助长者自己连接并联系其他人的能力。长者若能建立并维持和家人、朋友、同事的良性人际关系，是帮助长者获得健康的最便捷、最经济的策略之一。

花点时间培养最有意义的人际关系。可以参照以下建议：①社会关系孤立的人更容易生病，并且死亡率比没有被社会孤立的人群高出2~3倍；②在压力下，保持原有社交联系和亲友支持的人可以做得更好；③近20%的美国人在他们空闲时间感到孤独和孤立；④人与人之间的触碰和拥抱可以改善健康；⑤笑是良药；⑥缺乏陪伴时，人的胆固醇水平会上升；⑦温暖的亲密的友谊有助于升高体内免疫球蛋白水平；⑧强大的社交能力可以营造良好的情绪并增强自尊；⑨和朋友去散步：试着把手机留在家里；⑩安排在家里聚餐：这一活动不仅创造了家庭成员之间更紧密的联系,而且研究表明,它能培养更健康的饮食习惯、更高的成就感和情感幸福指数。

(六)职业维度健康

还在工作的长者从工作中或者所选择的事业(志愿者服务也包含在内)中来获取自我满足感从而保持生活各方面平衡的能力。

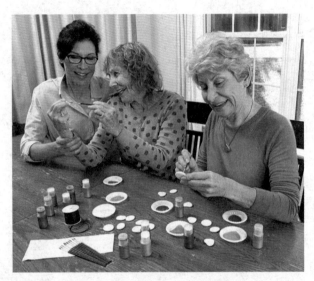

图 18-7 长者学习调色

为获得最佳职业维度健康,长者可以:①探索各种职业或者志愿服务的多种选择;②创建一个展望个人未来的活动;③选择符合个人兴趣爱好和天赋的活动(图 18-7);④参观职业规划中心;⑤乐于改变,并学习新的技能。

(七)环境维度健康

这是对环境、空气、水源、土地等的认识、保护的自我责任。这种能力可以帮助我们对周围环境起到良性影响,就像我们的家、社区和我们的地球。我们还应该为更大的环境负责,同时也要对自己身边的环境负责。具体地说,就是要考虑诸如共享空间、噪声和清洁等问题,或者通过与邻居、朋友等共同协商来管理这些问题。

为了达到最佳的健康状况,每个人都需要平衡这七个维度的活动。每个维度都是互相影响,互相作用,最终影响我们的整体健康。对于每位高龄长者而言,都拥有自己在这些维度中独特的平衡。

二、如何实施

尽管许多因素在健康活动中都起着至关重要的作用,但对于年龄较大的长者而言,这些因素可能会成为长者活动参与度的直接阻碍。长者们是否参与到合适的活动中?他们是挑战了自己还是运动过于强烈?长者们不参与健康活动,可能会有很多原因。是不是不够集中注意力?有时候当活动缺乏挑战性时,长者们会感到疲累、无聊、不想参加,开始变得吹毛求疵,还有可能变得淘气来打发无聊。这样的长者可能会因为日常活动长期缺乏挑战性而自身能力渐渐减弱,进而发展为频繁出现不满,并且咄咄逼人。

在活动安排中最重要的一点是,站在长者们的角度看待每一次活动和课程。试想一下,你老了,在现在的社区生活,你希望的活动是什么样? 希望被如何对待? 希望专业护理人员是把您当做一般能够正常活动的成年人来对待还是希望把您看成孩子、老人? 在活动安排中,了解每一位长者是至关重要的。当我们努力提高长者们生活质量的时候,必须意识到健康教育是提高社区长者身心整体健康的一个很好的机会。很多时候我们看到的促进健康和预防疾病的信息仅仅来自于躯体维度,而如果能全面了解"健康七维度",照护服务者们就可以更好地迎合长者们的个人全面需求。

(一) 长者健康活动基本提纲

每个月可以为长者们提供下表主题内的至少 1 项健康活动。活动设计和组织者可以根据所在养老服务单位和长者的特点,增减活动以适合长者所需。

艺术创作	活动型休闲游戏
陶瓷:磨具,手工;铜制品:使用工具创作,上色	
皮革制品:使用工具雕刻,装饰	弹(拍)球、弹(拍)气球
木版画:手工创作,使用工具(机器)创作	保龄球(室内/室外)
插花;刺绣,针织创作	小型高尔夫
马赛克图案:瓷砖,蛋壳,石头等拼接艺术创作	健身锻炼
缝纫:手工缝制,机器缝纫创作	园艺
绘画:油画,水墨画,水彩画,手指画,3D 绘画	废纸筐篮球赛
艺术品:蜡笔,拼图报纸碎步艺术	桌面沙壶球
编织:桌布,地毯,篮子;废品工艺—许多种可能性	
安静型休闲游戏	**与宗教有关**
拼图;扑克、纸牌类游戏;象棋、跳棋	电影
填词游戏,猜谜,扔沙包等	经书学习、抄写;志愿者诵读经文
娱乐与社交	**教育类活动**
电影;庆祝派对;社区活动	"新闻直播";填词、猜谜大赛
比赛,联赛	学习讨论小组;授课;文学鉴赏
茶话会、鸡尾酒会	在合作的学校学习
社区服务项目	**工　作**
为其他住户制作礼物、或者其他医院的住户;为子女准备派对	做手工艺品来卖
为社区服务:装饰,折叠文件,设立基金;维修家电	维修社区或家中设施
家务清洁卫生;住宅装饰:插花,摆放玻璃器皿	兼职工作
个人仪表	**其他活动**
理发,剃须;美容课程 美甲;塑身课	烹饪课;园艺课;摄影 社区日报撰写 居民委员会,其他社团或小组 公告栏、海报设计

（二）具体活动实施举例

1. 旅行日志　这个活动的主要目的是激发居民的兴趣爱好并且加入到健康活动中来。活动之前研究主题并准备相应材料会有助于活动顺利展开。

地点的选择可以从国家跨越到景点。存在无限多的可能性,通常绝佳的创意来源于居民自己。许多这个年龄段的居民游览过很多国家和地区,也有他们自己喜欢的旅游方式。选择一个他们相对感兴趣的地区,然后挖掘他们的兴趣所在。

为选择的地方做一个小旗帜,拼写出这个地区的名字或者绘画出这个地区的标志并留白中央。给居民们提供可洗马克笔,并鼓励他们为地区名字或者标志创意涂色。然后把所有居民创作的作品,在最上方打孔,用丝带把这些旗帜连接并悬挂在墙上。这个活动可以在早晨进行,旅行日志分享活动在下午进行。小旗帜可以悬挂一整天,并作为居民们交流的平台。

选择一本介绍地区的彩色书籍,漂亮的照片可以帮助居民们更加投入到旅行日志分享活动中。视频、PPT、电影,甚至是简单的一张地图都可以被运用为视觉辅助。

在活动进行时,最好能提供一些介绍地区的风俗食物或者饮品(就算活动没有顺利展开,食物也可以帮助居民们更加愉悦地享受活动)。

2. 写作俱乐部　如果说有哪一种能力,可能会默默地丧失,那就是写作能力。写作活动可以帮助书写能力的维持。给长者小卡片,让他们描写自己的朋友或者亲人。有时候对他们来说,最开始会有一定的难度。可以帮长者起头或者教他们如何起头,还可以给他们一些空格,让他们自己填空,也会很有帮助。如果还有困难,就可以让长者抄写一些现成的文字,例如:诗歌。

3. 音乐　音乐活动是最容易成功、最受长者欢迎的活动。音乐有它自己的旋律,能够自然、无障碍地与任何人交流,甚至是认知症长者。有很多可以运用的录音文件或者磁带,选择音乐的种类非常重要,最好选择柔和并且不悲伤的音乐;可以选择大家喜欢并熟悉的音乐家或者曲艺家,能够让长者跟着旋律一起唱的歌曲也十分受欢迎,这是一种刻在脑海里的旋律,不需要歌词,不需要提示,很多长者都会跟着一起唱,唱歌时的愉悦、与其他邻居的愉快交流,是音乐活动最成功的地方。还可以选择一些节奏感明显的乐队;跳舞是另一种居民们享受音乐活动的方式。这个活动可以排解居民的不愉快,并提升运动量。

4. 郊游　外出活动是长者们最兴奋,最开心的活动之一。远离拥挤的人群和复杂的地形对郊游来说十分重要。湖边散步,或者在附近社区走一走都能帮助长者们与外界连接。在外出时,专业护理人员必须保证长者的要求随时被满足。

5. 介绍活动　如何向长者们活动介绍活动也会导致不同结果。一定要友好地介绍活动,有耐心,包容,切忌对长者们苛刻要求,表现出能完成活动的优越感。把每一条的活动教程讲解清楚,并根据每一个人的能力做出调整;有需要时,可以为长者展示具体的活动细节或者整个活动;在活动刚开始时,可以指导长者如何开始第一步。

（三）长者健康日常活动的开展

在美国,通常日程表会提供连续的、舒适的、长者期望值高的课程。如果已经安排好了一天的活动,较受欢迎的基本活动可以按照正常日程进行,其他特殊活动可以随着长者们的兴趣、季节变化、节假日、期望或者家人朋友的要求而改变。如果一个活动举办得十分顺利而且对长者有利,活动安排员可以选择延长活动时间。如果一个活动的进行没有预想的顺利,活动安排员可以根据长者们的意愿适时结束活动或者改变为合适的活动。活动安排员必须随时指导并鼓励长者们参加健康活动,但是长者们有权利不参加活动或者选择自己感兴趣的部分参加。

长者还可以根据自己的需要,转换不同的活动,或是参与不同的俱乐部,寻找独立自主的健康活动。所有他们参加活动就仿佛身处自己的家一样,准备食物、打扫卫生、洗衣服、收拾整理等。这些都会为长者带来愉悦的体验。

（四）一周行程安排举例

周一	周二	周三	周四
上午 7:30 早起俱乐部	上午 7:30 早起俱乐部	上午 7:30 早起俱乐部	上午 7:30 早起俱乐部
上午 8:00 早餐俱乐部	上午 8:00 早餐俱乐部	上午 8:00 早餐俱乐部	上午 8:00 早餐俱乐部
上午 9:00 美妆美容	上午 9:00 美妆美容	上午 9:00 美妆美容	上午 9:00 美妆美容
上午 10:00 拉伸运动	上午 10:00 锻炼	上午 10:00 拉伸运动	上午 10:00 气球排球游戏
上午 10:30 果汁时间	上午 10:30 果汁时间	上午 10:30 点心时间	上午 10:30 点心时间
上午 11:00 小手工制作	上午 11:00 烘焙课	上午 11:00 艺术创作	上午 11:00 烹饪课程
中午 12:00 午餐	上午 11:30 布置餐桌	上午 11:30 布置餐桌	中午 12:00 午餐
下午 1:00 散步俱乐部	中午 12:00 午餐	中午 12:00 午餐	下午 1:00 看地图识省份
下午 2:00 唱歌俱乐部	下午 1:00 棋牌	下午 1:00 散步俱乐部	下午 2:00 合唱
下午 2:30 插花艺术课	下午 2:00 宠物治疗师	下午 2:00 自由课程	下午 2:30 装饰面具
下午 3:00 轻松娱乐	下午 2:30 知识问答	下午 2:30 唱歌	下午 3:00 轻松娱乐
下午 4:00 休息	下午 3:00 轻松娱乐	下午 3:00 水墨画	下午 4:00 休息
下午 5:00 准备餐桌	下午 4:00 讲故事	下午 4:00 烘焙	下午 5:00 准备餐桌
晚上 6:30 装饰饼干	下午 5:00 准备餐桌	下午 5:00 准备餐桌	晚上 6:30 桌面游戏
晚上 7:00 晚间社会活动	晚 6:30 介绍当下科技	晚上 6:30 电影	晚上 7:00 点心时间
（提供装饰好的饼干）	晚 7:00 晚间自由活动	晚 7:00 看电影(点心)	

（续表）

周五	周六	周日	每周例行活动
上午 7:30 早起俱乐部	上午 7:30 早起俱乐部	上午 7:30 早起俱乐部	每天都要安排锻炼活动;
上午 8:00 早餐俱乐部	上午 8:00 早餐俱乐部	上午 8:00 早餐俱乐部	外出活动:每周 1~2 次,可
上午 9:00 美妆美容	上午 9:00 美妆美容	上午 9:00 美妆美容	以是出去吃冰淇淋,参观动
上午 10:00 跟随节奏跳	上午 10:00 散步俱乐部	早上 9:30 服务需求	物园,博物馆,公园等;
舞(音乐舞蹈锻炼)	上午 10:30 点心时间	上午 10:30 果汁	音乐舞蹈:每周 1~2 次;
上午 10:30 果汁时间	上午 11:00 烘焙时间	上午 11:00 布置餐桌	园艺活动:每天 1 次;
上午 11:00 烹饪课	上午 11:30 布置餐桌	中午 12:00 午餐	户外活动:每天至少 2 次。
中午 12:00 午餐	中午 12:00 午餐	下午 1:00 回忆往事	
下午 1:00 散步俱乐部	下午 1:00 宠物治疗师	下午 1:30 合唱	
下午 1:30 制作书签	下午 2:00 居民、家人	下午 2:00 桌面游戏	
下午 2:00 棋牌游戏	新年派对	下午 3:00 休闲娱乐	
下午 2:30 点心时间	下午 4:00 休息	下午 4:00 知识竞答	
下午 3:00 轻松娱乐	下午 5:00 准备餐桌	下午 5:00 准备餐桌	
下午 4:00 讲故事	晚上 6:30 介绍当下	晚上 6:30 美甲	
下午 5:00 准备餐桌	科技	晚上 7:00 电视剧	
晚上 6:30 阅读小组	晚上 7:00 点心时间、		
晚上 7:00 享用烹饪课制	怀旧故事		
作的食品			

　　一些机构会将七维度结合实际长者总体情况,划分每周安排各个维度活动时间,再结合他们的兴趣意愿拟定日程表。另外一些机构会平均各个维度时间,保持居民各维度平衡。对于无法参与、活动不便的长者们,一些机构活动安排部门与健康护理部门会联合合作,为长者量身定制适合他们活动量、活动范围、能力的个性化活动方案,以保证所有入住长者的健康活动参与度。

（施雯莉）

第 十九 章
日本

随着日本社会老龄化的高速增长,需要照护的长者也随之增多,丰富多彩的健康活动受众人瞩目。为了更好地维持健康,健康活动在日本已经被重新认识,并积累了丰富的经验。健康活动,除了长者的健康活动,也出现许多专门服务于需要护理的高龄长者,活动形式也非常多样,而且随着季节和时代变化和前进。要让健康活动真正起到健康维护作用,更需要周边人员的理解和帮助,更多人参与和支持,这也是养老服务单位与照护工作人员的专业度提升和安心投入活动组织工作的保证。

本章主要对日本养老机构、生活中展开的健康活动的理念及方法,以及不同类型健康活动对长者在生理和心理上产生的效果进行介绍。

第一节　日本社会高龄长者健康改善活动开展状况

一、养老机构活动开展概述

在日本的养老机构,每天长者愉快地享受各种健康活动。除了常见的卡拉OK和麻将外,还有插花班和陶器、园艺、读书会、书法、俳句、烹饪、画画、手工制作等,内容丰富多彩。也有护理人员陪同外出旅游,以及去看野球比赛等,外出支援的活动项目也在各大小养老院展开。健康活动已成为长者选择养老机构的一个重要项目。

针对看护度高的长者或卧床不起的长者,进行芳香疗法、手部按摩,为长者阅读故事、唱民歌等,让更多的长者享受到活动的乐趣。

可以看到,除了体操和游戏,健康活动具有多样性及丰富性。护理人员也可以从开展的过程中了解、观察到长者的身体情况。

长者开展健康活动有三个目的和效果。

(1) 维持身体功能。日本总务省的调查报告显示,长者读书、看手机、电视时间会比较长。失去运动的时间,容易造成体力、体质下降。对应于这种现状,健康活动开展的效果相当显著。

(2) 脑的活性化。动手动脑,能预防、维持认知症的症状。特别是音乐疗法、回想法的开展对认知症的研究,也有显著功效。

(3) 增加交流。互动游戏及手工制作,增加了人与人之间的交流,提高了长者的生活质量。

二、健康活动的分类

(一) 动脑性

常见的语言及计算等各种"脑锻炼"游戏,在日本备受欢迎。这种方法能让长者开动脑筋,增强思考力、挑战力及判断力,促进脑部活性化及对认知症预防起到明显效果。对即使患有认知症的长者,也有维持以及改善的效果。但认知症患者的理解度较低,在活动实施时需要注意难易度的调整,以及时间、人员的分配。对内向的长者也要根据长者本身的兴趣爱好来安排活动。这也需要对长者的背景情况充分了解对其本人的个性特点深入理解,还需要护理员之间的协力。

(二) 运动型

能起到功能训练的效果,维护长者的自立度。对于不需要看护的长者,运动是相当重要的一个环节。另外,白天适当的运动,能提高食欲,帮助提高睡眠质量。运动型活动可以不仅仅是安排体育锻炼活动,可以更积极地在生活中导入。

锻炼身体功能是目的,也需要考虑如何让长者坚持,愉快自发地进行活动是需要重点考虑的。长者中有半身瘫痪,也有坐轮椅、卧床不起的。根据长者的身体情况及周边的资源,设计活动很重要。

(三) 手工制作

在日本,面向长者的娱乐有很多机构导入的是剪刀针线等手工活动。手工活动需要用到手指,能起到开动脑筋的效果。另外,可以通过手工活动观察到参加者的行动能力。活动内容的选择要利于活动的开展,比如做一些长者们熟悉的内容,像制作香包之类的活动很受长者欢迎。制作好的手工制品可以摆设在机构内,或作为送给家人的礼品。在平时的生活中也能欣赏,或被人赞赏。这样可以大大提高长者的积极性。

最近,有些机构还进行老年用品的公益销售。对长者的社会参与也做出了贡献。大家可以结合周边环境,设计创造适合我们身边长者的活动。

三、日间照料中心健康改善活动实践案例

日间照料中心在日本是支撑长者居家养老的一项重要服务。一般从上午 9 时到下午 4 时。提供福祉车辆的迎送、入浴、健康餐饮、身体状况检查等服务。目前在日本全国有近 4 万家,健康活动是其服务不可缺少的一部分。

图 19－1 是日间照料中心每日护理度从高到低的利用者分布,看护度高(要介护 3~5)的长者占到 30% 以上。在日间照料中心开展的各种活动,对于日间照料中心的常客,或短期入住的长者,每天进行同一种活动会产生厌倦感。因此,最近在日本的养老机构中,健康活动的创新性、季节性和社会性等特点被予以高度重视(图 19－2)。

案例 1:梦之湖日间照料中心

梦之湖日照中心,以康复治疗为主要主题,引入了很多创新元素,非常有效地调动了长者的积极性和自主性,达到

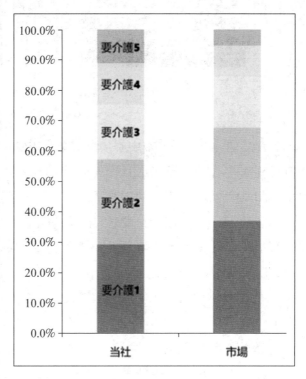

图 19－1　日间照料中心护理度高低

了很好的康复效果,其康复治疗的方式基本以各种游戏活动为主,没有任何医疗服务体验的感觉,创造出了非常独特而温馨的文化理念,让接受服务的长者内心也充满活力。虽然是以快乐的文娱活动形式开展康复,但是由龙谷大学的池田教授进行的调查显示,在梦之湖参加活动的长者,身体功能改善率远超出全国平均水平,比如中度失能长者的改善率全国平均是 11.5% ,而梦之湖则达到了 76.9% 。由于梦之湖出色的经营理念、良好的康复效果、快乐的生活氛围,所以受到日本政府和业界的一致好评,服务网点也从偏远的山口县

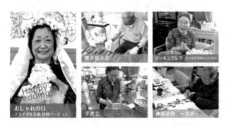

图 19－2　日本养老机构
丰富多彩的长者活动

发展到了东京等大都市。

进入梦之湖，放眼望去仿如一个欢乐的游乐场，它在环境布置上也很有特点，没有豪华的装饰，甚至非常简朴，但是却感觉像是一个大家庭，随意摆放的日常居家用品，处处可见，整体色彩丰富鲜艳，很温暖，让长者感觉很亲切，很安心（图19-3）。

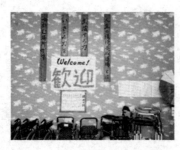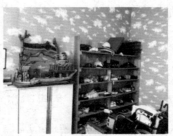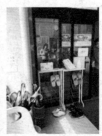

图19-3　梦之湖进门入口处摆放着不少轮椅和助行器
说明来这里的高龄行动不便长者非常多

梦之湖的长者早上被中心接送专车接来之后可随意从活动安排表几十个活动中选取自己喜欢的项目，贴到个人日程表里。这和日本的主流日间照护中心有很大的不同，出于效率和风险考虑，一般日照中心活动的流程都是机构工作人员决定的固定流程。心理学研究显示，人在有主动选择权时容易有幸福感。梦之湖的这种自我主动选择的安排，更容易调动长者积极性，也更容易提升健康改善效果。当然在实际实施过程中，是完全自己安排，还是工作人员指引，或者完全听从工作人员建议，需要根据长者身体和认知状况不同灵活地应对。这样的活动方式，工作人员如何配置达到最佳，梦之湖也总结出一套可供借鉴的经验。

梦之湖的创新和独到之处具体表现在：

（1）巧思妙设，令康复"无处不在"　通过地势的变化，有意设置各种障碍或高差，目的是为长者创造练习自我行动能力的机会。比如有坡道、有模拟富士山的楼梯、有让长者必须上下移动身体的游戏，也有很多鼓励长者的话"自己的事情尽量自己做"。梦之湖中心可以找到无数类似的巧思妙设，看上去平平常常，却能督促长者尽量自我行动，让长者在和日常生活一样的场景中不知不觉地就得到了康复训练。比如中心几乎没有扶手，但行走路线、沿途物品比如椅子的摆放、家具的高矮等，都经过精心设计，可以作为需要时代用的扶手。

所有这些布置，一方面是避免过度护理；另一方面也不断给予长者心理暗示：可以自己做的，被照顾得太好了反而身体功能得不到康复锻炼进而衰弱加速。虽然这些布置也存在一定风险，但是这些风险都是实际生活中真实存在的。通过中心的练习，长者能适应这些风险，就意味着能更多地在真实生活环境里自立了。当然，为得到长者和家属的理解,中心也做了大量的沟通工作(图19-4)。

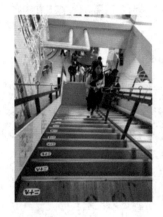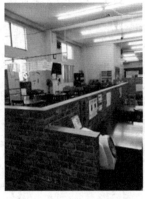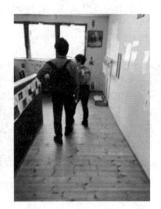

图19-4　楼梯模拟的富士山

旁边还有提示加油的标语牌;隔断就可以是扶手;微微有斜坡的走道

(2) 游戏的激励系统　梦之湖的讲解员不是工作人员,而是在这里接受服务的长者自愿担任讲解。他们花1~2小时的时间,按照他们自己的方式和喜好带领游客参观。这样既锻炼了语言和行动能力,也增加了社会参与度,而且讲解是有报酬的,长者可以拿到梦币。梦币是梦之湖专用虚拟货币,只能在此中心流通。刚进来的长者会发放一些梦币,机构里的不少服务都可以用梦币购买,比如喝茶、陶艺、卡拉OK、料理教室、按摩仪服务等。除了初期发放的梦币,还可以通过参加各种康复游戏活动赚取梦币。以游戏的方式康复锻炼,还能赚到钱,长者当然积极性很高了(图19-5)。

刚来中心的脑卒中过的长者,其实还不能接受自己半边身体动不了的状态,没有自信,也不知道自己该干什么。这时,给他提供一些力所能及的有趣小活动,比如帮忙一起做饭等小事情,让长者能逐渐有些小的成就感。有了这种体验,再加上一些奖励机制(比如10次以上就可以当指导员等),长

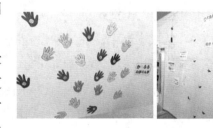

图19-5　玩就可以赚得梦币,简易而低制作成本的小游戏

者就会逐步恢复信心,更加努力锻炼了。每天都在趣味的玩乐中不知不觉度过,某一天突然发现自身功能已经恢复了很多。

(3) 丰富多彩和专业度并举的活动项目　梦之湖里面的活动项目琳琅满目,隔一段时间活动项目就会更新和丰富。而且不同位置的店面,内容和项目也不尽相同。他的活动也是"活动"的!活动内容的制作靠的是工作人员和长者共同智慧,核心都是围绕着梦之湖的康复理念"MILK":

1) M:Movement是锻炼活动能力的项目(如活动关节、锻炼平衡感、锻炼味觉触觉等)。

2）I：Intention 是锻炼脑力或个人意愿的项目（如计算、猜谜、培养记忆力、情感表达等）。

3）L：Life 是锻炼身体基本功能的项目（如锻炼呼吸功能、维持血压、帮助睡眠等）。

4）K：Keeping 是锻炼持续力的项目（如帮助达成目标、训练集中注意力等）。

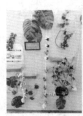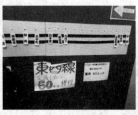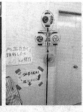

图19-6　小猴爬树、地铁站名记忆等小游戏

而且这些项目无论是什么目的，大多是以游戏的形式开展的，比如一个练习臂力的小游戏，用小毛绒玩具、线还有纸叶子做成猴子爬树的小游戏；有一款培养记忆力的游戏，就借用大家熟悉的回家的地铁路线，用小纸片贴出其间的站名等（图19-6）。

（4）细致入微的适度照护协助　梦之湖的经营理念中，很重要的一点就是不做"过度护理"。照护工作人员主要的工作是观察和判断每位长者的自理程度，哪些方面力所能及，哪些需要辅助，而哪些是完全不能自理的。长者自己能做的，就绝不上前帮忙。这种护理理念，梦之湖称之为减法护理，目的是尊重和唤醒长者内在的能力发挥的意志，创造长者恢复锻炼能力的任何机会。

要实现减法护理，需要细致入微地投入到日常工作中去，不断观察，找到长者可以独立完成的部分。比如帮忙做饭这个活动，就可以分为：打开冰箱、取出蔬菜、准备洗菜篮、拧水龙头等诸多动作。在哪个环节需要辅助、哪个环节可以放手，这就需要工作人员非常细致和用心的工作投入，服务品质和专业度也是在这些细节中显现出来。

（5）低成本高创意的活动设施制作　梦之湖中心活动项目还有一个令人印象深刻的地方，就是活动设施布置的低成本。这里没有什么特别高级昂贵的康复设施设备，也没有最新的大型智能化电子产品，不少东西是捐赠的，很多布置甚至是废物利用。但是却巧妙利用，别出心裁，并且同样能够达到良好的康复效果。这一点对于费用负担能力更低的中国长者和养老服务单位来说，其低成本高创意的活动设施制作的精妙构思更是可以给我们很多启发（图19-7）。

（6）尊重长者意愿的人本照护
长者的康复和护理要获得最佳的效果，唤起长者自己生存和康复的意愿是最重要的。要唤起主动的意愿，在尊重长者意愿的前提下才可能实现。高龄长者在身体功能衰弱或者缺失时，会容易

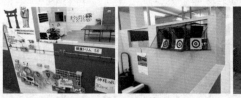

图19-7　材质简单却很有趣味
也很生活化的康复小游戏

有不愿为人所知的自卑感。梦之湖中心尊重长者的意愿，不是靠张贴或者高喊口号，工作人员做到这一点也不是靠硬性的工作制度约束，而是通过照护中心的布置、照护服务人员

跟长者自然的交流互动,将活动项目带来的体验等细微又无处不在的感受落到实处,随时都在跟长者传递着"你是独特的,你是最好的"。长者的心情放松了,才会激发出想做的意愿,身体配合动起来,才能持续达到健康改善的目标。

案例2:日间照料中心大企业津久井公司

津久井公司主要以居家养老为主,在日本有日间照料中心近500家,并每年都以30家的水平在增长。津久井开展的健康活动事例介绍:

(1)外出购物活动 喜欢购物是人的天性,长者也特别喜欢,即使身体不佳也依然热衷。津久井公司不因为高龄长者年龄大、身体不好、认知障碍就中断他们购物的享受,而是由护理人员陪同长者购物。因为要考虑一部分使用轮椅的长者,以及考虑长者如厕问题,一般会选择大卖场等具备无障碍环境条件的场所。通常每次4~5位长者由2位护理员陪同出行。虽然认知症患者在回程的途中就把购物的事情给遗忘了,但在活动过程中的经历(外部的空气、身体运动、与外界人士的接触)对保持身体功能和维护认知功能方面都起到积极显著的效果。

(2)长者运动会 在日本从幼儿园就开始,人们就养成参加运动会的习惯。因为有这样的传统,所以一说起要举办运动会,长者的积极性都会很高。考虑长者身体原因,一般长者运动会都安排在室内。护理院做的手工类的游戏制品被活用。气氛愉快而又和谐。有些机构还会邀请家属一起参加,分享运动的愉悦。

案例3:蒲公英日间照料中心

蒲公英日间照料中心,位于日本爱知县一宫市。以丰富多彩的健康活动,周到的服务,而在业界小有名气。在这里,长者每次可以选择自己想参与的活动。不但有一般机构普遍已有的活动,还有面包房、温泉、泳池、健康营养自助餐厅等特色项目供长者自由选择。参加活动后,每个项目能得到不同的积分,可以换取机构内的其他服务。

此外,有创意地设计和组织健康活动的优秀服务员工也得到赞赏与奖励,可见在项目以及服务设计上的用心。长者每天都很开心,每天去蒲公英参加活动的长者近200人,连15千米以外的长者也会选择到这个机构活动。

四、社区中的健康活动案例

案例1:上错菜的餐厅

东京都内一家NPO组织举办了这次活动。其餐厅里的6位服务人员都是认知症患者,他们最大年龄90岁。客人们点的菜,虽然上的菜和点的菜会发生错误,但客人们都理解,并用微笑鼓励服务人员。为期3天的活动,每天都满座。这次活动让长者更有意义地参加了社会活动。通过这次活动增加了社会对认知症患者的理解与支持。

案例2：认知症咖啡厅

认知症咖啡厅文化起源于法国，2013年引入日本并结合本土的情况而开展。客人一般为认知症长者及其家人、周边的居民。一般设置在养老院及福祉办公室附近，目前日本有认知症咖啡场所近700家。今年，认知症咖啡也趋向于多样化和专业化，连星巴克、麦当劳等民间企业也参与了活动，定期设定认知症角。在那里，有飘着咖啡香味的放松空间，有客人们愉快的对话。

东京目黑地区的认知症咖啡活动由认知症的家属、医院及一般市民组织进行。地点有咖啡店、医院内的休息室等。在目黑地区及周边展开。认知症咖啡，在名古屋地区也很盛行（图19-8）。

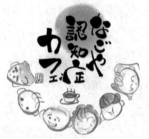

图19-8　名古屋的
认知症咖啡标志

案例3：无障碍交谊舞

参加人员都是长者，而其中大部分都是需要照护的高龄长者。交谊舞有音乐、节拍、身体及语言的交流和接触。交谊舞在这一代长者年轻时盛行。每当华尔兹等旋律响起时，大家的表情会变得更安详和更放松。有研究显示，无障碍交谊舞对身体很好。

案例4：老年时装秀

老年时装队在国内也很普遍。但日本的长者时装队很独特，模特都是不能自理或患有认知症的长者。美容专门学校的学员为他们化妆，穿上和服或时尚服饰，踏上红地毯，那一刻对长者来说是多么幸福。

第二节　日本的提升口腔功能训练活动

日本有颇具特色的高龄长者健康改善活动，如口腔操、防跌倒操、健脑手指操，还有很多手工制作活动等可供参考借鉴。

日本全社会对于口腔保健都非常重视，无论老幼。因此在老年照护服务中，口腔照护也是非常重要的服务内容，从口腔和牙齿的清洁、口腔的咀嚼功能、再到吞咽功能，每个环节都有非常详细的提升功能训练内容。之所以对口腔保健如此看重，是因为口腔健康确实对整个健康的影响关系重大，特别是身体日渐衰弱的高龄长者。因为我国人民生活发展的历史原因，国民对于口腔健康的关注在逐步提升，但是在长者的照护中，口腔护理还没有上升到应有的重视程度，甚至有些服务单位还没有配备全面的口腔照护和口腔功能训练服务。日本丰富的口腔照护经验很值得我们学习和借鉴。

一、提升口腔功能的重要性

整个口腔包括下腭、唇、颊、舌头、面部和颈部的咀嚼肌与牙齿协调动作磨碎和吃下食物,也就是咀嚼和吞咽的组合,这就是为了吃东西而有的口腔功能。而这种功能降低的话,咬食物和吞咽都变得困难,有时会呛到,引起吸入性肺炎,甚至发生噎食,危及生命。除了磨碎食物和吞咽,口腔还负责分泌唾液,唾液中还有丰富的消化酶,消化是从口腔就开始了。如果消化酶分泌出现问题,还会影响食物的消化。无法好好享用一顿美食,也将失去人生一大乐趣。

从口腔摄入食物,是人体获得所需营养的重要途径,年龄增长之后肌力随之自然衰退,咀嚼肌也难以避免力量变弱,牙齿也会逐渐脱落,口腔变得干燥,唾液分泌也会减少,这样势必影响食物的消化和吸收。对于本来功能就处于衰退中的长者而言,无疑雪上加霜。因此,在整个口腔功能还没有严重衰退时就开始进行口腔功能训练是很有必要的,而已经衰退的状况就更要加强训练,以维护吃东西的能力还有防止噎食。这也是严重影响生活质量的一大要素,必须予以高度重视。

牙齿稳固、咀嚼肌力强化、吞咽功能练习、促进唾液分泌,都可以通过一系列口腔功能训练加以维持和促进。在日本,口腔照护的目的包括以下内容:①预防蛀牙或牙周病;②预防口腔癌、舌炎、念珠菌口腔癌;③消除口臭;④预防牙病灶感染;⑤预防吸入性肺炎;⑥营造舒适的气氛,促进食欲;⑦透过口、唇、舌、颊、喉咙的刺激或按摩来训练咀嚼和吞咽动作;⑧提升口腔发音功能;⑨促进唾液分泌,促进口腔自净作用,防止口腔感染;⑩刺激味觉。

二、日本的口腔功能训练操

(一) PA、TA、KA、RA 口腔活动操

PA、TA、KA、RA 口腔活动操是一种为了提升从食物进入口中到咬碎吞下等一连串舌头与口腔动作的体操,可以帮助维持并提升咬合力和吞咽能力。饭前开展口腔操活动,对于时常口渴、饮食吞咽不便或吃东西容易呛到的长者有明显的改善作用。通常在全日本大大小小的养老机构、日间照料中心等养老服务单位,每到中午吃饭前,都会做这个操,作为吃饭前的准备运动。

选择这四个发音来练习口腔的咀嚼和吞咽能力是有科学依据的。

(1) 发出"啪"(PA)音时,口腔张大再闭合的动作,就和食物进入口腔后,将嘴巴紧闭准备开始咀嚼的动作是一样的。通过"啪"音,让长者们练习张大和紧闭嘴巴,同时也增加额部和颊部的咀嚼肌活动量。

（2）发出"他"（TA）音时,舌头一连串的动作就像食物咀嚼咬碎时是一样的,可以练习舌头以及咀嚼肌的活动。此活动是舌头前端的动作,还关联到咀嚼时紧闭气管口,不让食物误入气管。

（3）发出"卡"（KA）音时,舌头的动作和食物吞下去时是一样的,练习舌头帮助吞咽的活动以及同时练习咀嚼肌。此活动是舌头后方的动作,也同样关联紧闭气管口,不让食物误入气管。

（4）发出"啦"（RA）音时,舌头的动作和咀嚼食物时把食物聚集在一起的动作一样,练习舌头帮助搅拌食物的活动以及同时练习咀嚼肌。

（二）脸部口腔保健操

可强化口部周围、脸颊的肌肉,使饮食更容易,促进吞咽（每个动作各 3 次）。

动作 1:嘴唇向前突出,发出"呜"的长音;然后嘴唇拉向左、右两侧,发出"伊"的声音。

动作 2:眼睛和嘴巴都大大地张开,用嘴巴深吸一口气,然后嘴唇向左、右拉,面颊提高,闭上眼睛。

动作 3:嘴唇缩小撅起来,向左向右动。

（三）舌头操

可强化舌头的活动力量和灵活性,使吞咽更顺利健康（每个动作各 5 次）。

动作 1:舌头伸出来,尽量伸长,再向后伸缩。

动作 2:舌头伸出来,然后向左、向右移动,舌头尽量伸长,去够左、右嘴角方向脸部。

动作 3:舌头伸出来,舌头伸长向上弯尽力去像是要舔鼻子,再向下弯去尽力像是要舔下巴。

（四）唾液腺按摩

刺激唾液分泌,帮助消化,也使得口中的食物容易集成块状,还能润滑顺利吞咽。

动作 1:用示指到小指四个指头贴在面颊上,摸到上排后面牙齿（大致在耳垂下面）,然后向前回转按摩（每次做 10 下）。

动作 2:用拇指按住下巴骨的内侧柔软部分,从耳朵下面到下巴下面,从一边到另一边依序分 5 次按压（每次做 5 下）。

动作 3:用两个大拇指在下巴下方,向上按压,像是要把舌头挤上去（每次做 10 下）。

三、提升口腔功能的小游戏

如果做操时间久了觉得枯燥,也可以用一些小游戏来锻炼嘴唇紧闭的力量和口唇周围的肌肉力量,还可以锻炼呼气、吸气、闭气来控制呼吸防止误咽。

(一) 练习绕口令或者玩说话的游戏

练习绕口令,可以帮助活动口唇肌肉和舌头,比如"红鲤鱼,黄鲤鱼,绿鲤鱼";玩说话的游戏,比如"一只青蛙,四条腿;两只青蛙,八条腿;一只螃蟹,八只脚,两只螃蟹十六只脚……"

(二) 吹乒乓球或吹纸球足球赛

用吸管将小纸球或乒乓球吹向球门。

附:口腔功能检查表(摘自日本厚生劳动省提升口腔功能手册)

检查项目	症状	可能原因	对应措施	预期效果
与半年前相比,硬的东西不容易吃(需考虑当事人的嗜好)(现在可以吃的东西变成不容易吃)	●饮食嗜好、习惯改变 ●食物长时间含在口中 ●食物从口中流出 ●食物常常滞留口中	●咀嚼功能降低 ●牙齿或假牙不密合 ●吞咽功能降低 ●怀疑罹患失智症	●至医院或牙科诊所就诊 ●进行饭前的健口体操(颊、舌、口、唇的运动) ●练习绕口令或PA、TA、KA、RA发音	●能咀嚼、能吃的食物增加 ●进食的乐趣增加,也喜欢对话
喝茶、喝汤变得容易呛到	●在进食时呛到 ●感觉到喉咙中还有东西存在 ●咽下后声音改变 ●痰液增加	●吞咽功能降低(吞的力量变弱) ●有窒息的危险	●饭前进行健口体操(舌、肩、头的运动) ●深呼吸、腹式呼吸 ●练习咳嗽	●吸入性肺炎或气管感染的危险性减少 ●窒息的危险性减少 ●痰液减少,安全的进食,快乐谈话
时常感觉口渴	●半夜中因口渴醒来多次 ●唾液变黏稠 ●较干的食物变得不容易吃 ●假牙容易掉落 ●较常发热 ●常形成舌苔	●肺炎的危险性 ●唾液分泌减少 ●水分不足	●按摩唾液腺 ●饭前健口体操 ●口腔清洁 ●饮食环境 ●食材的整理 ●摄取水分或生活指导	●预防吸入性肺炎及气管感染 ●改善唾液分泌及咀嚼力 ●吞咽变得较为容易 ●味觉恢复 ●预防蛀牙 ●改善假牙的安定性

第三节　陪伴型机器人在日本长者健康活动中的运用

日本的智能机器人技术世界领先。许多日本公司都认为照顾长者的"关怀机器人"（carerobos）具有巨大潜力，日本老龄化程度已很高，护工非常短缺，而许多日本人在文化上也对机器人有亲近感。在日本，大约有5000家养老院正在试用机器人护理长者。这些机器人不仅能够照顾长者，还为他们带来儿女在外时所不能带来的快乐。

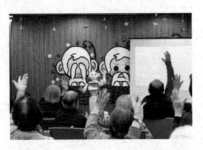

图19－9　机器人和长者一起唱歌

在东京的新富养老院，长者们按指令围坐一圈，跟着著名儿歌《晚霞渐淡》的音乐唱起来。他们热烈地拍手高歌，尽管带领他们的并非人类健康专家，而是由电信及互联网巨头公司软银制造的大眼睛人形机器人佩珀（图19－9）。

看起来，像佩珀这样的多功能机器人市场前景尤佳。在其他行业，佩珀专事客户服务，但是在养老院里，除了组织锻炼之外，它还会和长者说话、在晚上监控走廊。

具备沟通和陪伴功能的机器人非常受欢迎，而且以各种形式出现。日本制造商 Intelligent System 制造的海豹宝宝形象的机器人帕罗（图19－10）会对触摸和声音做出回应，会转向抚摸它或对它说话的人并亲昵地贴蹭过去。

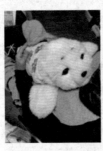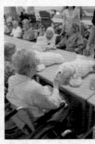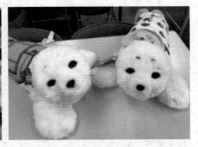

图19－10　深受长者欢迎的海豹宝宝机器人

索尼公司的机器狗爱宝最初是为经济泡沫时期生活富足的日本人发明的一个小玩意儿，现在已成为长者的又一新宠（图19－11）。

NTT 东日本公司向护理机构提供使用机器人的服务业务。具体服务内容是让机器人成为长者的会话对象，或是带动做操及玩游戏等娱乐活动，减轻设施员工的负担。

这项服务将使用机器人制造商"Vstone"公司制造的机器人"Sota"。"Sota"可以进行会话及拍照,还能根据图像活动身体。NTT 东日本公司将把机器人连接到网上,发挥 NTT 集团开发的人工智能的作用。"Sota"售价为 10.8 万日元(图 19－12),服务的基本使用费为每月 3240 日元。若增加娱乐功能等,根据内容不同需要额外付费。

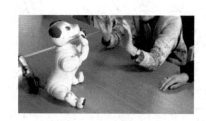

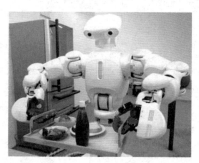

图 19－11　机器狗和长者玩耍　　　　　图 19－12　机器人在准备餐食

日本一项全国性研究发现,使用机器人让养老院里超过 1/3 的长者变得更加积极自主。最早接受机器人的人很可能恰恰是处于人生暮年的长者。照护服务人员短缺的问题,也将是未来中国要面临的巨大挑战,以机器人陪伴长者开展健康活动也可以设计成一种新鲜而有趣的活动开展形式,这方面我们同样可以借鉴和学习日本的发展经验。

(张　悦)

第 二十 章

澳大利亚

第一节　澳大利亚认知症长者照护服务活动发展概述

一、认知症长者有目的参与活动的好处和实施

"有目的的参与"是基于以人为本的理念,鼓励和邀请患有认知症的长者有目的地参与其所属组织的活动。参与的具体方式包括积极贡献点子和创意,发挥自己的技能和能力所长等。同时提前能认识到每个人参与的效果,会因个人能力、经历背景以及可用机会不同而有所不同。

(一) 有目的地参与活动对认知症长者的好处

(1) 能平等地被倾听。

(2) 有目的和方向(像正常人一样做有目的有价值的事情)。

(3) 为认知症长者技能和经验的发挥,提供合适的空间。

(4) 提升自尊和成就感。

(5) 能够通过活动传播和分享与认知症相关的问题。

(6) 长者的参与,促进改善认知症长者生活质量的政策和计划更好地实施。

(7) 能够更多地以认知症长者视角换位思考,使决策制订更贴近其实际需要。

(二) 有目的地参与活动对服务组织的好处

服务组织所做一切事情从法律的义务和信任角度而言,就应该能代表认知症长者及其家属和护理人员的需求和利益,并充当他们的代言者。

（1）使服务组织提供的服务确实能帮助，充分发挥认知症长者尚存的技能和能力强项，以提高其身心自理生存能力。

（2）通过参与有意义的活动，能够使组织有机会进一步做更多有意义的、贴近认知症长者需求的工作。

（3）长者的参与让服务组织有机会换位思考，知情决策。

（4）能够识别可能从中受益的个人和家庭所需服务的缺口。

（5）发现解决实际问题的适当信息和服务机会。

（6）增加组织的业务专业度并消除神秘和刻板印象。

（7）有目的的参与，组织活动的员工更容易给予积极支持，也更有助于提高认知症长者及其护理人员的生活质量。

（三）如何具体实施有目的的参与

（1）通过对服务组织各级的培训和宣讲，创建以人为本的参与型组织文化　仅仅让认知症长者提点意见和建议是不够的。工作人员以及志愿者应该与认知症长者合作，共同合作，从活动组织工作的各个方面的规划和实施阶段就开始合作。

（2）积极而常态化地邀请认知症长者参与　认知症长者被嵌入到组织工作的各个方面，提供各种参与机会并供长者选择。

（3）评估　评估最好采用对话的方式来了解个人的长处、能力、背景经历、现状、关系和兴趣，以及认知症长者参与活动时可能需要的支持。

（4）发展明确的角色关系和责任　为了达到目的且起作用的参与这一目标，认知症长者需要知道参与活动相关工作目的，以及其在帮助取得成功和取得预期成果方面的作用。

（5）与认知症长者家人合作　家庭成员在促进认知症长者参与方面可以发挥重要作用，家人的信息对帮助员工非常有用，但也应牢牢记住，在某些情况下，家人直接代表认知症长者说话也有可能并不了解认知症长者的持续能力，给出错误的信息，从而对认知症长者的参与产生不利影响。在这些情况下，需要有技巧地与认知症长者和家属一起合作，并确保每个人的需求和关注点都得到解决（图20-1）。

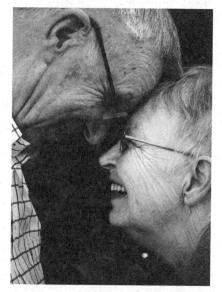

图20-1　家人的参与

（6）对能力改变予以支持和响应　长者能力状况的变化会妨碍有目的的参与顺利进行，因此在参与开始时，应就采取的行为方式达成一致，并在整个参与过程中鼓励自我监督。有关组织对个人需求变化的承诺以及尊重个人意愿的信息应该非常清晰列示,并且必须尽早与个人以及家人和其他照顾者分享,并征得个人的同意。

（四）成功实施的关键要素

（1）为认知症长者的参与制订明确、有意义的目标　参与组织的活动需要有目的性,而不是"形式主义"的行为;所有认知症长者都需要真正参与其中;服务组织试图达成什么目标;认知症长者个人如何在帮助实现这一目标方面发挥作用。

（2）以人为本的方法　这种方法需要建立有效的伙伴关系,有效伙伴关系重视个性,认识到相互依赖和互惠的重要性,并明确承诺赋予相应的权力以及提供尽可能多的选择。分享经验和倾听,以这种共同决策的互惠行为,为个人提供了真正的参与和授权,并以此丰富个人成就感和活动本身的成果。

（3）令人安心的环境　尊重各种不同意见的环境是一种促进参与的环境,并且还能认同多样的观点意见,通常会带来更丰富的体验和更成功的结果。在这种环境中,表示不同意和表达观点都是正常的,相互信任和尊重的氛围才能不断加深。

（4）促进　工作人员促进认知症长者参与时的态度很重要,应以尊重个人为"完整的个体"、真诚和积极的态度为基础。认识到促进参与的过程中,长者个人的优势和能力必须与所承担的工作对等。

（5）顺畅的沟通　沟通应该是双向的,包括积极聆听,赋予同情,以及参与所有团队成员之间的对话。开放式沟通使所有人都能自信地表达自己的想法,并保证所有的沟通都会得到重视。

（6）定期反思　持续评估和反思过程对每个参与者都至关重要,包括愿意在必要时改进和适应,定期检查以发现参与者如何做更好。

（7）认可　了解每位长者希望如何认可他们的贡献,然后用各种方法来认可组织中认知症长者的工作(奖励和证书、通报表扬、手写感谢信、小礼物、仪式等)。同时,对员工的认可,促进有目的的参与活动顺利进行也很重要。

二、澳大利亚长者照护休闲娱乐疗法活动介绍

休闲娱乐疗法又称为消遣疗法或者分散注意力疗法,澳大利亚专门成立了休闲娱乐疗法协会,从其发展历史可以看到澳大利亚利用休闲活动形式,开展长者特别是认知症长者健康改善和照护服务的发展历程,也可以给中国该领域的发展一些借鉴。

休闲娱乐疗法的主要目标是促进授权过程,并使参与者能够作出选择和决策,最大限

度地参与适合个人需求的休闲体验。休闲娱乐疗法的基础是激励策略,唤起兴趣和参与(图20-2)。休闲娱乐疗法另一个重要组成部分,是根据认知症患者对情绪和方向变化敏感状况,为他们制订合适的休闲娱乐治疗方案。同样,患有认知症的住户需要并有权享受最佳的护理服务,并提供量身定制的休闲生活方式选择,以获得愉悦和满意。

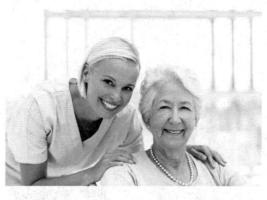

图20-2 休闲娱乐疗法

休闲体验使社交连接、认知刺激、情绪幸福感和体育锻炼成为可能。众所周知,体育锻炼可改善肌肉张力、骨骼强度、心血管系统、认知功能和情绪。在最近的神经科学报告中,它也被证明可以降低罹患认知症的风险,特别是与心理活动锻炼相结合。更重要的是,当活动是自我驱动的时候,如休闲娱乐追求,效果可以达到最大化。未受损的大脑细胞令大脑有极强的可塑性,可以在适当的刺激下代替发挥附近受损区域的功能,这对脑卒中患者来说是一个好消息,应用激烈的活动疗法可以发挥很大的作用,长者的记忆和执行功能也可以增强。相反,神经元之间的电路会在被动的非刺激环境中减少。

合格的休闲娱乐治疗师拥有专业知识和技能,从事以下工作,使长者能够获得更高水平的生活质量和生活体验:①了解并遵守相关法律和法规;②在多学科团队中工作,了解专业的界限;③运用休闲理论和相关的实践模式;④了解人的行为和功能;⑤对休闲相关需求和能力进行全面评估;⑥调查并促进完善以克服休闲生活障碍;⑦制订个性化的以客户为中心的照护计划和活动项目。

三、澳大利亚政府发起的长者照护"休闲和健康生活方式"活动项目介绍

规划有效活动的关键是所做的每一项活动都要有潜在的目的和意义。一个好的"休闲和生活方式"活动项目应该包含:体育锻炼、感官体验、情感和精神输出(图20-3)。

活动开始启动阶段,最好安排经过其他康乐治疗师和休闲活动协调员多次实践、结果非常成功的一系列活动;初步计划最好从集体群组休闲疗法开始,然后再逐步纳入个性化活动来满足个体需求。以下是可以在开始阶段使用的经过验证的活动列表。

(一) 小组活动

椅上健康操、气球游戏、问答比赛、烹饪、工艺品制作、绘画、多米诺骨牌、乘公交车旅行、一起唱歌—欢乐时光音乐会、制作回忆录、俱乐部聚会、撞柱游戏、保龄球、烧烤。

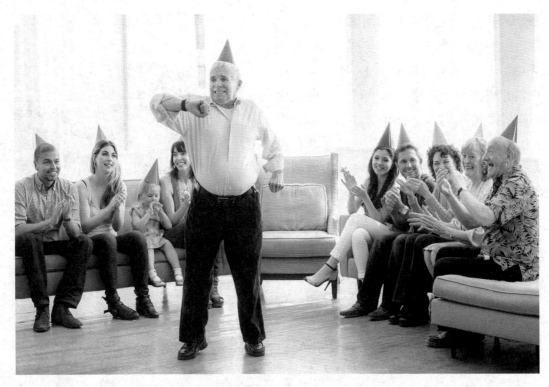

图 20-3 长者活动

（二）个人活动

美容疗法、步行、美容美发、做家务、智力测验、听音乐、个人特别关注的事物、写信、写作、谈话、协助准备餐食、一对一访问、按摩。

（三）其他活动资源

欲获取创意和灵感来源，请定期查看金色照护者视频演示，如艺术项目、智力测验、笑话、桌上和地面游戏、手工艺制作以及节日活动和庆祝活动；你也可以与自己的同事交流，或去另一个养老机构并请求与休闲娱乐治疗师交谈，询问他（她）哪些活动效果最好，然后自己尝试。

（四）不要害怕尝试

请记住，只有通过反复试验才能为你的客户找到合适的活动，并建立对这些活动切合实际的期望；使用网站上提供的每周或每月计划模板，并确保向管理层申请每月预算，以便可以持续购买必要的材料。

第二节　澳大利亚以人为本的认知症专项活动的开展

一、以人为本的认知症照护

（一）对患有认知症长者生活体验的影响因素

（1）长者即使在身体、心理和认知能力下降的情况下，也会继续作为个体生活、发展下去。然而有一种倾向，因为长者在残疾、风险、安全和医疗保健方面的需求，将长者尤其是那些在集体环境中生活的长者，定义为一个长者群，淡化个体，忽视他们的心理需求，还有参与休闲生活的需求。

（2）同样重要的是，他们对有贡献的和有意义的职业参与、社会联系、功能维持和自我实现的要求也被剥夺了。这似乎是针对这一年龄层的普遍观点，好像长者就应该失去对个性和兴趣的需求，而且不像年轻人那样需要社会和职业参与了。

（3）大多数人不会选择住在群居的照护机构，认知症长者住户可能会失去自我、与外界的连接感和自我归属感。他们犹如被置身于一个语言不通的外国，感觉失去拥有自我身份的尊严，并且照护机构通常会期望他们遵照陌生和不熟悉的日常惯例和时间表过日子。这个陌生的环境包含与陌生人相处、穿制服、不一样的语言和命令式沟通。

（4）住户可以与世隔绝、无所事事地度过一天，感到孤独、无聊、无助、缺乏意义。他们经常"放弃自己"，与熟悉的人际关系分离开来，感觉这种新的单调的日常生活是一种折磨，并且会把住所当作"医院"或"公共设施"，而不是自己的家。

（5）患有认知症的住户想要对居住的地方有归属感，如果生活中的大小事情可以自己拿主意，就会非常不同并且感觉自己仍然是有用的。通过社交活动和个人认同的有意义的工作、互动活动来保持自主性和个人身份是很有必要的。

（6）在传统环境中经常出现的护理常态、制度惯例以及工作人员的过度照护正在失效。当长者住户在一项任务中，得到工作人员善意的不必要的帮助时，他们会觉得任务很难，自己不能独立完成，降低了他们的成就感和胜任感，这称为"学习的无助感"。

（7）当一位住户收到的例行交流信息，总是被动接受指令，被告知要做什么该做什么，无论多么好，都会使自信和自尊受到打击，并导致精神和身体的衰退。当问及个人想法时，认知症住户认为保持独立性、有事做、社交互动是保证生活质量最重要的事情。

（8）生活在社区的认知症长者最重要的事情是积极行动,并尽可能地做更多力所能及的事情。生活在社区的长者如果从事社会和生产活动,他们的健康状况就更好,延缓功能衰退,甚至促使死亡率下降。

（9）参与个性化、有意义和熟悉的工作会增加自我成就感、未来期望以及积极正面的情绪,并有助于提高在机构中受照护长者住户的生活质量。然而,许多被收容在社会福利机构的长者参与工作、娱乐和休闲活动的机会常常被剥夺了。

（二）以人为本的关怀和活动的开展

（1）认知症患者通常表达自己的感受有困难。这可能会让我们难以确定某项活动对他们而言是不是达到目的,是不是有意义。开怀大笑和乐在其中就是明显的迹象,表明参与活动是有意义的。静静观看的方式参与某项活动或帮助其他人一起参与活动,也是表明一个人投入参与的标志。

（2）走开、拒绝参加或活动时睡着了,可以表明认知症患者没有真正参与进来。从始到终都需要确定哪些活动对他们是有意义的,哪些没有。"参与"重要的是参与的过程,对认知症患者而言,有意义的是在某些活动中,他们真正获得了参与的融入和满足感,而不仅仅是"参与了"这个结果。

（3）患有认知症的长者可以在家中和计划活动小组等社交组织开展有目的的活动。

（4）为了帮助实现有意义有目的的参与,了解认知症背后的人很重要。需要了解认知症患者的生命故事,以及基于他们拥有哪些能力和对哪些事物感兴趣,来创建有针对性的活动,这就是以人为本照护的全部内容。

（5）以人为本的照护被作为认知症照护的最佳实践加以推广。其内容包含倾听、学习以及与认知症长者合作,向他们提供所需支持,并确定何时以及如何提供支持。

（三）以人为本照护方式的理念

以人为本的照护方式最重要的理念之一就是服务员工和认知症患者之间的关系。员工与认知症长者及其家属和(或)照护者之间建立伙伴关系,对于帮助长者做出决策和选择至关重要。这不是"给长者一切他想要的",相反,这是双方之间的谈判,长者的观点和愿望有人聆听,判断如果可行就加以实现。实施策略:

（1）真诚地接受长者。从个体层面了解长者,以便开发出对长者有意义的活动。

（2）融洽和信任。

（3）认可自主权是每个人都该有的权利。

（4）创造积极、安全、快乐、轻松、和谐的培育氛围。

（5）健康服务提供者和照护人员要具备一定的灵活性和可及性。

（6）无条件地认可和尊重长者。

（四）实施以人为本的照护活动存在的障碍

（1）时间约定。以人为中心照护方法很复杂,活动时间协调一致很困难。

（2）与分配资源相关的工作人员通常受教育不足。

（3）机械的和不够灵活的任务、规则。

（4）"一把抓"的传统思维方式,工作不细分。

（五）休闲和娱乐活动协调员的职责

以人为本的照护方法与长者的社交属性以及文化背景有关。休闲和娱乐协调员是向客户提供高品质社交和文化照护服务的关键资源(图20-4)。许多以人为本照护服务方法依本能而提供,他们的部分职责包括:

（1）根据客户的建议和愿望提供各种活动供选择。

（2）在需要时提供情感和精神上的支持。

（3）给予同情和无条件的积极关注。

（4）与客户的家人,朋友和其他员工联络,以团队的方式合作,共同实现一个共同的目标。

（5）关注客户的优势和能力,而非丧失。

（6）提供体育锻炼的机会,以保持和促进健康。

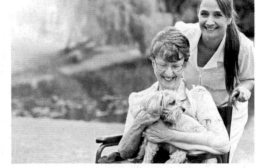

图20-4　休闲和娱乐活动协调员

（7）为客户参与一系列选择的活动提供方便。

二、为认知症长者开展有目的、有意义活动的关键要素

1. 了解长者的人生故事

（1）为认知症长者创造机会,促进其参与有意义的活动,需要了解他们的生活故事、他们的兴趣,看重什么,对什么引以为荣,以及他们的一天怎么度过。

（2）要了解一个人的生活故事,你可以直接与认知症长者,他们的照顾者以及其他提供帮助的人交谈。护理人员可以提供有价值的见解,因此与他们交谈可以帮助您拼砌一个人的生活故事。同时也需要自己观察一下。

（3）需要大家的协作,更好地了解和运用认知症长者背景信息,为其参与有目的的活动创造机会。

（4）无论了解到任何长者个人新信息时,应当和参与支持这位长者的每位家人和朋友分享该信息。

（5）以团队方式进行,有助于营造积极的鼓励参与的情绪氛围。这对于包括认知症长者,护理人员和辅助人员都同样有利。

2. 找出尚存的能力强项　我们经常听到说认知症长者不能再做的种种事情。实际上如果花一点时间去了解,可以发现他们仍然保有一些技能和能力。随着认知症病情的发展,患者对例行的事情、习惯和技能(如阅读)的记忆可以保留更长的时间,这个还保留的内存区域被称为程序内存。而陈述性记忆区域在认知障碍早期往往已经受到损伤,陈述性记忆是指最近事件,事实和事物发生的记忆。为认知症长者参与家庭和社会团体的活动提供机会,尽量运用和维护个人的强项(习惯和技能)而减少运用受损的记忆对认知症长者获得良好感觉大有帮助。

发现和运用个人强项的技巧主要有以下四个方面:

（1）发现个人强项时,重要的是注意不要让这位长者觉得正在接受测试或者有任何压力。

（2）简单的观察可以是获取个人技能信息的有效方法。因为感官、运动、社交和思维力量的相互影响,往往会同时可以观察到一种以上的技能。

（3）早茶或早餐时间是观察长者活动能力和社交技巧的绝佳机会。这个人可能参与社交吗? 他们能携带东西并为他人服务吗? 他们可以舀、倒、搅拌吗?

（4）这些个人技能信息,可以帮助确定该长者在参与活动时可以承担何种角色。

（5）发现认知症长者的强项,安排长者能运用某些技能独立地完成一些工作,当他们从事可能成功的活动时,自尊和幸福感油然而生。

三、如何为认知症长者创建活动以及具体实施的案例

（一）如何为认知症长者创建活动

（1）个人人生经历故事、长者的强项(尚存的技能和能力)以及在哪些方面需要帮助等信息,是创造适合特定需求和愿望的有意义的活动的基础条件。

（2）家庭和社交团体环境可以提供机会,创建认知症长者可以自己和他人共同完成的活动。

（3）在活动中拥有一个有意义的角色,可以帮助人们感觉他们正在做一些有价值的事情。角色也给认知症长者一个使用尚存技能的机会。在邀请长者来承担某个角色之前,清楚知道该长者有能力执行这一角色是很重要的。

（4）在准备餐食活动中,认知症长者可以进行的角色或任务包括摆放桌子,准备早茶,饭后清理或悬挂和折叠洗涤物。

（5）家庭和社会群体的代际活动为认知症长者提供了很好的机会来从事有意义的活动。比如听孩子阅读,讲故事和分享经验和技能。

（6）社交团体可以与当地的学校或文娱团体合作,创造长者与年轻人社区共同活动

的机会,在家里,长者有很多机会与家庭或社区的年轻人共同活动。

（7）基于共同兴趣的一群人开展的小组活动,对认知症长者独立性和决策技能大有帮助。

（二）如何启动一个"休闲与生活方式"长者照护活动项目

设计"休闲与生活方式"项目需要具备创造性思维和热情。主要参考基础应该来源于对认知症所做的评估。评估注意事项:①长者喜欢什么? ②什么让长者开心? ③什么类型的活动让长者感觉到投入其中? ④哪些活动有可能增强长者的自尊?

为获得上述信息,需要了解:①长者过去的社交情况;②长者的宗教信仰;③长者在家庭中扮演的角色;④观察发现,认知症长者目前处在认知症的哪个阶段。

目前,众多辅助生活照护机构的照护等级已经相当多样化,尽管都是"以人为本的照护"和"整合照护"诸如此类的说法,还是几乎不可能迎合每一位住户和每一个特定的需求。大多数认知症患者会从工作人员常态化一对一的关注中受益匪浅。然而,由于工作相关条件的限制,一对一并非总是可实现的。不过,还是应该持续努力,竭尽所能提供最好的"休闲和生活方式"项目活动。

理想情况下,"休闲和生活方式"活动项目应该是:①有意义,有趣和鼓舞人心的;②能补偿失去的能力;③提高生活满意度;④帮助维持当前尚存的技能。⑤文化敏感度(接地气的)。

（三）什么样的活动最有效

以下活动设计思路适合一对一的方式使用,也可以适用于小组活动,取决于长者的能力。建议的一些活动是基于蒙台梭利学说,旨在促进和保持尚存的能力。

（1）应该为认知症长者提供排序、配对、搭配和拼图等类型的活动,1周内至少重复2次。尽管记忆力不佳,但患有阿尔茨海默病的人仍然可以通过练习和不断重复来学习。

（2）大多数需要做动作的活动:如握住,按压,推动,抓紧,扩展,舀取和伸展,都有助于改善手眼协调。这些类型的活动还提供感官刺激并促进幸福感。

（3）如果活动中要用到器具或工具,请确保它们适合长者个人的能力和需要。

（4）在任何时候细心照看都是至关重要的。

第三节　音　乐　疗　法

一、如何为认知症长者规划音乐活动

我们每个人都会本能地回应音乐。一个人欣赏音乐的能力通常在认知症晚期仍然完好无损。对音乐和大脑功能的研究表明,音乐触发了某些大脑神经,这些神经的触发有利于语言、认知或运动控制困难的人。

(一) 什么是音乐疗法

(1) 音乐疗法是一项基于研究的实践,也是一门运用音乐积极帮助人们努力改善健康,身心功能和提升幸福感的专业。

(2) 音乐疗法通常被用作认知症长者的干预措施,以减轻烦躁并改善沟通。

(3) 在没有音乐治疗师的情况下,仍然可以成功将音乐活动融入活动项目中。熟悉音乐旋律的定期播放是积极影响情绪和行为的绝佳方式。

(二) 针对认知症的音乐疗法

(1) 音乐点亮整个大脑,音乐治疗可以让认知症长者从混乱和恐惧状态中抽离休息一下。有些人已经不再记得亲人,但仍然知道他们最喜欢歌曲的所有歌词。

(2) 音乐治疗甚至可以在某些情况下缓解疼痛,并帮助人们恢复失去的记忆。

(三) 从个人音乐活动项目中受益

每个人都可以受益于音乐活动,无论流派,聆听音乐能优先释放大脑中的内啡肽,可减轻焦虑,缓解抑郁症,提高免疫力等以及其他优点。提供个人音乐课程可以帮助以下人群。

(1) 身体虚弱不能自理,依赖他人照护的长者。

(2) 认知障碍或阿尔茨海默病患者。

(3) 失语症和失认证患者。

(4) 明显缺乏自主能力的人。

(5) 患有慢性疾病的人群:癌症、心脏病、关节炎、帕金森病。

(6) 饱受压力、焦虑、抑郁症折磨的人。

(四) 音乐会活动项目的目标

音乐会应该被设计成令人舒服、有趣并积极正面地影响长期照护机构长者住户的生活。为每一场音乐会制订单独的目标,以提供实施指导并帮助确定音乐会是否正常开展非常重要。以下是针对目标设定的一些思路:①改善社交行为;②加强沟通;③娱乐和心情舒服;④减轻孤立感和负面情绪回弹;⑤减轻烦乱焦虑;⑥唤起与快乐生活片段相关的特殊回忆;⑦改善心情;⑧抚慰悲伤和悲伤的感觉(可能长者内心已经有很强烈的感觉,但一直压抑着未表达出来,可以借由音乐抒发出来)。

（五）音乐会的类型

（1）音乐会可以是被动接受型的，也可以是主动型的。被动接受型音乐会是指个人倾听自己偏好的现场或录制音乐，主动型音乐会是指个人通过唱歌或演奏旋律或有节奏的乐器参与，或两者兼有。

（2）谨记这条很重要，音乐引发过去的情绪，对这些情绪的反应可能会很好，但有时也会是痛苦的，做好准备以悲伤来回应、体谅和安慰痛苦的人们。

二、澳大利亚专家对音乐疗法的观点和研究

"为了帮助认知症患者住户能够情绪安宁平和，强烈建议采用音乐疗法。音乐疗法可行度显而易见，成本低，照护人员易于实施。"

"一旦选好音乐，很容易使用，获取，可以独自也可以和他人一起欣赏音乐。音乐或许是非常宝贵的易于获得和给予刺激的媒介，即使是罹患认知症，也同样可以独自或与他人一同享受音乐。"

Wall 和 Duffy 的研究揭示了音乐是如何影响人脑的。两位学者的研究表示，音乐包含许多不同的元素，包括节奏和旋律。作为直接的结果，音乐会进入大脑的不同区域起作用，尤其是右半球，以及处理情绪的边缘系统，还有大脑左半球的语言功能。歌曲中音乐和语言的结合，其增加神经激活的效果远远大于单独使用语言。

音乐疗法可以促进认知症患者的情绪改善。音乐疗法是最常见的艺术疗法，能唤起记忆并促进回想，是减轻抑郁症状的有效方法。

（一）音乐疗法对情绪的影响

音乐疗法对情绪具有积极的影响作用，然而这个作用是短暂的。音乐疗法的效果立竿见影，甚至在音乐会举行期间就可以观察到。

音乐除了给认知症患者带来欢乐之外，还是回忆疗法的有力工具。音乐疗法是刺激人类大脑并唤起情感和记忆的强大工具。音乐让认知症患者有机会与他们已经忘却的记忆，身份和身边的人重获联系。

（二）音乐对徘徊行为的影响

长者徘徊行为和攻击行为在音乐会前、音乐会期间以及之后数量显著降低，聆听音乐时一直坐着。可见音乐疗法对徘徊行为有潜在影响。音乐疗法可以被认为是一种干预措施，用以减少徘徊行为。

（三）音乐对身体问题行为的影响

长者的各种身体行为,如易激动、烦躁、焦虑、多疑和侵略性在音乐会期间的身体问题行为减少至几乎没有。

与音乐会后相比,音乐会之前的身体行为数量是不同的。音乐疗法可减轻认知症患者的症状,可以被用作帮助认知症患者在突发侵略行为、情绪低落和徘徊行为时的干预补救措施。但影响的持续时间并未明确。

第四节　面向长者的回忆活动

一、回忆在长者照护服务中的作用

回忆对于每个人而言都是重要的活动。我们都珍惜美好的回忆,并且喜欢谈论它们。回忆是一个令人熟悉的话题:我们都时常回忆,即使是一个年幼的小孩有时也会说:"我小时候……";忙碌的人喜欢回忆他们没承担那么多责任的时光;还有些人喜欢谈论"过去的美好时光"。回忆指的是将思想投射到过去的时代,怀念有生之年的一些快乐体验。回忆是长者找到目标感的好方法,特别是认知症长者。随着年龄的增长,回忆会变得愈发重要。

（一）回忆的好处

在照护机构中与长者一起回忆有很多好处。①促进长者的社交能力;②提高员工"以人为本"的服务意识;③通过分享经验赋予智慧;④促进长者自我理解;⑤验证个人人生故事;⑥建立应对机制;⑦建立有意义而愉快的互动;⑧促进沟通和创造力;⑨有机会使长者发展新的友谊;⑩治疗抑郁症状;⑪在危机和哀悼情绪时帮助缓解和抒发。

（二）回忆活动的形式

回忆可以是休闲的也可以是正式的(图20-5)。正式的如:视频、电影、幻灯片、日记、游记、生活回顾(结构化回忆)和图片。

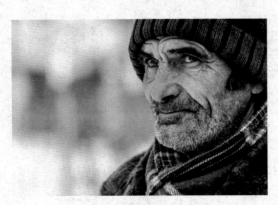

图20-5　回忆活动

休闲的如:问题与解答、主题分享、讲故、感觉纹理、触摸物体。回顾会可以一对一,也可以分组或与家人一起进行。

1. 一对一的回顾会　对长者住户的临时拜访是回顾的好机会,回忆他选择的主题或从你发起的对话中引出回忆。如果你正在长者的房间里,请查看房间内的图片或摆放的物品以开始对话。让长者愉快地谈话,并认真倾听,让他们带你到他们想去的地方。长者可能会对你说,他们一般不告诉家人。一对一回忆促进沟通并加强长者与员工之间的关系。

2. 小组回顾会　在住宅环境中促进社交接触的最佳方式之一是将具有类似兴趣的人群分成小组;每小组 3~4 人,并定期举行交流会来建立信任和关系。回忆的焦点可以是事件、时代、过去的生活,还有诸如"春天""宠物""最喜欢的玩具"等主题。

3. 家庭回顾会　照片和视频是回忆的绝佳来源,还有过去珍爱的物品和手工制品。感觉纹理,如刺绣和修补工作也可以非常刺激。

二、如何成功举办一次回忆小组活动

(一)发展一个成功的回忆小组群

发展一个成功的回忆小组群需要:①一个房间或一个走廊,参与者不会被噪声分心。②一组参与者一个桌子,最好每一组都有男有女。③准备带有提示问题的主题或列表以发起对话。④向所有参与者提问并为参与者提供足够的时间来回答问题。⑤不要打断他们,可能有其他人会添加评论或主动提出不同的观点。⑥保持敏感,不要让参与者置身于可能会泄露他们并不想泄露的事情那样一个处境。⑦对于那些总是在重复说自己的人,询问另一个问题,引导他们轻松地关注其他事物。

(二)团队回忆活动的运作提示

(1)回顾会时长 45~60 分钟较为合适(如果他们乐在其中,则增加更多时间,如果他们失去焦点,则缩短时间)。

(2)每周回顾会的参与者都是同样一群人比较好。

(3)"借你的耳朵",用心倾听别人谈论他们认为重要的事情,对长者的自尊非常有利。

(4)尽可能地展现幽默感,轻松活动氛围。

(5)如果回顾会需要,请携带道具和其他用具。例如:婚礼主题—面纱、婚纱、新娘杂志;烹饪主题—旧厨具、擀面杖、土豆削皮器、过滤器。

(三)回顾会主题参考

回顾会主题主要有:①回忆学校里的时光;②最棒的食谱;③怀念我的父亲;④钓鱼旅

行(男士专场);⑤缝纫套件(女士专场);⑥大萧条时代;⑦最难忘的假期;⑧夏天的回忆;⑨春天的回忆;⑩海滩的回忆;⑪早期的电视节目;⑫最喜欢的玩具;⑬冬天的回忆;⑭最棒的一次生日;⑮那些跳舞的日子;⑯你的第一场摇滚音乐会(适合婴儿潮一代)。

三、案例 在"精彩护理之家"为认知症长者制作自传

(一) 制作自传项目简介

近年来,以人为本的照护理念已经被澳大利亚长者照护服务提供者广泛采用。自2014年澳大利亚长者照护政策改革以来,长者照护服务已成为"消费驱动"型市场,由此引发长者对服务的期望也有所提升。目前,许多澳大利亚长者照护机构已经采用"以人为本的照护方法"作为他们向认知症患者提供服务的主要奉行准则。以人为本的照护方法优先考虑个人,实现该目标需要制订适合的整体照护计划,来满足个体的生理、心理、社会和精神需求。

本项目是在一家名为"精彩护理之家"的长者照护机构,关于认知症照护服务的相关研究和实践。该机构是一个独立的、非营利性的长者照护组织。内设120张床位,其中包括一个30张床位的认知症单元以及全套照护服务。精彩护理之家自2006年以来一直由华人社区社会服务中心(CCSSCI)组织运营,为履行其组织愿景和使命,管理团队致力于为住户及其家人提供最高质量的照护服务,并确保每位住户都受到尊重和重视。

由于认知症患者的照护理念已经从关注生理指标转向以人为本的照护方法,本项目首先讨论了为什么以人为本的照护方法更适合认知症患者。然后检查精彩护理之家目前存在的服务不足,发现他们缺乏认知症患者的生平履历信息。因此,为了提高该机构认知症照护的服务水准,提出了为认知症患者制作自传的建议,借助自传的制作,护理人员能够全面收集认知症患者的各种信息,以便为长者设计合适的活动。

为认知症长者制作自传项目的预期收益包括:将人视为一个"整体",从而更全面理解个体;基于对人更全面和深入的了解,修正长者的照护需求;促进员工与长者之间的沟通;加强护理人员与长者之间的关系。

(二) 制作自传项目实施背景

在澳大利亚医疗保健政策背景下,政府高度提倡以人为本的照护服务。以人为本的照护不仅满足生理需求,还全面涵盖个体的社会属性、文化背景和身份特征。根据澳大利亚安全与质量卫生保健委员会2010年的提议,澳大利亚医疗护理服务提供者应广泛采用以人为本的照护方法。这得到了澳大利亚卫生保健权利宪章、国家安全和质量框架、国家服务标准、国情咨文报告以及一系列司法管理部分和私营部门的大力支持。以人为本的照护要素包含尊重、情绪抚慰、身体舒适、信息与沟通、持续性与衔接过渡、照护协调员、家

庭与照护人员的参与以及获得照护的途径等。

以人为本的照护是一种以服务价值为导向的个性化照护,具有四个基本要素:

(1) 重视认知症患者以及服务他们的人,无论年龄或认知障碍程度,都应保证他们享有公民权利和其他应享权利。

(2) 将人们视为每个独立的个体,并认识到所有认知症患者都有独特的经历和个性,有不同的身心健康状况以及影响其神经障碍反应的社会资源。

(3) 从认知症患者的角度来看世界,认识到每个人的经历都会生成各自独有的心理感受,并且从这个角度理解认知症患者的行为。

(4) 认识到包括认知症患者在内的所有人的生命都是建立在人际关系基础上的,认知症患者同样需要一个丰富的社会环境,这既能补偿他们已有的残缺,又能促进个人的成长。

"制作和维护一本自传可以促进更多的互动,并开启认知症患者与周围人们之间的沟通。访客可以通过自传来了解这个人,或者可以为专业人士提供参考,以了解更多为他或她提供照护服务的人们"。澳大利亚阿尔茨海默病协会将自传称为生活日志记录本,它可以为认知症患者提供极大的快乐和自豪感。协会还强调了为认知症患者编写自传的重要性,以帮助他们回忆作为一种治疗形式。

为了创建一本生命之书,澳大利亚阿尔茨海默病协会(2016)建议准备下列物品:

(1) 长者个人全名和自传首选名称

(2) 出生地与出生日期

(3) 母亲、父亲、兄弟姐妹的照片和姓名

(4) 长者的伴侣和婚礼当天的照片

(5) 儿女和孙辈的照片、姓名和生日

(6) 家人朋友、亲戚和宠物的照片

(7) 曾经居住的地方

(8) 上学那段时光

(9) 职业以及服兵役、参加战争

(10) 爱好和兴趣

(11) 最喜欢的音乐

(12) 假日快照和明信片

(13) 信件、证书、家庭族谱图和关于特定事件的短篇故事

(三) 制作自传项目的实施

为认知症患者制作自传的目的是:改善信息系统,提供便捷的信息以及增加信息透明

度;提高员工以人为本的照护服务意识;为住户设计适合的、有意义的活动;增进员工与长者家人之间关系。精彩护理之家的管理层将成立以人为本的照护委员会,以讨论认知症长者自传的内容和审查程序。制作自传的整个过程将分为三个阶段:准备和数据收集,编写和制作以及员工培训。在初期准备和数据收集阶段,协调员将与认知症长者的家人进行交流,并收集他们的人生旅程信息。

实施阶段的具体事项包括采访长者家庭成员并记录和最终确定长者自传的内容。之后完成数据录入。一旦制作了自传,目前所有认知症长者住户的个人资料将由"休闲和生活方式"工作人员予以更新。

确保信息传递到机构的整个员工队伍是非常重要的。就长者住户履历信息开展员工培训也至关重要,并且要事先制订好培训时间表。自传投入使用后,以在职培训课程的方式提供给所有员工。确保所有信息及时传递给照护服务人员,这也是讨论照护服务相关问题的好机会。

制作个人自传项目的好处在于,可以进一步整合到精彩护理之家的服务中去。采用整合照护的方法,认知症患者及其照护人员之间可以有更顺利平稳的服务关系历程。考虑到认知症患者的多种复杂需求可能具有挑战性,为确保有效的服务,需要老年照护背景下的所有利益相关者的倾力协作。利益相关者包括认知症患者、他们的家人以及其他专业团队工作人员,如健康联盟。服务整合需要首先关注服务使用者和不同机构就未来的共同愿景达成一致,而不是源自满足组织的解决方案需要。

(四) 制作自传项目实施的关键因素

(1) 首先,领导层在项目实施期间聘请员工来引导变革非常重要。因为领导者会影响专业实践的发展,领导者有责任让所有相关人员参与进来,为实施阶段解决复杂问题提供指导,并创建可促进实施服务的流程结构。

(2) 其次,项目需要一个多学科团队协作完成。单一护理团队很难实现个人复杂的照护需求。在医疗保健系统内,需要多学科团队来实现认知症患者的整体照护需求。因此,多学科团队协作至关重要。精彩护理之家的多学科团队包括一个管理团队、护理团队、医疗专业团队、"休闲和生活方式"团队、清洁工、厨房工作人员、医院外联服务团队和东南亚姑息治疗团队。

(3) 再者,让家人参与来进一步整合服务。家庭成员的参与对于建立积极的服务关系非常重要。家庭成员的影响力对老年护理机构提供的服务会产生极大的影响。服务提供者和被服务者之间的良好关系使项目得以成功实施。因此,为了确保服务的有效性,老年护理机构需要努力建立和维持与家人的良好关系。

第五节　20 个适用于阿尔茨海默病患者的小活动

一、小收纳盒

查阅长者住户的档案,并根据他们以前的专业或职业收集物品。把物品放在一个盒子里,每天给长者看两到三次,请他们"感觉、触摸和探索"盒子里的物品。

二、扑克牌分组

给长者住户一副扑克牌,请他/她分出同花色的牌:黑桃、梅花、红心和方块选一种。选好花色后,将所有该花色的牌从这副牌里取出。

三、音乐

在长者居住区域播放民谣或流行音乐,请长者打击乐器以增添乐趣。

四、橡皮头飞镖游戏

可以一个或两个人玩,每个人掷三个飞镖。橡皮头飞镖的优点是不伤人也不会损坏墙壁。

五、解开结

买一条中等绳索并系上几个简单的结,要求长者住户"帮助"解开结。

六、纱线或字符串

为长者购买大型意大利面圈,要求他们用粗线或细绳串起。

七、娃娃疗法

尽管这点有争议,但根据实践经验,娃娃疗法效果很好,建议活动工作人员尝试。娃娃应该是认知症特异性的(看起来像新生儿婴儿)。买一个摇篮、一个婴儿浴盆、一张婴儿床和许多婴儿服装。女性长者喜欢为婴儿换衣服、洗澡,并放下婴儿小睡。

八、昆虫展览

在大玻璃容器中放置蠕虫或蚂蚁(放置在安全的地方),这是一个很好的会话主题。

九、布料盒

提供一个大型收纳箱,里面装有数十种各式各样的布料:丝绸、毛毡、天鹅绒和羊毛等。安排三到四位长者住户坐在桌子周围,将布料盒放在每个人都能拿到的位置。请他们触摸、感觉和折叠。

十、沙滩球

买一个大沙滩球,让长者坐在他们的椅子上踢给对方。

十一、鱼缸

游动的鱼提供了视觉刺激,并且是谈话的好主题。

十二、匹配形状

匹配形状或图片是一个有趣的游戏,结合了感官刺激和思维技巧。

以上见图 20 - 6。

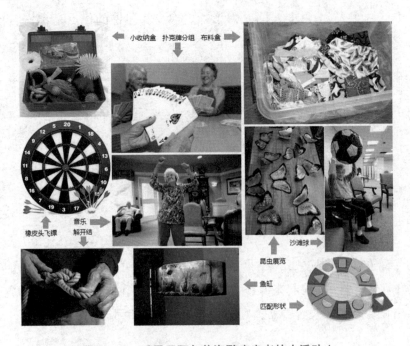

图 20 - 6　适用于阿尔茨海默病患者的小活动 1

十三、配对和排序

长者将图片,形状和其他物体配合在一起。

十四、Pom-Poms（绒球球）

给长者彩色绒球,并提供相同颜色的容器,请长者将绒球放置在与之颜色相同的彩色容器中。

十五、高尔夫球

另一种简便的"按颜色分类"活动。购买二手高尔夫球并刷漆或喷上不同的颜色。给长者一个冰淇淋勺,把高尔夫球舀进与之颜色相同的容器里。

十六、拼图游戏

放大长者或其亲人的照片。制成层压板,并分切成好多块四角单片,请长者把它们拼凑在一起。另外,汽车、水果或风景的彩色图片效果也很好。

十七、从旧日历中剪下图片

用安全剪刀从日历中剪切图片,收集足够的照片制作海报。该活动能帮助长者保持灵活性并提供成就感。

十八、与个人经历有关的活动

例如,一位木匠可能喜欢打磨一块木头,邮局工作人员可能会喜欢为信封盖邮戳,家庭主妇可能喜欢在搁板上安排锅碗瓢盆等。

十九、回顾

即使认知症发展到晚期,认知症长者的长期记忆仍然可以被保留。

二十、杯装蛋糕装饰品

买上好几打蛋糕。用两种颜色进行结冰并放入裱花袋中。协助冰上一两杯蛋糕,直到他们有信心自己做。

以上见图 20 – 7。

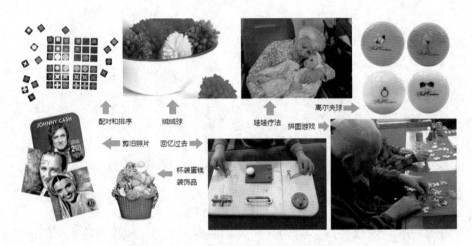

图 20 –7　适用于阿尔茨海默病患者的小活动 2

（董维维）

第 二十一 章
瑞士

　　瑞士是一个多语言、多元文化的欧洲小国,近期在各种排名中被称为世界最佳养老国,最幸福、最长寿的国家之一。瑞士人民整体健康情况到底如何呢?据瑞士统计局提供的数据,瑞士医疗费用几乎占全民生产总值的 12%,在欧洲属最高,全世界只有美国高于瑞士。拥有良好健康保险的瑞士长者又是如何评价自己的健康状况?瑞士统计局在 2016 年发表了 2012 年开展的长者群健康自我评估问卷调研结果。

　　从图 21 - 1 看到,瑞士人即便到了高龄阶段,对健康仍持有非常乐观的态度。当然这也离不开瑞士良好的社会福利以及政府和养老服务组织、机构所做的努力,瑞士在高龄长者健康促进方面有非常丰富和专业的活动项目,我们挑选了两个比较有代表性的主题加

各年龄组自我感觉健康的百分比（2012）

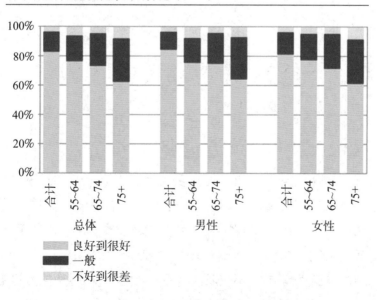

图 21 - 1　瑞士各年龄段自我感觉健康的百分比

以介绍:防跌倒主题以及运动知觉学在保持活动能力方面的应用。

瑞士长者在实际生活中到底有哪些困难(表21-1)?

表21-1　瑞士长者生活能力状况

瑞士长者生活能力状况	65~79岁	80岁以上
65岁以上住进长者院或护理院的人数(人,2016)	16 738	68 361
入住长者院和护理院占长者的整体比例(%,2016)	1.5	16.0
非常困难或无法自理日常生活(%,2012)	1.9	7.3
非常困难或无法自理洗澡(%,2012)	1.7	7.4
小便失禁(%,2012)	14.7	22.4
行动困难或无行动能力(%,2012)	1.9	6.8
一年中至少有一次跌倒的经历(%,2012)	23.4	30.3

值得引起注意的是,即便是在公共设施相对完善的瑞士,跌倒的比例在65岁以上长者中占有相当高的份额。一旦长者有过跌倒经历,在心理上产生恐惧,对室内外的活动缺少自信。而活动量的减少,加剧肌肉力量的减弱,平衡能力也同时降低,最终更加减少外出的社交活动,形成恶性循环。跌倒后遗症加重危害长者健康,瑞士政府在加强长者健康活动的改善方面,也把防止长者跌倒作为重要的主题。

第一节　防跌倒活动

一、项目1:"平稳地站立—安全地行走"健身活动

2016年在全瑞士发起"平稳地站立—安全地行走"健身活动。

(一)项目发起原因

瑞士每年约有83 000名年龄65岁及以上的长者有跌倒经历。造成的直接费用高达数十亿瑞士法郎。跌倒几乎可以改写长者的生活与命运。有12 000名长者跌成髋部骨折,更有1 330名长者因此而失去生命。最常见的现象是高龄长者摔倒后跌断手臂或因脑震荡失去自理能力,从而不得不住进养老机构或在家中长期卧床。预防长者跌倒,势在必行。

众所周知,经常锻炼身体的人,不仅肌肉有力,身体重心的平衡能力也更强,即便到了高龄,依旧可以保持行动灵活自如。瑞士意外事故安全办公室(BFU)和瑞士助老协会

(Pro Senectute)及另外三家合作伙伴共同发起"平稳地站立—安全地行走"健身活动,目的是激起大家特别是长者定期参与健身。瑞士助老协会主席 Werner Schärer 讲到:"我不认为长者容易跌倒是合情合理的现象。通过平衡练习和力量训练,长者无论是在站立时还是行走过程中的跌倒都可以避免。"瑞士意外事故安全办公室的 Brigitte Buhmann 先生则认为,各领域众多的合作伙伴是此次健身活动的一个巨大优势,他讲到:"瑞士每年有1 330 名长者因跌倒失去生命,人数实在是太多了! 在合作伙伴积极支持下,通过有效的健身活动,相信这个数字将会大大降低。"

(二) 项目合作伙伴

1. 主要合作伙伴

(1) 瑞士意外事故安全办公室　从事公共安全事故安全防范的咨询。瑞士事故防范中心开展道路交通、体育场所、居家环境及休闲活动领域研究,通过咨询、培训和交流为个人及机构提供相关专业知识。

(2) 瑞士助老协会　瑞士最大的助老服务协会。致力于维护长者的权利,尊严和老年幸福。通过所在州的协会组织以及助老协会州内外的合作伙伴,向长者提供多方面的服务,如财务咨询和健身指导。

2. 其他合作伙伴

(1) 瑞士风湿病协会　旨在与风湿类疾病斗争。整个协会分布在 20 州或地区,并有 6 个患者组织。协会中心旨在为患者提供健康生活方式,减少病痛症状,提高生活质量。

(2) 瑞士理疗协会　物理疗法是医疗保健一个重要学科。瑞士理疗协会代表瑞士所有理疗师的权益,并在医疗行业协会中拥有悠久的历史。

(3) 瑞士健康促进会　由政府授权启动,协调、评估全民健康和促进疾病预防的措施。该促进会基金由各州和保险公司提供支持。

(三) 健身内容和方法

1. 练习的方法　练习组合 + 频率组合 + 难度组合 = 有效锻炼的三大原则
2. 练习的组成　详见表 21 - 2。

表 21 - 2　健身练习的组成

腿部力量训练	站立平衡练习	行走平衡练习
长者拥有有力的双腿,可以使日常行动更轻松安全。只要一些轻松的练习,腿部力量就可以提高。	加强站立时的平衡感,训练身体重心的稳定。通过锻炼使长者即便手拿重物也平稳站立。	锻炼行走间的平衡能力,提高步伐的稳健。即便道路不平或路上有障碍物,长者也可以安全跨越。

（1）三原则之练习组合　3组腿部力量练习＋3组站立平衡练习＋3组行走平衡练习＝30分钟健身锻炼

（2）三原则之频率组合　每周尽可能锻炼3次,建议1周锻炼组合如下:

1次跟随教练健身课＋2次在家自行健身操或2次跟随教练健身课＋1次在家自行健身操。

（3）三原则之难度组合(选择适合难度的练习)

1）练习级别——初级　适合运动能力有被限制或有轻微运动障碍的长者。同时也适合手术后或大病初愈的长者初始练习。

2）练习级别——中级　适合大多数长者。建议练习动作从易到难,循序渐进。为进入下一个难度练习打下基础。

3）练习级别——高级　练习中会附加辅助障碍物,提升腿部肌肉和身体平衡的练习同时进行。是中级课程的进阶练习。

建议身体活动能力较好的长者从中级练习开始。如果健身时长者感觉很轻松,练上几遍感觉没难度,显示该级别对长者太容易,就应该在同一个练习内容上提高难度,进入高级阶段。反之,当长者练习几次后感觉有难度,就应下调运动难度,从初级练习开始。如何选择适合的难易健身练习,具体参见图21-2。

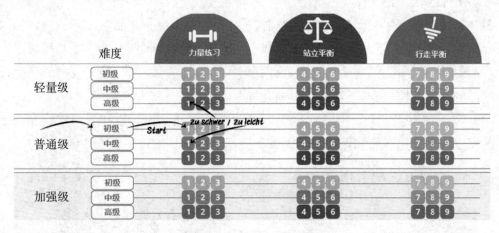

图21-2　健身难度组合

（四）健身项目的实施

通过www.sichergehen.ch网站可以下载练习视频及歌曲,并配有初、中、高级别练习的图文讲解。网站上不仅提供"平稳地站立—安全地行走"课程的链接,同时还可以看到为60岁以上的长者量身定制的太极、舞蹈、音乐节奏等500多个课程。

加强锻炼、预防跌倒的健身活动遍及瑞士26个州。运动不仅使长者更健康,也带给长者诸多好处。

图解示例,针对腿部力量训练练习1,三个不同级别的运动图解如下。

1. 针对运动受限的长者　加强大腿肌肉力量练习。

（1）初级动作　坐姿,伸膝练习(图21-3)首先坐稳,并直起后背,将大腿放平。小腿向上抬起并放下,然后换腿练习。

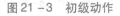

变化动作1:小腿保持伸展的位置保持10~20秒。

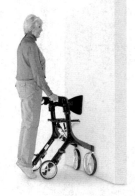

图21-4　中级动作

变化动作2:将重量放在踝关节上。

（2）中级动作　借助支撑物,屈膝练习(图21-4)。

双手扶住支撑物,安全的站稳、站直。眼睛看前方,双脚平放,与胯同宽,脚尖尽可能保持平行。保持上身直立,弯曲和拉伸双腿。

注意:屈腿时膝盖不应超越脚尖的位置。变化动作:空手练习,但在有扶靠或支撑物边上练习。

图21-3　初级动作

（3）高级动作　起立与坐下交替练习(图21-5)。坐在椅子上,双脚与胯同宽,手放在膝盖后。身体向前倾斜膝盖,站起来不靠双手。坐下再起来反复练习多次。

2. 适合一般老年大众的练习

弓步膝腿能加强力量和平衡训练,提高日常活动的安全性。

（1）初级【简单动作】　弓步膝腿练习不易太长,轻弯膝盖。

（2）中级【基础动作】　站直,双脚与胯同宽,一只脚向前迈一步,身体重心放在前面的那只腿上。双膝弯曲(最大成90°)拉伸腿部。保持上身直立,弯曲膝盖时可以抬起脚后跟(图21-6)。重复练习8~12次为一组。一组练习后交换腿练习,练习1~3组。

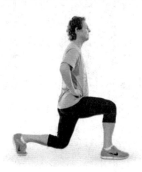

图21-6　弓步膝腿

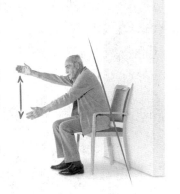

图21-5　高级动作

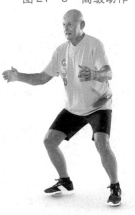

（3）高级【难度动作】　弓步膝腿,运动时流畅交替双脚练习。先右脚向前,屈膝,伸膝,然后右脚向左,左脚向前弓步膝腿。

3. 加强难度　在辅助道具上做屈膝动作练习腿部力量和平衡感。

图21-7　屈膝动作

（1）初级【简单动作】　轻弯膝盖,用桌子或椅子协助支撑。

（2）中级【基础动作】　双手平行张开,比胯宽(最大为双倍胯宽)。选择障碍物站在上面,双脚稍微向外倾斜,弯曲并伸展膝盖,注意膝盖弯曲时应该超过脚面,而不是向内弯曲。上身尽可能保持直立。

（3）高级【难度动作】　两只手平行张开更大一些,下蹲,将身体的重量转移到一侧,尽可能将另一条腿伸直,保持 5～10 秒,然后转向另一侧下蹲(图 21 - 7)。

二、项目 2：养老院及护理院等机构入住长者跌倒风险的统一评估

表 21 - 3　长者跌倒风险评估

养老院及护理院调查表(摘自瑞士联邦统计局)	2016 年
养老院及护理院数量	1570
提供床位数量,每 1000 居民(年龄≥65 岁)	63.8
床位数量	97 127
入住人数（截止到 12 月 31 号）	91 636
实际入住人数(全年累计)	149 116
工作人数,按全职率计算	92 484
平均入住天数	893
累计费用(百万瑞士法郎)	9 872

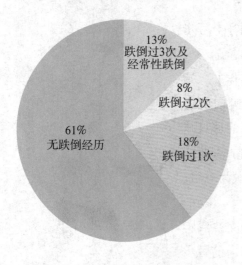

图表摘自:瑞士联邦统计局（BFS）

图 21 - 8　2007 ~2008/2009 年中 65 岁以上长者在长者院和护理院跌倒情况

瑞士联邦统计局的图表显示不仅居家的长者需要参与锻炼,降低跌倒的风险,对长者院和护理院长者的跌倒风险评估也是刻不容缓(表 21 - 3,图 21 - 8)。

长者跌倒风险包括内在风险和外在风险,具体如下。

1. 内在风险

① 肌肉和肌肉力量的衰退(肌少症);② 平衡控制力不足;③ 神经和认知能力有障碍(认知症);④ 情感障碍(跌倒恐惧症、抑郁);⑤ 瞬间失去知觉、昏厥;⑥ 低血糖、心律不齐、癫痫病;⑦ 尿失禁,常去卫生间;⑧ 有摔倒的经历;⑨ 某种药物引起或是同时服用多种药物;⑩ 视力和听觉有障碍。

2. 外在风险

① 周边环境存在隐患(光线、地板光滑度、浴室和楼梯扶手的安全设置、楼道或运动空间有障碍物存放);② 衣服和鞋子的舒适度;③ 眼镜的佩戴;④ 辅助行走设备的合适性。

瑞士公共安全事故防范办公室特为专业养老机构设计了跌倒风险评估参考问卷。旨在加强机构长者身体健康,降低不利因素。具体参见表21-4。

表21-4　长者跌倒风险评估问卷

问卷分析——跌倒风险的评估:用于长者院及护理院预防跌倒的专业分析范例

主题(什么)	阐述(怎样)	回答	时间
活动与平衡能力	长者有自由活动及保持自身平衡的困难	□正确　□不正确 □部分正确	
	长者有转移的困难(如,从轮椅去厕所,从床上起来,坐到椅子上)?	□正确　□不正确 □部分正确	
	长者恐惧跌倒?	□正确　□不正确 □部分正确	
认知障碍/视幻觉	长者有认知障碍,分不清方向或情绪焦躁不安?	□正确　□不正确 □部分正确	
	长者与过去的状态相比更加糊涂?	□正确　□不正确 □部分正确	
	长者适应周边环境的能力减弱?	□正确　□不正确 □部分正确	
跌倒经历	长者曾经跌倒过?	□正确　□不正确	
	如果跌倒过,什么原因引起跌倒,是否经常跌倒?		
	跌倒后带来哪些影响?		
用药状况	长者目前服用4种或4种以上药物?	□正确　□不正确	
	长者目前服用以下类别药物:降压药、止痛药、抗抑郁药、抗精神病药、抗幻觉及抗帕金森病药?	□正确　□不正确	
	最近调换过药品或用量,有造成跌倒的风险?	□正确　□不正确	

（续表）

主题(什么)	阐述(怎样)	回答	时间
排泄功能	长者有排泄困难,增大跌倒风险(如:排泄不规律,小便失禁,尿频,尿急,腹泻)?	□正确　□不正确 □部分正确	
足部和鞋	长者的鞋或鞋跟不合适?	□正确　□不正确 □部分正确	
足部问题	长者足部有问题如:脚指甲内生,挤压敏感,有感染及疼痛?	□正确　□不正确 □部分正确	
头晕/无力/心脏	长者在站起时感觉头晕?	□正确　□不正确 □部分正确	
	长者抬头或转身时,感觉空间跟着旋转?	□正确　□不正确 □部分正确	
	长者突感全身无力?	□正确　□不正确 □部分正确	
	长者有心悸?	□正确　□不正确 □部分正确	
	长者有直立性低血压?	□正确　□不正确 □部分正确	
视力/听力	长者有视力障碍?	□正确　□不正确	
	长者有听力障碍?	□正确　□不正确	
	长者戴眼镜?	□正确　□不正确	
	长者戴助听器?	□正确　□不正确	
周边环境	周边环境有不安全因素,且没有按长者需求改善?	□正确　□不正确 □部分正确	
营养不良/维生素 D 缺乏	长者体重有减轻,胃口不好?	□正确　□不正确	
	长者体重过轻?	□正确　□不正确	
	长者室外活动时间较少?	□正确　□不正确	
	维生素 D 检测低于 75nmol/L?	□正确　□不正确	
骨骼健康	长者患有骨质疏松症或存在骨质疏松症的隐患?	□正确　□不正确	

注:摘自 BFU-瑞士意外事故安全办公室

第二节 运动知觉学在增进长者活动能力方面的运用

一、运动知觉学的内容

运动知觉学的主要内容有:①认识自我运动时身体的不同变化;②提高自我运动能力并恰当而灵活地运用在工作和生活中;③运用运动知觉科学理论与实践,个案分析他人的运动能力;④掌握运动知觉学,引领他人的活动,使他人重拾自我效能运动的能力。

运动知觉学作为一门学科,通过两种途径构建内容体系:途径一,运动知觉学讲述了运动的原理与方法,并引导学习者通过亲身体验去验证并在生活中加以运用,有意识地注意日常生活中运动时动作的不同从而提高运动质量;途径二,运动知觉的原理是基于科学研究和理论论证的科学。正是这两种理论与实际的结合使运动知觉学更富有魅力与创新。

二、运动知觉学的发展

近 20 年来运动知觉学主要运用在医护行业和社工服务中。欧洲每年在各大机构中开设约 3 000 次初级课程,学习人数多达 40 000 名。各种运动知觉学课程满足巨大的培训需求,运动知觉学被广泛地应用在护理中,特别是针对医院、疗养院里的专业护理,同时,在护理残疾人领域也越来越受到重视。运动知觉学早期是专门为照顾新生儿和幼儿而开发的课程,后来被广泛应用在长者护理中。目前已被列为护理行业的专业课程之一。

运动知觉学面向个人的培训课程,涉及如何在特定工作环境下注重身体健康、长者如何通过学习该课程提高生活质量,在培训后即可活学活用,在改善个人健康及日常生活质量和工作效率方面,可以说是相当实用。运动知觉学协会组织在医护机构中开设科学照护测评,通过评估可以获得应用运动知觉学科学认证。现有的运动知觉学培训课程会根据行业的需求不断更新完善并评估培训内容。

总之运动知觉学将在理论基础上不断展开相关主题研究,更会将当前研究结果运用在实践中。

三、运动知觉学的教学

运动知觉学的教学模式是通过传授基本原理加上不断实例练习。运动能力的培养是通过课上练习来加深理解,大部分是个案分析和以运动过程为主导的实练。学员还可以通过日常生活中的运动,体验运用运动知觉学的感受。这种对自我身体运动的感知,直接帮助到自身运动能力的培养,并指导学员在实践工作的应用。运动知觉学培训师是在这样的学习环境下,教与学的互动中,学习和掌握运动知觉学这门科学。

四、运动知觉学的运用

运动知觉学到底在提高长者身体健康方面能起到哪些作用,下面介绍一位住在长者院里患有认知症的长者的例子。

患认知症长者与其他长者相比要花更多时间,才有主动协调自己身体运动的意识。尽管是这样的一个状态,在起床前长者在充分的准备活动下,仍可以在护理员的协助中配合下床。

1. 原始状况　入住养老机构的认知症长者经过夜晚漫长的睡眠后,醒来已忘记自己怎么才能坐起来和站起来。不得不依靠护理员被动地从床上转移到轮椅。

2. 思考如何互动　认知症长者躺在床上很少动,失去了主动支配身体运动的能力。如果护理员与长者的接触只是快速把他从床上扶起,长者的肌肉会越来越僵。患认知症的长者中,有一种现象就是认知能力减退到已经不记得人该如何支配运动器官完成运动的动作,这样的一个运动的过程。

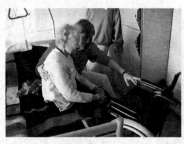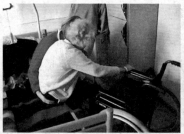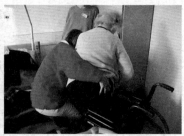

摘自图书:运动知觉学实用手册(2009 年第 1 版)作者:阿斯姆森　出版:爱思唯尔

图 21-9　从床上移到轮椅

3. 护理双方互动　认知症长者早上醒来睁开眼,眼神空空,似乎看不到也感受不到周边的事物。因此,护理员与他或她是用抚摸的方式交流。先是抚摸她的一只手臂然后练习轻微地移动,然后再开始另一只手臂。活动中护理员感受到长者的身体逐渐开始放松并有反应。大约 1 分钟后,长者的眼睛开始追着护理人员看,身体也开始有了更多感应。手臂活动结束后活动长者的腿部。长者开始随着护理员的指引身体慢慢动起来。在帮助长者侧翻身时,长者可以与护理员配合一起完成动作。侧躺后护理员先稍微停下来一会,让认知症长者感受方向的不同,然后再开始腿部的按摩与运动练习,先是一条腿再是另一条腿。护理员示范给认知症长者,他或她怎样可以靠着胳膊肘支撑让自己坐起来,慢慢地让长者开始跟着做。但这个动作对长者难度很大,护理员就把床头稍微升高,认知症长者找到适合用力的位置自己一下就坐起来了。这位长者对护理员的语言及动作指导有响应,也愿意去做。就这样在护理员的配合下,从平躺在床上的姿势换到坐在床沿。

当长者坐起来后长者更需要安全感,护理员就陪他或她坐在床上。轮椅已经事先在床旁摆放到位。认知症从长者的位置不仅可以看到轮椅并且可以摸到它,此时护理员与认知症长者坐得更近一些,用身体语言给他或她发出要站立起来的信号,然后耐心等待长者的反应。护理员一定要耐心等待长者准备好,有意识要起来的时候再支持长者做起来的动作。护理员在长者身边重要的作用是给长者安全感,逐步引导长者自己从床上转移到轮椅(图21-9)。

4. **配合互助运动**　护理员在认知症长者整个移动的过程中,千万不能着急。护理员要把自己放在长者的状况下,按运动知觉学中感官系统对运动质量的影响去理解长者的感受,双方共同努力合作完成运动。

5. **案例分析**　认知症长者有主动自立的愿望,尽管长者需要人带着一起移动。有人在身边陪着,减少长者在转移过程中摔倒的恐惧和风险。长者按照指导学会了,如何从床上坐到轮椅上,同时也愿意跟着做。通过这种相互配合,护理人员让认知症长者不再是靠他们的帮助被动地从床上移到轮椅。

6. **运用运动知觉学**　一开始认知症长者对语言交流没有反应,护理员就要用抚摸和辅助长者运动的方式与长者互动。在这样的一个状态下转移不仅需要大量的时间更需要充分的互动准备。认知症长者才可以与护理人员达成一起移动身体转移到轮椅。

当认知症长者坐在床上一只手紧紧抓住轮椅扶手,另一个人贴着长者也坐在床上,长者就可以靠着她的腿部力量站起来。

把床头位置升高,长者就可以相对轻松地主动从躺着的姿势转换到坐姿。

(程　萍)

第六篇

优秀企业实践

第 二十二 章

乐成养老

养老服务本身在国内就很新,而养老服务中的精神照料服务就更新了。乐成是一家深耕养老服务的企业,在十几年的经营过程中,积累了一些关于老年人精神照料服务的经验。

第一节　团队介绍

一、团队简介

截至 2018 年乐成养老在国内有 5 家在营机构,入住老人逾千人,社工团队 50 人左右。乐成旗下养老机构一线的社工部内设有社工、活动专员、客服人员或生活管家、艺术治疗师等。在乐成养老事业部中,另设有社工督导、资源管理方向的社工,与一线协同工作。各机构内的社工部,承担了接待参观、销售、签约、社工评估、计划制订、服务执行、离院等全部流程上的工作。

这是我们目前摸索出来比较高效的人资配置。乐成养老的社工团队最初是由客服部转型而来,经过上上下下大家的齐心协力和智慧,解决了乐成养老的社工服务与其他专业的融合问题和最重要的干什么、怎么干、谁来干的问题,建立了社工服务体系相关标准文件,完成了人才评价机制,建制了企业内部社工培训体系。

二、乐成精神照料发展经历

乐成养老活动特色:表达性艺术治疗,促进高龄老人的社会参与的一老一小代际融合模式。本书仅对表达性艺术治疗类活动做案例概要的分享。

怀着对天下老人的敬意,乐成养老启动以"梦想从未老去"为主题、传递中国老人快乐养老正能量的圆梦行动,倡导"新生活、新孝道"。

乐成养老帮助42位老人圆了"电影梦";投资拍摄的微电影《老时代》,全部由平均年龄71岁的42位非专业老人出演;并邀请微博红人、"童话大王"郑渊洁的父亲郑洪升老人友情客串;同步拍摄的纪录片《梦想从未老去》,忠实记录了《老时代》拍摄的全过程。还为入住老人举办个人画展、摄影展,帮老人出书、策划回忆录等。

乐成养老还邀请台湾弘光科技大学老福系,用2年时间驻场培养乐成社工团队。

乐成养老的跨专业合作团队中,聘用了全职表达性艺术治疗师,开始音乐治疗、戏剧治疗、舞动治疗等表达性艺术治疗在养老服务领域的探索和实践。

第二节　活 动 概 览

乐成养老的活动,根据人群分类,有针对认知症老人的活动、针对失能老人的活动、针对有慢性病人群的活动、针对自理老人的活动等;按照形式分类,主要分为休闲娱乐类活动、教育类活动、心理社会支持类小组活动。其中,休闲娱乐类活动包括日常活动和主题活动;教育类活动包括老年大学活动;心理社会支持类小组活动,包括了社工专业小组活动、各类由表达性艺术治疗师开展的团体活动。

一、日常活动

日常活动是指根据老年人的身心特点与需求,以愉悦身心、社会参与、体适能增强为主要目的,以老人的兴趣爱好为切入点的有针对性地开展具有休闲性质的活动,包括文艺、棋牌、健身等。日常活动频率通常为每日3~4次,参与人数10~50人。日常活动项目包括:早晨/晚间运动操课、十巧手、卡拉OK、电影、广场舞、交谊舞、评书、合唱、读书会、手工课堂、京剧票友会、水粉课教学、黏土创意课堂等。

二、主题活动

主题活动是指以愉悦身心、社会参与、体适能增强,主题节庆为目的,贴近老年人生活的衣、食、住、行、娱乐为主题,适合各类住户共同参与的活动,包括:慰问演出、春秋游、运动会、节日庆典等。

频率通常为每月 1~2 次,种类和内容不重复,参与人数视机构总人数,通常在 50 人以上。

主题活动项目包括:慰问演出、趣味运动会、新住户见面会、自理老人春游、失能老人春游、自理老人秋游、失能老人秋游、电子产品教学课、住户生日会、节庆活动(元旦、春节、元宵节、妇女节、母亲节和父亲节、端午节、建党节、建军节、国庆节、中秋节、重阳节、圣诞节)等。另外通过教育服务鼓励和支持长者组建各种学习交流组织,开展各种学习活动,满足长者灵性成长需求。

三、心理社会支持类活动

心理/社会支持类活动指根据住户的心理、社会、精神支持需求,通过个案或小组工作的方式,为住户直接或间接提供小组服务,满足其心理精神支持的需求。

每季度开展 2 次小组服务,小组通常人数在 8~10 人,2 名社工执行,持续时间为 8~12 次,每次 1 小时。小组类别包括:新住户适应小组、病友小组、哀伤辅导小组、兴趣小组、沟通小组、人生回顾小组、怀旧小组、家属支持小组、照顾者小组等。

四、认知训练类小组

针对自理、失能、有认知障碍的长者来说,认知功能训练都是非常重要的活动。

人的认知有很多维度:包括空间和执行功能、视结构功能、命名、记忆(瞬时记忆及延迟记忆)、注意、计算、语言、抽象、定向等。认知训练活动是通过有计划、有步骤地把各个认知维度的训练,细化到老人的日常活动中,让认知活动游戏化、生活化,通过现实导向和不同维度的认知训练,延缓认知衰退、减少痴呆问题及行为的发生,给长者以更安全、更有成就感的心理环境。

五、举例:手脑动一动小组活动企划书

(一) 背景

开设手脑动一动小组活动是因为许多失能的长者因自身生理情况的限制而无法参与社工部为长者准备的日常活动。另外,手脑动一动的小组活动也会邀请有轻度一级失智的长者或有认知方面障碍的长者参与,因为这些长者他们能参与活动的机会也很少,活动区域也几乎在房间或是楼层。手脑动一动小组的活动能够激起长者对益智类活动的喜爱,满足长者参与活动、动脑动手和社交的需求。

(二) 小组对象与小组人数

失能程度较高但有社交和健脑动手需求的长者、有轻度一级失智的长者和其他有社

交需求或有意愿协助活动的长者。邀请小组人数为 15 人以内,小组人员特质:有社交需求(愿意参与活动)、有一定理解能力和执行能力、情绪和行为可控的长者。

(三)团体目标

(1)通过小组活动增加长者间互动和彼此了解熟悉的机会,增加长者被关注的程度,满足长者社交需求。

(2)通过益智类活动让长者有机会训练到自己的反应、抑制、记忆、思维、精细动作、手眼协调和学习能力等。

(3)通过小组活动,增强长者独立完成任务的能力,从而提升长者自我价值感。

(四)理论支持

支持书籍《玩出年轻头脑》。

(五)小组活动设计

见表 22 - 1。

表 22 - 1 动一动小组活动设计

单元名称	单元目标
认识你我他	通过游戏的形式让小组成员彼此认识和熟悉 介绍小组目标和时间以及相关规定
传递的乐趣	增加长者间的互动和了解;锻炼长者的反应能力 锻炼长者的计算能力;锻炼长者对文字的辨识能力
色彩的智慧	锻炼长者的抑制能力;锻炼长者的联想能力
请跟我做反动作	锻炼长者的抑制能力;锻炼长者的反应能力
废纸大利用	锻炼长者的动手能力;锻炼长者的数字逻辑能力 锻炼长者的团队合作能力;提升长者自我价值感
互动欢乐多	增加长者间的互动;锻炼长者注意能力;锻炼长者反应能力
动脑大拼接	锻炼长者算术能力;锻炼长者记忆能力;锻炼长者反应能力
精彩回顾	锻炼长者记忆能力;锻炼长者对数字和颜色的辨识能力 锻炼长者的反应能力;增强长者的自信心

(六)单元活动表示例

单元主题:老歌共唱(表 22 - 2)。

表 22-2　老歌共唱

活动流程	时间	活动内容与步骤	器材
进场		邀请各位长者入座,并进行现实导向的活动带领。	钟表、日历板
暖身		带领长者做配音乐的十巧手	电脑
主题		1. 依次询问长者过去喜欢听哪位明星的歌。 2. 依序拿出明星的照片,请长者讨论分享。 3. 拿出明星现在的照片对比,看长者是否认识。 4. 播放该明星的成名歌曲,请大家一起唱。 指导语: 1. 引导大家说出明星的名字、特点、封号、成名曲、事迹。 2. 这首歌流行的时候长者在哪里?用什么设备听的这首歌? 3. 认识这位明星的时候明星的年龄,长者的年纪。 4. 听这首歌的时候,还有什么印象深刻的事情?	明星大照片 明星成名曲 播放音乐的录音机和 U 盘
回馈		肯定长者在过程中的正向表现;整理分析长者说的话	
现实导向		再一次带领现实导向的认知训练;预告下次活动	钟表、日历板
活动结束			

(七) 活动预期效果

通过手脑动一动小组活动增加长者之间交往机会,锻炼长者计算、数字识别、颜色识别、文字识别的能力,增加长者对独立完成任务的自信心,提升自我价值感。

第三节　乐成的音乐治疗用于老年服务的实践

音乐治疗是运用一切音乐形式,包括听、唱、演奏、律动等对人进行刺激与催眠并用声音激发身体反应,达到使人健康的目的。中央音乐学院的高天老师,20 世纪 90 年代初从美国学习音乐治疗回国,1996 年,在中央音乐学院设立国内第一个音乐治疗系,是国内第一个系统的音乐治疗体系。

30 年来,中央音乐学院培养的注册音乐治疗师不足 100 人,且多数已经不从事音乐治疗工作,乐成养老社工服务团队中,有老年方向的专业注册音乐治疗师 1 名,开展针对自理、半自理、失能、失智等不同人群的音乐治疗团体活动及个案康复,也是国内养老机构中系统地从事音乐治疗的首创之举。

音乐治疗根据目标和治疗效果不同,所设置的活动层次也不同,常见的音乐治疗层次由低到高依此有活动层次、支持层次、养生层次、辅助治疗层次和治疗层次。乐成养老开展的音乐治疗类活动,几乎涵盖了所有层次的活动,如针对失能老人的提高社交敏感性和积极情绪的音乐治疗团体活动;针对认知症老人有情绪干预、认知训练类的活动等。

一、音乐治疗类产品

(一) 产品名称:音乐节奏行走康复训练(步态 RAS)

1. 产品描述　脑卒中是老年人最常见的疾病,通常造成一侧瘫痪和行走功能损害,且恢复期十分漫长。治疗师根据患者行走的节律特点,为患者制订适当的节奏速度和合适的音乐,让患者随着音乐的节奏进行行走练习,能够起到事半功倍的作用。根据国外研究统计结果,该方法通常能够至少缩短训练周期一半以上的时间。

2. 服务流程　面谈、收集资料、评估、治疗、全程共 12～24 次。

3. 预期效果　个体差异明显、评估后可预测。

4. 治疗形式　个体。

(二) 产品名称:音乐节奏肢体功能训练(PSE, TIMP)

1. 产品描述　治疗师根据患者肢体功能的节律特点,为患者制订适当的节奏速度和合适的音乐,让患者随着音乐的节奏进行肢体运动练习,与步法训练一样,这种方法能够起到事半功倍的作用。

2. 服务流程　面谈、收集资料、评估、治疗、全程共 12～24 次。

3. 预期效果　个体差异明显、评估后可预测。

4. 治疗形式　个体。

(三) 产品名称:音乐语言康复训练(MIT, OMRES, MUS)

1. 产品描述　阿尔茨海默病后期患者丧失语言功能,脑卒中后的患者也常常出现语言功能障碍的现象。这些患者虽然说话出现了困难,但是歌唱的功能却相对能够较好地保持。音乐治疗师利用这一特点,通过带领患者歌唱老歌来恢复语言功能,或延缓患者语言功能衰退的过程。

2. 服务流程　面谈、收集资料、评估、治疗,全程共 12～24 次。

3. 预期效果　个体差异明显、评估后可预测。

4. **治疗形式** 个体。

(四) 产品名称:音乐情绪调节

1. **产品描述** 老年人在患病之后往往伴随着各种各样的消极情绪,包括愤怒、沮丧、忧伤、悲观厌世等。音乐治疗师针对各种不同症状和病程的患者设计各种力所能及的音乐活动,从较为复杂的乐器演奏和音乐舞动,到非常简单的歌唱、聆听、敲打简单乐器等,帮助患者宣泄情感,改善情绪,增强与疾病作斗争的能力与信心。

2. **服务流程** 面谈、收集资料、评估、治疗,全程共 12~24 次。

3. **预期效果** 个体差异明显、评估后可预测。

4. **治疗形式** 个体、团体。

(五) 产品名称:音乐放松和想象

1. **产品描述** 很多包括患有阿尔茨海默病、帕金森综合征、高血压、心脏病在内的老年患者常常伴随着焦虑紧张的困扰。治疗师通过语言和音乐引导患者放松身体和精神,可以有效地缓解与心理紧张和生理紧张相关的症状,进而使很多老年疾病得到缓解和改善,调整睡眠状态。

2. **服务流程** 面谈、收集资料、评估、治疗,全程共 12~24 次。

3. **预期效果** 个体差异明显、评估后可预测。

4. **治疗形式** 个体、团体。

二、戏剧治疗在养老服务领域的实践

戏剧治疗的 DvT(developmental transformations)发展转化法,由 David Read Johnson 博士所创,是当代戏剧治疗的主要流派之一,这种形式最早的实践地点就是在美国的养护院。

发展转化法戏剧治疗帮助参与者用一种创造性的方式去认同和经历生命事件。它以游戏、即兴、真实动作和自由的行动实践方法,转换不同的剧情、场景、意象,从而去转化在身体里、人际关系里和社会环境里正在经历的各种不确定和不稳定。

对于亲属来说,长者对往事的不断回忆可能很难忍受,但这是评价和回顾人生的一部分。戏剧活动能够激发长者的创造力和自主性。在有情节的戏剧设计中,老人可以在一个轻松愉悦的氛围,与环境、与他人、与自己互动和联结。这有助于长者维持和促进身体、精神及情感健康,提高长者生活质量、促进长者与他人的社交能力,认同生命中的事件,最终达成人生统整的心理发展任务。

（一）"真实故事"剧团活动形式

1. **暖身**　团员通过戏剧性的互动暖身活动,提高长者的自信、自尊、互相关注和欣赏。比如镜像模仿、角色扮演、互相雕塑、社会计量等方式。

2. **进入一个戏剧场景**　每一位长者根据自己的意愿,随时进入舞台,与其他团员即兴互动,互相信任,互相激发彼此的自发性。戏剧场景中既有贴近长者生活经历的多种不同的生活场景,整合潜在的自己;也有长者不熟悉的场景,释放压抑的情绪,尝试新的角色与行为模式而获得新的生命经验,拓展心理的灵活性。

3. **谢幕**　剧团尊重每一位团员,每一位长者都遵守"不评判"的原则,不评价他人展示的内容的对错和好坏。长者演的是真实,不是完美。借由即兴戏剧的方式激发长者个人健康的部分,发现和鼓励每一位长者表达、玩乐、创作、幽默和有生气的一面,提高长者的自发性,促进长者间的互动,有助于长者发现、发展自己的力量。

（二）个案戏剧治疗工作形式

来访者与戏剧治疗师一对一互动,用戏剧的方式为个案建立一个安全的表达空间,在戏剧空间中让个案发现、处理、适应心理冲突并泛化到生活中。

面向人群及实施该治疗方式所需的支持如下。

（1）65 岁以上心理正常长者,有心理灵活性、社交敏感性、人生统整等议题。

（2）65 岁以上有社会事件创伤、丧亲、冲突关系议题的老年人。

（3）老年认知症长者的高质量陪伴。

（4）老年认知症长者子女的心理支持。

（三）一人一故事剧场

一人一故事创始自 20 世纪 70 年代,是一种基于即兴戏剧的原创剧场形式。在台湾一人一故事剧场有着蓬勃的发展,特别是在老年群体中。在大陆,2009 年发展至今,比较活跃的一人一故事剧团有广州同声同戏剧团、北京信剧团、北京熔言剧社、深圳一剧团等。

乐成养老的一人一故事剧团在养老机构内,用"你说我演"的活动,请长者分享自己的心情、短故事、长故事,由剧团成员或受过训练的社工把长者所讲的内容和感受演出来,长者在看表达和观看的过程中,感觉到被全然接纳,感受被认同。

（四）案例："快乐一小时"——双井恭和苑第一期音乐辅疗活动实践报告

1. 缘起　因院内针对失能、认知症老人的活动较少,本次特别设计了为提高失能、认知症老人社交敏感性和积极情绪的音乐辅疗,期望在这样的探索中总结经验、积累数据,在接下来的失能、认知症老人音乐活动设计中提供参考。

2. 理论指导　本次的音乐辅疗活动的理论渊源和指导方法主要来自接受式音乐治疗中的音乐肌肉渐进放松训练、音乐聆听、方法,以及即兴演奏式音乐治疗中的乐器合奏形式。从感官刺激上说,有听觉刺激、视觉刺激和触觉刺激。也有认知、怀旧、动态身体舒展等设计,尽量让长者在认知、情绪和行为上形成联动,激发长者的心理动力。

3. 过程设计

（1）每周的音乐辅疗活动都以相同的《欢迎歌》开场。

（2）暖场的音乐律动,让失能、认知症长者科学地做锻炼肌力和耐力的动态活动。

（3）乐曲合奏练习,歌曲大家共同讨论决定,分段渐进式练习,最后能一起合奏一首。

（4）音乐放松训练,让长者学着跟随音乐放松自己的身体。

（5）最后大家共唱《再见歌》结束每次的活动。

通过上述程序设计,让长者有固定的肢体活动、学会跟随音乐做放松身体。这样安排长者有固定的音乐放松训练和随音乐进行的肢体伸展训练,音乐辅疗活动结束后,自己可以沿用到生活中,增加失能长者的心理支持。最后十几位长者还能一起演奏一支曲子,参与以后养老院组织的活动,提升失能长者参与活动和社交的兴趣和信心。

因为是首次开展音乐辅疗活动,本次活动着力探索集体养老背景下的失能、认知症老人的为期八周音乐干预时间、每次 1 小时的干预强度和每周 1 次的活动频率,对失能、认知症老人的积极情绪的影响。活动前后做 PGC 或 MMSE 或生活满意度测量以供数据对比。活动结束后请长者和同事提供评价供下次活动参考。

4. 团体目标

（1）增强自信心,让闭门不出的失能、认知症长者出门参与活动。

（2）提高失能、认知症长者的积极情绪和生活满意度。

5. 团体主办单位　双井恭和苑社工部。

6. 团体对象与团体人数　第一期邀请 18 层 10～15 位失能、认知症老人(轮椅使用者、能听到声音、无语言表达障碍)。

三、活动设计

见表 22 - 3。

表 22-3　音乐辅疗团体活动设计

单元名称	单元目标
认识新朋友	认识彼此,消除陌生感;厘清成员对小组的期待,介绍小组;练习音乐律动;布置选歌的任务;练习音乐放松训练
歌曲讨论	歌曲讨论过程中,让各位长者形成互动;商定一首歌;练习音乐律动;练习音乐放松训练
认识乐器	练习音乐律动;教长者认识乐器;练习音乐放松训练
分段练习1	练习音乐律动;分段演奏练习(一);练习音乐放松训练
分段练习2	练习音乐律动;分段演奏练习(二);练习音乐放松训练
合奏练习1	练习音乐律动;全段合奏练习(一);练习音乐放松训练
合奏练习2	练习音乐律动;全段合奏练习(二);练习音乐放松训练
团体回顾	总结回顾;练习音乐律动;合奏;嫁接资源,让长者延续运动习惯和演奏习惯

通过养老院针对失能、认知症长者的音乐辅疗团体的实践,让闭门不出的失能、认知症长者走出门参与活动。在每一个活动的时间内,能与他人建立联结,在音乐中表达情绪情感,并跟随音乐做动态活动,大大提高了失能、认知症长者的生活品质。

该实践还探索出了音乐辅疗团体用于失能、认知症长者的工作模式、周期、工作方法、流程等。在每一次音乐辅疗团体的带领过程中,都会带教一名社工或护理员做协同带领者,这样的工作机制有助于为养老院培养持续的音乐辅疗团体带领人才队伍。每周团体活动结束后立刻督导,这样的工作机制有助于养老院用行动研究的视角,不断完善该养老院的音乐辅疗团体活动。该模式具备了可以在其他同类机构中推广的条件,可以服务更多的失能、认知症长者。

按照常人的标准,认知症长者是不应该上舞台表演的,因为他们一定会"状况不断"。但是,我们认为认知症长者节目的艺术表现力不是最重要的,更重要的是要发挥认知症长者的优势和能力。

一个人对生活的热情,往往源于展示自己的需求、外界的肯定和社交需求,如果一位被认为是"总有问题行为"的耄耋老人,把他关在房间里,他怎么可能有对未来生活的热情呢? 所以,不要小看在每次的活动和音乐中,长者收获的社交机会、调动记忆和动脑机会、表达丰富情感的机会,正是这些,给了认知症长者主动生活的热情和勇气。

(江淑一)

第二十三章
诚和敬养老集团

　　诚和敬养老集团秉承国资公司"社会效益为首,经济效益为本"的经营理念,致力于开创中国养老的新模式。根据北京市十三五规划纲要提出的"建设以居家为基础、社区为依托、机构为补充的多层次养老服务体系"定位和北京市民政十三五期间大力发展社区养老驿站的指示精神,诚和敬分别设立机构型养老品牌——诚和敬长者公馆,社区型养老品牌——诚和敬养老驿站,为长者提供机构康复、养老及社区居家养老的专业运营服务。

　　同时,为给长者提供更加精细化、专业化、品质化的晚年生活,满足长者精神需求,诚和敬投资及孵化了包括诚和敬学院、诚和敬乐智坊、诚和美美智慧餐饮、北京诚博源健康营养事业中心、适老化设计工作室、小诚未来科技事业中心、特色旅居及健康养老产业基金(筹)等业务品牌。

第一节　老年社会工作

　　自2006年社会工作职业化以来,社工逐渐进入了大众视野。

　　社工服务是养老服务的重要组成部分,每一个诚和敬长者公馆和养老驿站中都配备了专门的社工岗,而作为服务认知症、帕金森病长者的专业组织,诚和敬乐智坊也有一支专门的"社工小分队",为认知症及帕金森病长者提供专项支持。

　　社会工作最新国际定义:社会工作是以实践为基础的职业,是促进社会改变和发展、提高社会凝聚力、赋权并解放人类的一门学科。在发达国家,社会工作是一门独立的学科和专业,与社会学、心理学、政治学等具有同等的学科地位。

社会工作的核心准则是追求社会正义、人权、集体责任和尊重多样性。基于社会工作、社会学、人类学和本土化知识的理论基础,社会工作使人们致力于解决生活的挑战,提升生活的幸福感。

说到服务领域,打个不恰当的比喻,社会工作好比一块砖,哪里需要就往哪里搬。社会工作研究和服务的领域涵盖老人、青少年、家暴家庭、吸毒者等,包括诸多社会热点,如贫穷、公平等问题。

社工学习和工作的方向大致可分为三类:宏观方向包括社会政策制订与推行、社会发展与倡导、组织管理等;中观方向更多地关注社区层面,包括社区工作、项目策划等;微观方向更多的是直接面向服务对象提供服务和辅导。应对不同的领域和层次,诚和敬为社工同仁提供了广阔且多样的选择空间。

第二节　诚和敬社工在养老行业中如何自我定位

在养老行业中,诚和敬的社工到底充当着怎样的角色,承担着怎样的职责?

一、帮助长者更好地适应老年生活带来的改变

协助老年人适应生理、心理、社会方面的变化。诚和敬老年社工关注老年群体的"身""心""社""灵"四个维度,超越了单纯的"衣食住行"等物质层面。对于诚和敬社工服务的长者,诚和敬社工的服务目标是全能的,出色的社会工作服务可以促进长者的身体健康,保证长者心情舒畅,为长者的身、心、灵、社诸多需求保驾护航,负责解决除了医疗外的几乎所有支持性的问题。

步入老年阶段之后,身体各方面在悄然发生着变化,许多长者会出现抗拒角色转变及适应困难等问题,长者迫切需要安全感,需要社交,需要被尊重,需要自我实现,这要求社工调动各方资源,提供高品质的服务,帮助长者更好地适应老年生活所带来的改变。

二、构建诚和敬老年服务群体的非正式与正式支持系统

诚和敬社工的一大重任,便是为长者构建起畅通的支持系统,包括配偶、子女、亲朋、照顾者等构成的非正式支持系统,以及由社会组织、服务机构等构成的正式支持系统,并协助长者正确运用和维护支持系统,让长者安度晚年。

三、维护老年人的尊严和权益。

在为老服务中，诚和敬社工要做的，不仅仅是陪伴、组织长者做活动，更要维护长者的合法权益，使困境中的长者成为我们的个案服务对象，了解需求，链接资源，帮助其获取应有的社会保障，为其争取更多的合法权益。作为诚和敬社工的一员，还需要针对我们所了解到的老年生活现状，去影响社会政策，成为社会福利政策的倡导者。

第三节　诚和敬社工工作服务体系与特色

自诚和敬2012年成立以来，我们一直在探索和实践如何将社会工作运用在专业养老服务中。迄今为止，诚和敬长者公馆初步搭建起了社会工作专业服务体系，由浅及深地探索不同的服务内容和服务形式；诚和敬养老驿站也开始设置专业社工岗位，并逐步对社工进行专业培训；诚和敬乐智坊则综合运用个案、小组和社区诸多社工专业方法来服务认知症和帕金森病的患者、家庭，推动建设友好化社区。渐渐地在集团内部，越来越多的同事开始关注社工，开始想要了解社工是如何帮助他人解决问题，开始意识到社工在诚和敬专业服务上可以发挥的潜能和作用。

在诚和敬社工体系建设的过程中，我们经历了起伏波折，并非一帆风顺，社工服务体系亦仍在不断努力完善的过程中。回顾过去，以下几点收获与反思要和大家分享。

一、注重对社工人才的专业培养

自2006年以来，政府持续加强对社会工作的教育专业性。教育部学位管理与研究生教育司公布2017年社会工作硕士（MSW）授权点新增43所，现累计已有148个MSW授权点。

同时，政府加大对社会工作者岗位的投入。依据民政部最新数据，截至2017年，各地共开发了312 089个社会工作专业岗位，设置了36 485个社会工作服务站，成立了7511家民办社会工作服务机构和750家社会工作行业协会。全国取得助理社会工作师和社会工作师证书的人员共326 574人。2017年，各地社会工作投入资金量达51.1亿元。

即便有如上的正向信息，客观地说，国内社工人才现状总体还是匮乏的，尤其是老年社会工作方向，在高校教育中几乎是空白。

同时，我国社工发展的重要特点是理论先行，实践相对滞后。通过与国内社工专业毕业同学的交流发现,学生选择社工专业比较盲目,入学前基本无了解;社工课程设置比较僵化且脱离社会实际需求;同时,院校对学生参与实践的要求也较低,督导资源很难跟上。

鉴于此,诚和敬社工人才建设着力于以下几个方向。

首先,扩大社工的招聘范围。随着养老行业的不断发展,越来越多的海外社工专业人才关注起老年领域,诚和敬表明自己招贤纳才的决心,以专业的视野去吸纳这样的专业人才。另外,不局限于有老年方向的社工院校,只要有社工或相关教育背景,愿意投身于养老这个新兴领域,愿意尝试新鲜的理念和技能,诚和敬都愿意与之共同成长。

其次,诚和敬重视分解人才队伍建设的阶段性目标,逐步推进。

通过分析,诚和敬拟定了社工人才建设的路径与目标,通过体会社工精神,提升社工对于老年服务的全面认知与了解,从而整体提升诚和敬旗下长者公馆和驿站社工服务要求的规范性和专业性,让工作人员能够从容有序地提供社工服务。

专业社工队伍的培育过程中,我们不仅仅提升其专业情怀,更是通过服务体系的搭建,增强社工的工作能力,从而帮助其发挥专业作用,成长为可自我教育、自我反思和自我支持的专业社工。

再次,我们有着比较科学严谨的培养流程。

为加速推动诚和敬社工业务发展,诚和敬于 2016 年引入专业组织——北京市西城区睦友社会工作事务所,完善社工服务管理体系,打造多元化和人性化的社工服务。

从社工服务管理角度来看,在睦友社工的帮助下,诚和敬为基层社工提供更为系统化的服务管理:一是建立标准化服务内容、流程、制度,有章可循,对社工指导性更强。二是明确社工岗位职责,便于管理层进行日常工作管理和考核。三是规范社工服务管理,明确了社工服务规范,保证社工服务记录齐全,工作留痕。四是倡导示范、实践与改进的闭环。

为促进基层社工专业成长,诚和敬提供服务示范和督导服务,带领社工成长和改变,主要体现在五个方面:①社工对自己的角色定位和职责有了更清晰的认识,能按照要求完成基本服务;②社工的专业能力有所提升,特别是实务能力有了较为明显的提高,能够做到开展需求评估、设定服务目标、将专业理念融入服务策划并进行服务总结等加以运用;③社工与长者开始重视建立专业服务关系,而非停留在非正式人际关系层面,从个人转到岗位,从"活动"者转到"专业工作"者,逐渐走向诚和敬专业社工岗位的身份;④社工的工作能力有所提升,体现在服务有计划,且能够独立策划、开展及总结,在对内部门协调对外合作方联络的能力均有一定提升;⑤重视社工督导的必要性。

诚和敬从睦友社工为基层社工购买了督导服务。在工作期间,督导会跟进社工工作并及时给予反馈,通过邮件及微信和社工保持联系,并在必要时候与社工开展面对面沟通。督导的配置确保了社工在实践过程中能够快速应对及解决问题。

二、提升高中级管理层对社工的专业认可

不断提升高中级管理层对社工的正确认识和专业认可,是诚和敬采取的自上而下的推行策略。通过多样的形式,包括主题宣讲、专题讲座、公益培训、亲身参与督导会议、媒体宣传等形式,诚和敬的中高层领导对于社工角色与定位有了更进一步的了解,从而推动专业社工服务及社工角色在诚和敬集团多个业务版块的知名度,提升社工服务在诚和敬各层管理者的重视和认可,使其发展成为乐智坊主营业务之一,也促进公司对社工人才的招募。如下是诚和敬采用的一些推广形式,供同行参考。

(一) 主题日活动

为庆祝国际社工日(每年 3 月份的第三个星期二),诚和敬邀请公司内部所有社工及对社工感兴趣的同事来庆祝社工共同的节日。活动由诚和敬的各位社工谈及选择并坚持做社工的初心开始,期间介绍社工的角色与职责,通过案例帮助大家了解国内社工的现状(图 23 – 1)。

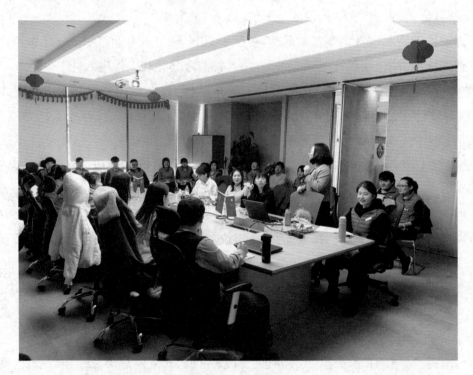

图 23 – 1　社工分享 1

(二) 全国社工考试

全国社会工作者职业水平考试,是 2008 年首次在全国范围内举行一种针对社会工作

者能力甄别的级别考试,合格者可以获得由国家认定的社会工作师职业资格证书。由于一线工作的繁忙与琐碎,基层社会工作者及其他相关同仁往往忽视职业资格考试的重要性。

鉴于此,诚和敬乐智坊会在社工考试通知出来后及时宣讲社会工作考试的必要性及未来的潜能,推动社工考试报名,也会对社工考试报名与考试信息等问题及时进行答疑解惑和课外辅导,在公司内部形成良好的学习氛围,推动大家共同进步。

(三) 督导会议

邀请长者公馆的管理层人员通过参加督导会议,分享为长者服务过程中获得的成长,讨论一线工作中遇到的实际困难,共同解决为老服务的实际问题,让中高层管理层对社工的专业角色有了更清晰的认识,从而在管理过程中能够给予更多的重视,并能够提供较之过去更恰当的支持(图23-2)。

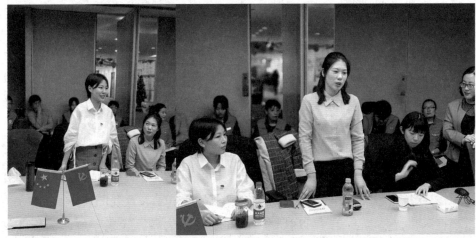

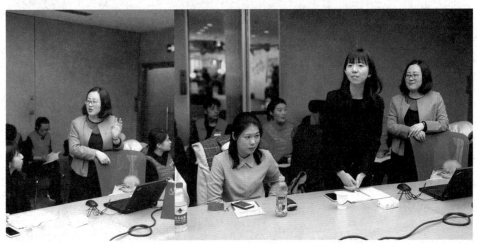

图23-2　社工分享2

三、打造特色服务，塑造专业服务品牌

目前，诚和敬构建"一网一链"架构，初步形成了养老核心业务与产业链相关业务互补互融、分工协作、相互支撑的服务模式。主要包括："大—中—小—家"全网络布局，即构建大型综合性机构、中型特色型机构、小型养老驿站、辐射居家服务的"四位一体"的养老设施网络，目前已经形成立足首都的"东西南北"空间布局：大型综合型机构为引领，中型特色机构为主体，社区驿站为平台，居家养老辐射半径的点线面结合网络化与轻重资产协调化格局。

通过诚和敬自身社工团队与睦友社工的共同实践，为活跃自理的长者提供更多可选择性服务，为不能自理较被动的长者设计专业性服务，通过睦友社工引入专业音乐治疗师，以循序渐进的服务让长者自身及其生活得到改变；同时社工让服务形式更多样化，实现为服务对象提供不同程度的参与机会，发展服务深度，从一般性的文娱服务扩展到认知症、帕金森症、生命教育、家庭支持等专业服务。

（一）开展多专业认知症服务："乐享社区·智爱生活"社区支持计划

随着我国老龄化程度日益加深，认知症不仅给家庭和社会带来了巨大的长期照护成本，公众意识不足、筛查诊断匮乏、照护过程艰难以及疾病的负面标签、病耻感又给个人和家庭带来了沉重的心理负担，成为需要政府、企业和社区共同努力解决的社会问题。由于认知症目前尚无有效的治愈方法，国际上通行的是采用早预防、早发现、早干预策略，将疾病的影响最小化，重在延缓认知症患者病情进展，改善其生活质量，从而延长生命并减轻照料者压力。此过程中社区作为预防疾病的第一线，起着至关重要的作用。

"乐享社区·智爱生活"项目以社区内认知功能损伤高风险老年群体为服务核心对象，覆盖家庭照顾者和一般社区居民，以公众教育和社工专业服务为切入口，探索构建以人为本的社区认知症服务体系。

在积极推广"以人为中心"的照顾理念的同时，诚和敬社工大胆尝试创新的方法与技能，延展专业服务的形式与内容，开展持续的家庭教育与支持，塑造出更为人性化、个性化的照护观念、文化和模式，在诚和敬服务的社区中打造认知症友好化社区。

在认知症干预服务中，社工、音乐治疗师、护理员和医生等，共同开展综合性服务。通过认知症基础知识及预防、阿尔茨海默病的早期症状、认知训练方法、防误吸等知识的普及，建立信任感，逐步开展早期的筛查。

同时结合非药物干预方法，开发出具有多学科特色的社工活动，有针对性地进行认知刺激与干预。

对于很多认知症长者来说，短期记忆往往支离破碎，但长期记忆却仍较好地保存，所

以恰当地运用怀旧元素往往有着出其不意的训练效果。比如,在日常服务中综合使用五感刺激、回忆往日情境的服务方法或小道具时,帮助老人重新记起过去的美好时光,既愉悦了心情,又增加训练效果。

遇到节庆时节,诚和敬社工更能巧妙地将"怀旧"与"节日"双元素融合起来(图23-3)。

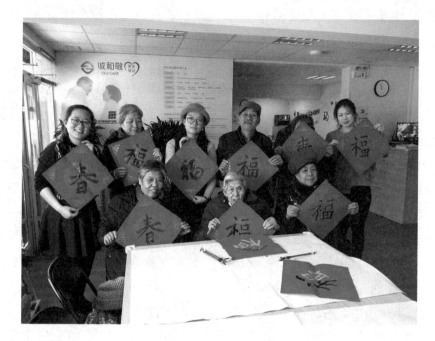

图23-3　节日祝福

随着服务的深入,诚和敬社工已开展认知症个案管理,通过信息收集——评估报告——干预计划——干预行动——效果评估等科学流程,探索跨学科团队协调合作及个案管理模式,延缓长者的疾病发展速度,提高生活品质,形成更为落地且有效的干预计划。

为社区长者传播科学的认知症知识,倡导健康生活理念,带领长者积极参与认知训练活动,让长者面对认知症(包括帕金森病)风险,能够做到早筛查、早预防、早干预,享受更好的生活。

(二) 开展生命教育与健康管理服务

新型养老服务理念已不再仅仅关注日常生活,更强调从身、心、灵、社多个角度提供专业服务,为此,我们与睦友社工共同选择了生命教育与健康管理服务作为长者公馆的特色服务项。

一是社工为患病长者提供健康管理教育和支持服务,帮助长者规划生活,实现自我管理,建立伙伴支持网络,引导长者树立合理的疾病观念,让长者不再讳疾忌医。其中慢性病管理小组中的糖尿病小组和高血压小组通过招募不同年龄、性别、疾病进程和疾病管理经验的组员,形成了稳定的小组服务,让更多老年人在小组动力推动下更好地实现了常见慢性病的管理,提高了生活质量,增加了支持。

二是社工为长者开展生命回顾和生命关怀教育和支持服务,帮助长者重新看待过去、现在和未来的挫折,协助长者树立合理的生死观,让长者有能力、有信心去接纳和面对未来生活。例如,我们制作了生命故事书,社工协助长者完成生命故事的梳理,重新发现生活中美好的点滴,共同书写下内心最珍惜的声音与回忆。

诚和敬团队不断创新服务内容,在实践中优化成长,改善服务形式,找到更适合中国长者的生理、心理和社交属性的服务方式。通过服务实践,社区参与长者在满意度调查中也表示自己对于疾病的认识提高了,对"大脑健康"和"老年心理健康"的主题更感兴趣,对"认知功能锻炼"的方法也有了一定掌握;参与生命教育与健康管理项目的长者公馆住户更认为专业服务让自己适应了诚和敬,让自己的生活充满乐趣,也更加有意义,专业服务不仅加强了自己对生活的管理,也带领自己建立了新的朋友圈。

总之,让公众正确认识社会工作者这一职业,需要长久的努力,也需要每一位社工身体力行。就像社工人常说的,社工是用生命影响生命的职业。不论你现在是否还坚守着社工岗位,你在哪里,社工精神就要在哪里!你要在工作、生活中,宣导社工精神与价值观,为社工的发展创造良好的公众环境。

诚和敬社工运用生态系统视角、优势视角、增权赋能视角以及社会支持网络视角等,视每位长者为具有发展潜力的、可以改变的个体。不随意评判长者,在服务中注重个别化和保密原则,帮助长者获得价值感、能力感和尊严感。

当社工真正被公众所认可的时候,便是它发挥最大功效的时候!

(罗珊珍)

第二十四章
上海银康老年公寓

　　银康提倡的"文化养老",并不仅仅指吹拉弹唱、琴棋书画,其含义更为丰富和深入。它建立在中国博大精深的传统文化基础上,也与长者心理、生理和社会关系密切相关。银康入住长者普遍文化程度高、阅历广。他们需要一种和精神活动适配的人文环境和生活方式。银康的文化养老首先倡导价值感。尊重和爱戴长者,以长者的需求为主,自主参与和管理文化生活。银康秉承这一理念,文化活动的开展从"被动养老"到"主动养老"的逐渐转换。随着入住长者的互相熟悉和不断创造、融入银康新生活,银康特色的文化养老精髓不断发掘出来。

　　活动的开展是机构气氛营造重要动力。走进一家机构通常可以感受到一家机构特有的气氛,是愉悦轻松的,还是沉闷凝重的。机构气氛的塑造取决于很多因素,如长者的特质、服务人员的特质、机构的理念、照护的投入等。活动的开展也是照护的手段之一,从某种角度来说活动也是照护。活动除了预防退化,延缓老化,强化心肺、肌肉骨骼和新陈代谢的功能之外,在社会心理方面,具有抒发情绪、应对压力、减少记忆力衰退、减少行为问题、减少焦虑发生,强化自尊和社会互动等作用。机构应该让活动成为长者生活中的常态,逐渐成为长者生活中的例行事项。

第一节　案例1　高龄长者康乐活动

一、高龄长者康乐活动设计

(一) 数数字(拍7令)

长者围坐在一起,依次数数字 1～100。当数到个位上是"7"的数字时须同时双掌互击或其他动作,若没有完成相应动作,则该长者表演节目。

目的:锻炼长者数字逻辑和肢体反应能力。

(二) 成语拼接(词语接龙)

如:心花——怒放,注意根据长者认知状况选择不同难易程度的成语,也可以顺便解释该成语的意思,让长者加深印象,每拼接到一个成语,一定要反复强化长者的记忆,多次让其拼接,记起该成语。

目的:锻炼长者思维能力、久远记忆(图24-1)。

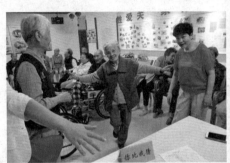
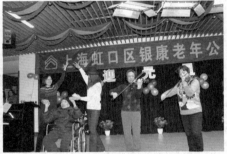

图24-1 银康老年活动1

(三) 大家唱

鼓励长者采取多种形式演唱怀旧歌曲(图24-2)。

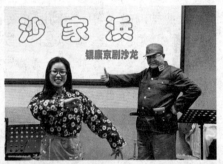

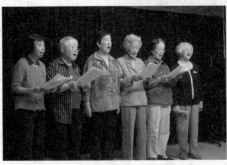
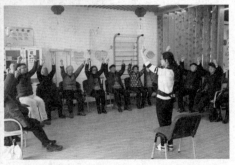

图24-2 银康老年活动2

目的:怀旧,激发长者久远的记忆,锻炼长者心肺功能。

(四) 简单的家务劳动

擦桌子、扫地、收拾桌面、房间等。

目的:使长者有成就感,同时起到锻炼身体的作用。适用于有一定活动能力的长者(图24-3和图24-4)。

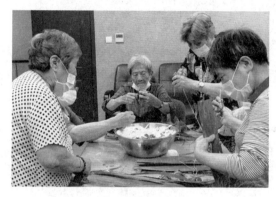 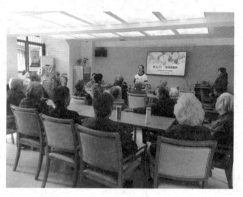

图24-3　银康老年活动3　　　　　　图24-4　手工DIY

(五) 晒太阳

伸展肢体,舒展身体,呼吸新鲜空气。
目的:放松,预防感染,预防骨质疏松。

(六) 拼图游戏

数字拼图、几何图形插板、认知图形插板。
目的:训练长者感知能力及大脑对图形的识别能力。

(七) 积木游戏

搭建积木。
目的:训练长者的动手能力、注意力、双手协调控制能力。

(八) 木插板

将木棒准确插到位。
目的:训练眼、手的协调功能。

(九) 体操棒

通过带棒做操,改善上肢活动范围。

目的:提高肢体协调控制能力及平衡功能。

（十）抛接球

将抛接球抛向长者,再引导长者将球抛回,可长者间互抛,也可同时增加其他活动以增加难度。

目的:锻炼上肢协调活动能力,提高上肢关节活动范围和肌肉力量。

（十一）读报纸

读一些与长者生活息息相关的报纸新闻给长者听,或是让长者自己读报纸给其他人听。

目的:关心时事,锻炼长者的思维能力,阅读、认知能力。

（十二）音乐疗法

音乐、动作的结合。

目的:锻炼大脑听、动支配能力。

（十三）身心功能康复操

长者集中坐在一起,放一些舒缓的音乐,根据音乐的节奏摆动肢体。

目的:锻炼身心功能。

（十四）老年足球

长者坐好,可以围坐一圈,也可以分坐两排,互相用脚传球,还可分组比赛。

目的:注意力训练,下肢力量,协调训练。适合下肢可活动,能够配合活动的长者。

（十五）汉字多米诺

让长者认出多米诺牌上的汉字,并依次摆放好,最后大家一起推倒多米诺牌,倒的牌最多的长者发放奖励。

目的:增加长者活动趣味性,锻炼认知能力,抓握能力、动手能力。

（十六）夹弹珠

准备弹珠和碗,让长者把弹珠从一个碗里夹到另一个碗里。

目的:训练长者的手眼协调能力和注意力,手指力量、协调训练。

（十七）传递"乒乓球"

长者围坐在一起,依次传递乒乓球,传递的同时嘴巴念"乒",下一位念"乓",下一位再念"球",依次传递,慢慢加快速度,出错的长者可以请他讲一个笑话或者唱首歌。

目的:训练长者的反应能力和思维能力及动手能力。

（十八）长者熟悉姓名

长者围坐成一个松散的圆阵,做下列活动:用一只小球或布偶,从排头开始,依次按照逆时针方向传递,一边传一边大声报出自己的姓名,直至传完一圈,经过反复多次传球,长者之间相互熟悉之后,开始任意传球,当长者接到球后,必须任意喊出其他长者的名字,然后把球扔给他。反复练习,直到大家熟悉各自的名字。

目的:短时记忆力训练,使长者互相熟悉,增进友谊,融入大家庭。

（十九）念唐诗

选唐诗宋词,让长者跟读,反复跟读之后,我们可以说上句,提醒长者来接下一句,直到长者记住这些词句,注意反复强化长者记忆。可选长者单独起立背诵,也可分组背诵。

目的:激发长者久远记忆,记忆力训练。

（二十）青蛙跳水

长者围坐在一起,第一位长者说:一只青蛙,四条腿,两只眼睛一张嘴,"扑通"一声跳下水;第二位说:两只青蛙,八条腿,四只眼睛两张嘴,"扑通、扑通"两声跳下水,依次类推。

目的:趣味游戏,训练长者计算能力、思维能力、反应能力。

第二节　案例2　临终长者心灵呵护

每周日十几名上海十方缘心灵呵护小组的义工,穿着橘黄色的义工服来到上海银康老年公寓,他们来不是送钱送物,而是陪伴长者提供心灵呵护,为了解决临终长者惧怕死亡,需要精神慰藉的问题,十方缘为全国众多临终老人提供专业的心灵呵护服务,使长者在宁静祥和中走完人生最后的路程。

他们在十个多月的时间里服务了200余人次,年龄70~100岁的各种生命状态的长者。坚守那视为神圣的核心价值观，每个生命都需要被呵护，所以我们就是爱与陪伴，和每次服务前学习强调执行的18条《义工服务行为规范》。他们付出了纯真的爱，也收获了纯真的爱。在陪伴长者的过程中，并不是义工单向的付出和奉献，"爱与陪伴"是义工走近、再走进长者心里之后，和长者之间彼此的陪伴以唤醒那本有的爱，让彼此的能量得以提升，最终达到自我陪伴。义工给长者一时的爱与陪伴，长者往往带给义工一辈子的感动！

十方缘为银康长者提供了专业的心灵呵护服务，让长者获得了满满的爱，为他们创造了积极向上乐观的心境，使长者不仅在老年公寓获得专业的医疗支持，更在心灵上得到温暖，从侧面帮助其身体恢复，从而获得良好的身心健康状态。

第三节　案例3　长者群体口述历史

口述历史是一种搜集历史的途径，与其他历史文献对比，口述历史能让所有人都有发声的机会。集体口述历史通过不同人对同一时期的记忆，让历史得到更加全面的补充、更加接近具体的历史事件真相。同时，一年一会的集体口述历史为的是让银康的长者能共同回忆属于他们的时代，让他们重寻往日的美好，我们通过视频、音频以及文字的形式将他们的故事记录下来，对于他们和后辈都是一份珍贵的礼物。

银康口述历史——"那年，那事，那人"群体社区记忆项目，已成功举办了五期。本项目根据不同的年代、不同的地区、不同的往事、不同的身份设置不同的主题。

2013年6月，夏日炎炎，"那年、那事、那人——虹口那些事儿"群体口述历史在银康老年公寓图书馆登场，五期以来参加的老人共计71位。他们把祖父辈的故事讲出来，于是，我们知道和詹天佑一起建铁路、给末代皇帝溥仪做御医的先辈；黄河边的纤夫后代如何进了清华燕京学校，进步华侨投笔从戎，在特殊战线工作的"阿华的故事""爵士鼓是如何进入上海的""河滨大楼的前世今生""我知道的甜爱路来由""建设新村为什么有29个号码和楼栋"，"文革"时期下放劳动，每天吆喝倒马桶，跟着风向扫大街的泪中带笑的故事和细节……

今天，讲故事的老人中已经有好几位离世，每次回忆他们呈现和诉说的故事，音容笑貌和那些久远的历史犹在眼前，心潮起伏，我们为自己能亲耳聆听这些平凡的老人以及他们先辈的故事感到荣幸，我们为自己曾经为他们服务，让他们在回忆中感受自己的岁月和由此所带来的身心快乐和尊严价值感到自豪！怀旧本身就是一种心灵慰藉和成就价值的老年照护的有益工作。今天,我们把这些故事按主题和时间编成书册,把这些我们称之为创造历史的伟大作者们的名字印在扉页,我们感恩他们,纪念这些平凡和高贵的灵魂,把这些故事赠送他们的家族子孙,把历史、家史传承下去。

活动开展的几点建议:

(1) 要有专门的人负责,社工可以运用社工的理念和方法来开展老年社会工作。

(2) 社工参与评估,通过评估了解长者的需求,有针对性地制订活动计划。

(3) 对机构长者进行分组管理,开展活动根据长者身体情况及需求进行。(如失智症长者需针对性开展相应的活动。)

(4) 就日常活动进行常规化安排,形成常态,让长者心中有数。

(5) 整合资源,发展岗位志愿者为活动不断注入新鲜活力。

(6) 善于发现长者的长处,鼓励长者发挥余热,从"被动养老"到"主动养老"。

银康老年公寓非常重视社工在机构养老中的专业作用,同时也极为看重非正式照护体系对长者全生命周期的照护。银康作为上海首批公益基地挂牌单位,一直以来得到社会各界人士的支持。有睦邻社区居民、老人家属子女、各类社会团体、民间公益组织、在职企业职工、在校的学生等。他们中的绝大部分都是社区低龄老人,同样是老年人的他们愿意牺牲自己空闲时间,服务于更多的高龄长者。银康根据不同的岗位设立岗位志愿者,岗位志愿者会按时保质地完成每次为老服务的任务。岗位志愿者的加入不仅对社工的工作给予了很大的支持,同时也为银康的文化活动不断注入了新鲜的活力。

(彭小蓉)

第 二十五 章

爱照护

第一节　项 目 背 景

WHO 在 2015 年的《关于老龄化与健康的全球报告》中将"健康老龄化"定义为发展和维护老年健康生活所需的功能发挥的过程。报告中特别强调了"内在能力"和"功能发挥"的概念。内在能力是指个体在任何时候都能动用的全部体力和脑力的组合,这只是决定老年人能做什么的因素之一。对于能力处于任一水平的老年人,能否完成自己认为重要的那些事情,最终要取决于其生活环境中存在的各种资源和障碍。如老年人能够通过得到抗炎药物、辅具、适老化环境改造等环境和资源支持,使得个体能够按照自身观念和偏好来生活、行动。因此,促进健康老龄化的干预目标就是尽可能改善老年人功能发挥,这可以通过两种方式达成:一是增强和维护内在能力;二是使功能衰减的个体能够做其认为重要的事情。

为了使得大多数老龄个体能获得功能发挥的改善,WTO 建议从四个方面优先采取行动:①卫生系统应面向老龄人群提供有效服务;②建立长期照护系统;③创建关爱老年人的环境;④提高衡量、监测及认识水平。

第二节　理 论 框 架

一、基础理论——社会角色理论

"角色"本是戏剧中的名词,指演员扮演的剧中人物。社会角色是指与人们的某种社会地位、身份相一致的一整套权利、义务的规范与行为模式,它是人们对具有特定身份的人的行为期望,它构成社会群体或组织的基础。具体说来,它包括以下四个方面的含义。

(1) 角色是社会地位的外在表现,社会地位是人们在社会关系体系中所处的位置。人的社会关系是多方面的,如血缘关系、地缘关系、业缘关系等,因而人的社会地位也是多方面的。

(2) 角色是人们的一整套权利、义务的规范和行为模式。任何一种社会角色总是与一系列的行为模式相联系的。首先是一系列的权利,即这种角色有权要求别人进行某种活动,其次是一系列的义务,即别人有权要求这种角色进行某些活动、表现出某种行为。

(3) 角色是人们对于处在特定地位上的人们行为的期待。由于社会角色总是与一定的行为模式相联系,当人们知道某人处在某种地位上时,便预先就期望他具备一套与此地位相一致的行为模式——角色。

(4) 社会角色是社会群体或社会组织的基础。社会群体或者社会组织是人与人之间形成的一种特定的社会关系,而这种社会关系的网络就是由社会组织角色编制而成的。角色是社会群体和社会组织的基础。

二、实务理论——增能理论

增能是个人在与他人或环境的积极互动过程中,获得更大的对生活空间的掌控能力和自信心,以及促进环境资源和机会的运用,以进一步帮助个人获得更多能力的过程。

增能实务中的运用:①协助服务对象确认自己是改变自己的媒介;②协助服务对象了解专业人员的知识和技巧是可以分享、运用的;③协助服务对象认识专业人员只是帮助他们解决问题的伙伴,他们则是解决问题的主体;④协助服务对象明确无力感是可以改变的;⑤避免在服务对象前表现出权威的姿态。

三、环境照护范式——原居安老

"原居安老"是指无论健康还是身心衰弱,每个人都可以独立地在自己熟悉的环境(住宅或社区)度过老年生活;即使那些极度衰弱无法维持独立生活的老年人,也希望他们能够尽可能生活在家庭化和社区化的机构里。

环境老年学认为,熟悉的环境本身与场所记忆是老年人保持自我认知的重要参照,原居附带的个人归属感可以有效降低因衰老而导致的社会关系萎缩。同时,熟悉环境下使得获取各种资源与服务变得更便利,是老年人生活质量和效度的重要保证。

从社会经济学的视角,原居安老模式能为社会产生更大的贡献。一方面,原居安老政策在于为老年人提供更多的帮助,鼓励老年人保持在社区中的活跃性,为社区和社会发挥余热、贡献价值,从而延缓老化,促进积极养老,可以有效缓解既有住区因老龄化带来的负面问题。另一方面,原居安老有助于促进代际沟通,减少健康老年世代对社会福祉的消耗,同时减少中年与青年世代的赡养压力,从而有效安抚人口老龄化带来的焦虑情绪。最后,原居安老不仅可以节省公共投资,体现社会福利公平性,也更具备财务的可持续性(图25-1)。

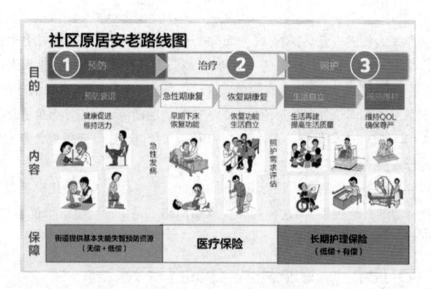

图25-1　社区原居安老路线图

第三节　服　务　模　式

在以上背景目标号召下,以社会角色基础理论和增能实务理论为指导,爱照护针对中国独特的街道和居委会社区治理结构设计了中国式"原居安老"(aging in place)模式——ACCE(all-inclusive care community for elderly),即"老年需求全覆盖照料社区"。其中"全覆盖"指基于物联网、人工智能和大数据技术实现的小区照护需求感知神经将小区医和养资源无缝隙智能匹配,从而实现老人照护需求"所想即所得"的全覆盖。

ACCE模式具有成本更低,服务成效显著,照护环境友好,亲情维系和智能化连接一切的独特优势,从健康老龄化的优势视角出发,构建了居家、社区和机构养老按需切换的立体化养老格局,为长者提供全照护生命周期内不同健康状态下的一站式社区全覆盖长期照护服务,在选址上兼顾毗邻的社区卫生中心、康复中心和医院资源,让长者在自己熟悉的社区就能安全、安定、安心地享受专业养老服务,并通过ICT和LTC技术,赋能长者,改善其功能发挥,使其有能力、有尊严地回归社会、回归家庭(图25-2)。

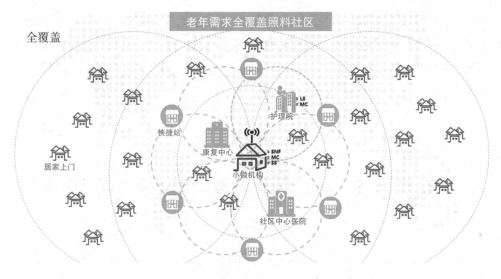

图25-2　老年需求全覆盖照料社区

第四节　按服务成效收费的价值导向

与传统的按服务收费的模式不同,爱照护以"健康老龄化"为目标指引,采用P4P即"按服务成效收费(Pay for performance)"模式,实现由传统的被动服务向"自立支援"和"介乎预防"转变,帮助老人一揽子解决全照护周期中的各种照护需求,实现有尊严和快乐的原居安老。爱照护立足于深度医养结合、社区融合、正式与非正式照护体系的高效共建,以团队领先的专业优势和不断创新的精神为核心优势,通过深入理解、洞察和经济有

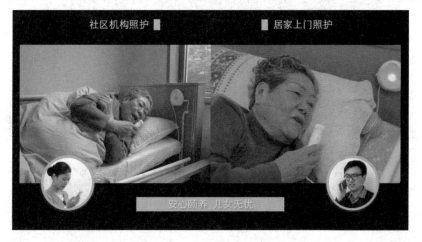

图25-3　同样的服务,不同的场景("堂吃"+"外卖",按需切换,自主选择)

效的规模化照护计划设计,基于人工智能和数据技术驱动精准服务实施,实现了服务由数据驱动、管理可视化、流程标准化,从而确保服务质量的一致性,提高服务效率,大大降低养老总成本,赋予老人和家庭养老主动权,为长者提供"走出家门""自主选择""丰富生活""参与社会"的服务(图25-3)。

第五节　基于模式和价值导向的服务实践案例

爱照护团队在服务理念和实践上都以"赋能长者"为使命,致力于打破社会"养老 = 失能失智、无助、无用、弱势、社会家庭负担、收容"等个人病耻感及社会认知标签,"养老 + 社交""养老 + IP"等以养老为核心基点,将衍生出无限的可能,以及"物联网·大数据·人工智能"作为新的基础设施,成为所有产业的中心。未来养老一定是在效率和体验方面的比拼,是在物联网、AI、大数据等技术的支撑下,基于"技术创新 + 服务创新"双轮驱动,以提升长者现有能力,而不是通过服务补偿他们失去能力;是满足长者长期生活,而不是长期服务的需求升级后诞生的(图25-4和图25-5)。

一、科技赋能

(一) 正向评估技术

不同于以往将评估定义为服务需求和供给的匹配手段,爱照护选择将评估作为赋

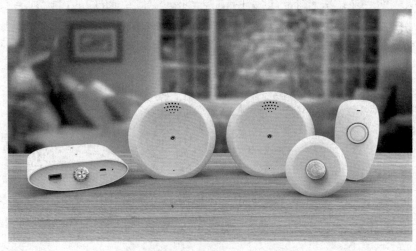

图25-4　远程看护智能硬件

能的工具,从"助人自助"的视角重新定义评估维度,不再是评估老年人缺失的能力作为其服务需求的供给手段,摆脱传统养老服务中以评估等级为服务内容和定价标准的做法,从介护预防和鼓励自立的角度来评估老年人仍然存留和具备的 ADL 及 IADL 能力,以日常生活化的场景为基准,设定能力库,应用视觉识别技术来自动采集老年人晨晚间、上下午活动期间、午间、夜间等不同场景中所拥有的生活能力,通过人工智能和大数据技术来精准测算每位被评估对象的能力维度和精度,从而针对性地生成个性化"赋能攻略"。

对于个体现存需要维系和训练的功能输出"自立训练计划"。

对于个体缺损需要补偿的功能输出"辅具或技术设备适配计划"。

对于无法通过个人能力恢复的丧失性功能输出"长期照护服务计划"。

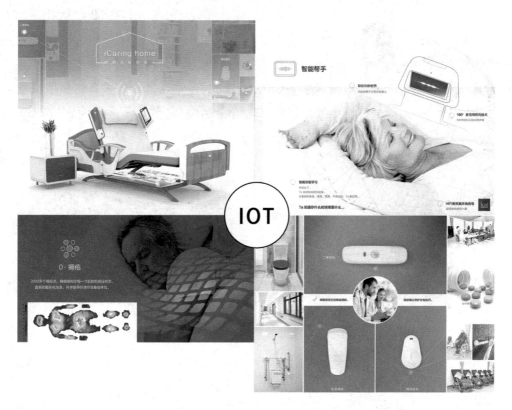

图 25 - 5　物联网(IOT)在老人护理的应用

基于这种正向的评估和不同身体功能状态需求下的"赋能攻略",不仅可以延长长者的健康寿命,使得长者在全照护周期中都能得到有效的照顾,更为重要的是这种积极正向的评估和赋能计划,让长者看到是"我能"的希望,而非负面导向的"我不能",再给予长者积极老龄化、健康老龄化极大的实际支持的基础上,还进一步增强了他们原居安老的信心和对未来生活的更多憧憬。

（二）RE（Rehabilitation & Empower）计划

爱照护团队成员主要来自海内外专业照护领域和 ICT 技术领域的跨界精英人才，集合了优秀的软件、硬件开发工程师和数据科学家，以及资深的健康科学和人文领域的专家，实现了本土与海外、文化与技术的完美结合。

爱照护历经 11 年自主研发、应用、迭代和优化，以 LTC 和 ICT 技术"双轮"驱动，借助人工智能、物联网、大数据、区块链等前沿技术打造了"猎豹"智能化运营管理平台。平台依托社区居家服务场景的七大自动感知设备群，实现精准评估、快速照护计划制订、即时服务响应、品质管控的全流程、智能化管理，技术支撑改变了传统的服务模式，为精准、安全、有效的专业照护服务提供了有力保障。

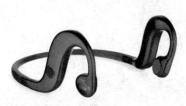

图 25-6　Re-Hear 骨传导耳机

为了更好地赋能老人，爱照护研发团队启动 RE 计划，帮助老人重新找回失去的能力。如针对老人听力下降，进而给沟通也会带来很大困难，甚至因此引起长者有自闭心理等问题，爱照护团队研发的 Re-Hear™ 骨传导耳机采取直接通过脸部骨骼的震动传递到内耳，然后再进入大脑（图 25-6）。相对于通过振膜产生声波的经典声音传导方式，骨传导省去

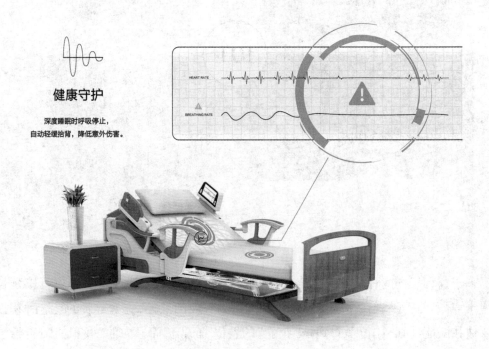

图 25-7　iBed 智能自立照护床

了许多声波传递的步骤,能在嘈杂的环境中还原清晰的声音,而且声波也不会因为在空气中扩散而影响到他人。对于成年听力损失到 100 分贝的用户,可以起到提升听力的作用,且不用调试。清晰的振骨传音,不受周围环境的影响,将声音传给使用者,排除了传统助听器的最大弱点,可以把用户从现有的助听器环境中解救出来,减少生活杂音给使用者带来的精神上的疲倦感。针对衰弱期或卧床老人,爱照护研发了 iBed™ 智能自立照护床,可帮助用户提高自主生活能力,提升自尊心,减轻家庭照护负担(图 25 - 7)。iBed™ 内嵌基于人工智能和语音识别技术的医护机器人,可进行各种照护问题咨询和指导。床垫内置传感器提供心率、呼吸率和背部压力分布等数据,自动判断睡眠质量并对夜间各种异常状态自动报警。日本原装机械机构,为用户提供可靠的整体、背部、腿部等部位升降等辅助自立功能,大大降低上下床跌倒风险。床身还可选配功能训练模组,即使在卧床期也可实现功能自主训练。RE 计划旨在解决老人常见的功能障碍,利用科技赋能实现帮助长者更有质量地享受晚年生活。

二、活动赋能

(一) 增能公社"挣工分"

爱照护在活动设计中,以技术和数据手段加以驱动,保障精准服务,鼓励长者有尊严、有价值的活着,植入科技元素撬动赋能的实现,例如引进上肢智能力反馈康复机器人、下肢训练器等专业康复训练设备。其中上肢智能力反馈康复机器人可精确模拟出各种实际生活中的力学场景,使老人有场景代入感,训练过程中多元化的游戏场景,集视觉、听觉、触觉多维度的交互体验为一体,能够有效增强训练过程的趣味性和沉浸感。

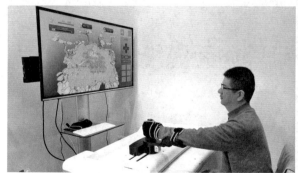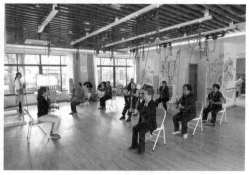

图 25 - 8　增能公社

为了更好地吸引长者参与,让原本枯燥辛苦的康复训练变得更有趣,爱照护社工部引用老一辈人们熟悉的劳动报酬计算方法——工分,赋能 80 后老年人"老有所为",通过加入增能公社,参加各种活动来"挣工分"(图 25 - 8)。这一设计大大激发了长者的参与积极性,通过相互比较可以观察到自我点滴的进步,改变老年人对自我"衰弱、老化、病痛"等刻板印象,从而提升长者的自信。

1. 增能公社活动目的 促进长者做己所能及的事,延缓功能退化;让长者主动增加活动量,提升互动能力;让长者在活动中实现自我价值,提升生活品质。

2. 增能公社课程的设计 活动主题分四大类型,从多维度照护、引导老人关注自我、关注健康、关注生命的意义。

(1) 身体功能改善类 极限挑战派(康复训练 + 疼痛管理),倡导"让老人动起来,摆脱疼痛,消除痛苦"的增能价值,使一群渴望挖掘自我潜能的老人"躁动起来"。

(2) 舒心快乐类 花样青春派(心理健康管理),引导老人走进自己的内心世界,培养修炼内功的技巧,增加正能量,引领老人游历自我的奇幻世界。

(3) 兴趣养成类 老有所为派(互助小组 + 再创业团队),以目标为导向凝聚一群老伙伴的团体力量寻找"创业奇迹",为自己点赞。

(4) 记忆照护类 童真乐趣派(认知症预防和管理),剖析"老顽童"的世界,调整心态,积极应对认知症的来袭,整合身边照护资源,以关爱生命的视角走向未来。

表 25 - 1 增能公社课程

节次	第一节 破冰之旅
时间/地点	周五上午 9:00 活动室
单元目标	1. 破冰,建立小组关系,使小组内部成员彼此熟悉 2. 明确小组目标,使组员明白此次活动的大致内容和目的
具体内容	1. 开场白 2. 大风吹 3. 组员自我介绍 4. 制订小组规范、订立小组契约 5. 活动结束、满意度评估
节次	第二节 极限挑战派
时间/地点	周五上午 9:00 活动室
单元目标	1. 引导组员使用科技化技术进行康复训练 2. 学习自我照护知识改善疼痛,消除不良感受

具体内容	1. 上节内容回顾,本节内容预告
	2. 康复器材介绍与体验
	  ① 康复红绳体验(起源于挪威,对身体功能改善、减轻关节疼痛等非常有效的运动疗法)
	  ② 傅利叶(上肢智能力反馈康复机器人)
	3. 体验感受分享
	4. 疼痛与时间管理的秘密
	5. 小组总结、满意度评估

（续表）

节次	第三节　心理健康管理
时间/地点	周五上午9:00　活动室
单元目标	1. 启发组员思考自己向往的生活状态,并挖掘内心需求 2. 让组员在放松的环境里平复心情,提升正能量
具体内容	1. 上节内容回顾,本节内容预告 2. 心理剧模拟 3. 正念冥想 4. 组员分享体会 5. 小组总结、满意度评估

节次	第四节　互助小组＋再创业团队
时间/地点	周五上午9:00　活动室
单元目标	1. 通过小组激发组员对"老有所为"的思考和发挥自我的能力 2. 探索发挥自我余热的可能途径
具体内容	1. 上节内容回顾,本节内容预告 2. 朋友印象 3. 优势大回顾 4. 课堂作业:创业计划书 5. 小组总结、满意度评估

节次	第五节　认知症预防和管理
时间/地点	周五上午9:00　活动室
单元目标	1. "以人为本"的理念宣导认知症,以体验的方式感受老化 2. 通过整合家庭的照护资源,引发对自我照护的关注、反思未来的照护策略
具体内容	1. 上节内容回顾,本节内容预告 2. 老化体验 3. 《认知的雏形与BPSD症状的应对策略探讨》 4. 完成家庭照护地图(以趣味形式梳理周边照护资源,用以整合照护资源) 5. 小组总结、满意度评估

节次	第六节　结业典礼
时间/地点	周五上午9:00　活动室
单元目标	1. 总结整个小组过程,巩固组员小组收货 2. 鼓励组员在小组结束后继续积极快乐生活,回归家庭
具体内容	1. 小组大回顾 2. 活动宣言 3. 总结、评估 4. 跟踪回访

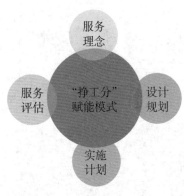

图25-9 "挣工分"赋能模式

3. 活动实施框架

"挣工分"项目通过"社工牵头、各部门协助,老人、家属参与"的运作模式开展。遵循项目化运作模式(如图25-9所示),以为老人赋能为宗旨、融合各学科知识进行介入、推进老人乐活的晚年生活(图25-9)。

(二)科技寻宝活动:文化反哺促进代际传承

1. 活动设计背景和意义 在科技是第一生产力的今天,科技化和互联网化走进我们的生活是趋势,谁也挡不住。从智能电视的家喻户晓到3D打印技术的生活化,从远程定位系统深入日常生活的点点滴滴到无人机技术给生活带来无限新意。但是互联网和新技术似乎慢慢在年轻一代和老年一代之间形成了一道鸿沟,成为代际之间的交流壁垒。实际上,长者或许动作较慢,但智商情商并不低,一旦进入角色,也能玩个如痴如醉,成个网络和黑科技高手。他们十分期待有年轻人愿意来教自己慢慢学习,尽早融入这个数字时代,提升眼界广大与子女的交流范围,丰富晚年生活。

如何让更多社区长者们回归现代化生活,调动他们的创新性、主动性、积极性和参与性,吸收学习和享受互联网技术、新科技为他们老年生活带来的乐趣和便利,促进其利用科技力量做己所能及的事,延缓机体功能退化,实现乐生活的态度,将是一件非常值得去倡导和推广的社区工作。鼓励年轻一代成为老年人现代化生活的引路人,既是一种创新的尽孝方式,也是对和谐社会下"文化反哺"理念的积极响应。

2. 活动设计目标和基本内容 此次社区活动旨在以科技助老、代际沟通、创新无限为主题,推广"互联网+社区嵌入式创新养老模式",传播通过互联网和智能科技实现"原居安老"的乐龄理念,让更多老年人生活在熟悉的家庭环境中,接受家庭其他亲属成员对其晚年生活的照顾,享受亲情融合的家庭生活氛围。活动设计采用极具创新力和吸引力的"社区定向寻宝日"活动模式,号召和鼓励老年人和第二代或第三代组队参与,整个定向寻宝活动将贯穿"健康养老知识抢答""远程医疗体验""智能亲情卡拉OK""康乐操接力赛""魔力配音王""3D打印体验"等趣味性和互动性极强的科技体验项目。希望此次活动能够加强万里社区老年人积极健康养老的理念和对科技助老的兴趣和接受度,并能进一步倡导、鼓励第二代和第三代用心关爱老人,实现促进代际沟通、亲情传承的公益使命,促进社区与家庭和谐。

三、家庭赋能

(一)iCareMap家庭照护地图工作坊

在中国养老中,家庭承载着主要的赡养责任。老年人随着身体功能的衰弱,活动范围逐渐缩小,对于社区环境及家庭照料的依赖程度逐步增加,家庭及社区成为老年人活动的主要场域。老年人的家庭照护,不仅涉及家人、亲戚、朋友,也包含医生、护士、专业照护员、心理咨询师等专业服务人员,不仅存在于家庭里,同时也存在于社区、医院、养老机构等专业组织内,它存在于一系列的社会关系中,也是一个以"家庭照护"为核心的照护生态。很多时候,老年人的家庭照护是多维度的,既在照顾自己,也在照顾着别人,与此同时其他人也为其提供帮助和支持。并且随着时间的变迁,每个家庭的照护能力也在发生着不断地变化。

iCareMap 家庭照护地图,是一个人的照护关系图谱,它显示了谁在关心照顾谁,他怎么做的。在思考和绘制 iCareMap 的过程中,帮助家庭照护者去更清晰地看到、更深刻地理解他们所在的家庭照护生态(详见图 25-10 中的手稿照片)。很多 iCareMap 家庭照护地图工作坊的参与者都认为 iCareMap 很容易画,并且也很好操作。并且对于大部分家庭照顾者来说,iCareMap 能够促使他们改变对家庭照护的看法,帮助其更好地应对家庭照护问题。

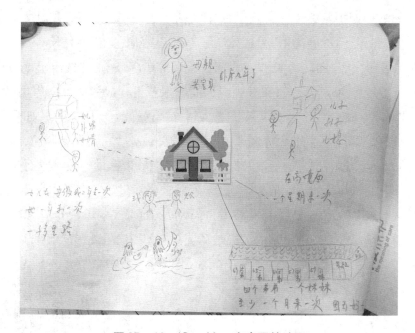

图 25-10 iCareMap 家庭照护地图

通过 iCareMap 家庭照护地图工作坊,帮助老年人及其家庭照护者觉察到自身家庭、社区及社会环境中存在的支援力量,为其在家庭照护过程中赋能,对于其更好地完成家庭照护有着显著效果。

此外,在为家庭照护赋能的同时,爱照护立足家庭与社区,在整个照护生态中进一步关注家庭照护者,通过个案研究的方式,关注每个家庭照护者在不同家庭和社区中不同的家庭照护现状。同时,爱照护期望用现代科学技术,如可穿戴传感器,用于观测家庭照护者的心率、活动量、情绪等，以期更好地理解他们的照护现状。

通过推行 iCareMap 家庭照护地图工作坊，爱照护帮助更多长者和家庭照护者梳理了家庭照护资源和优势，数据可视化长者的家庭照护，大大赋能入住长者照护之家的长者和其家属，他们为长者回归家庭和社会做好资源准备，能够更加自信地面对家庭照护，更加从容地选择所需服务。

（二）爱照护"爱成效"大赛

只有真正从长者切身需求出发，提供专业的、有成效的照护服务，才能"消除差异，让用户有尊严、有价值地回归社会、回归家庭"，为此爱照护采取按成效收费模式，通过有成效的服务帮助长者提高自立能力、提高生活质量、降低照护度、减少家庭照护负担等，为长者续写自己最好的故事。为了激励老人和家属和全体职工向着有成效目标协同前进，爱照护特举办了"爱成效"大奖赛。

1. 活动宣传和报名 通过照护长会议、微信公众平台等多个渠道开展广泛宣传，让更多的长者、家属和爱照护一线工作人员了解本次活动的目的和意义，鼓励大家积极报名。活动自 2017 年 9 月爱照护启动了"爱成效"大奖赛，上海地区 30 余名长者报名参与。

2. 评选和表彰 经过成效 PK 和专业回访验证等诸多环节，评选出了成效最显著的 5 位老人，并举行了隆重的颁奖仪式，在激励老人能够想着更有成效的方向努力，争取早日有能力回归社会回归家庭。同时，也为更多的老人树立了榜样的作用和力量，如爱照护欧阳社区长者照护之家 95 岁的刘奶奶，因摔倒造成股骨骨折，手术后一周到爱照护，当时是被人抬着移动到房间，但是经过一个月的一对一康复锻炼，就能够借助助行器独立行走了。如此高龄长者，用这么短的时间所达到的成效，让更多人对自己经过康复训练、回归家庭有了莫大的信心，由原来的被动锻炼，变成了自觉自发的行动，从而带来的不仅是身体功能的不断改善，而且长者的情绪也慢慢地由原来的消极被动变得更加积极乐观（表 25 - 11）。

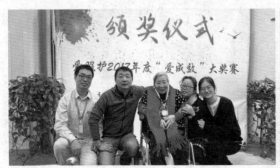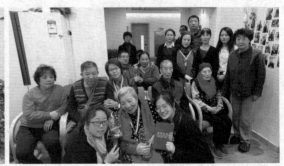

图 25 - 11　评选和表彰

3. 家属赋能之旅 为了让长者从爱照护回家以后也能得到专业照顾，爱照护除了依托"家庭 e 养院"把服务延伸至老人家里外，还带领老人家属赴日本参访养老机构，交流探讨照护经验,旨在帮助家属提升专业照护技能,并陪同老人家属游览观光日本海地狱、太宰府等知名景点,让家属在长期的照护过程中有一个喘息的机会,让她们重新拥有一个属于自己的轻松闲暇时光,在缓解长期照顾家人压力的同时也为日后更长久的陪伴和照护注入新的动力。

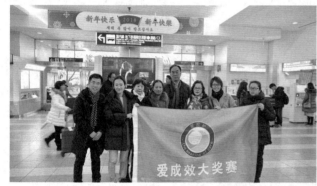 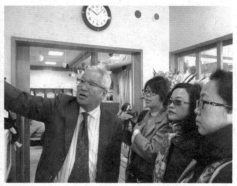

图 25 - 12 家属赋能之旅

未来,"爱成效"大奖赛将是爱照护的一个品牌活动,凝聚老人、家属和爱照护同仁,共同围绕着"P4P"、围绕有"成效"而不懈努力,让有成效的服务成为"原居安老"美好生活实现的重要保障。

据国家统计局发布的老年人口统计数据显示,2017 年末,我国 60 周岁及以上人口达24 090 万人,占总人口的 17.3%,其中 65 周岁及以上人口达 15 831 万,占总人口的11.4%。我国是世界上唯一一个老年人口过两亿的国家,老年人口数量多,老龄化速度快等问题,让我国应对人口老龄化的任务显得愈发繁重。

面对呼啸而来的银发浪潮时代,"未来养老"代表着我们的责任和使命——"回归曾经,更好生活",身为有着十余年养老行业探索实践经验的我们,依托物联网和数据智能技术,以实现服务成效和精准运营为目标,坚持惟精惟一,利用"科技"和"专业"为老人和所在家庭赋能,帮助长者在自己熟悉的社区就能安全、安定、安心地生活。同时,我们希望联合更多国内外 ICT 技术、智能硬件技术、空间设计技术、服务运营技术等众多领域技术先进、一线实战专家、创新者和长者以"未来养老·我们一起定义"为目标,共同探索养老行业的未来,共同打造开源模式的"爱照护未来养老操作系统 iOS",共同构建中国智能养老生态系统,为更多老人撑起一片蓝天。

未来,谁来?未来,我来!就像《爱丽丝漫游奇境》里红桃皇后所说的:"在我们这个地方,你必须不停地奔跑,才能留在原地"。在此,爱照护诚挚地邀请您一起 Define the Future,与我们一起不忘初心,牢记使命,聚力踏上新征程。

(杨 韬 姚勤英 姜伟云 吴丽丽)

第 二十六 章
上海福晞康乐活动发展中心

第一节　福晞康乐组织简介

　　上海福晞康乐活动发展中心是一家以健康预防及康乐活动推广为目的,以高龄老人康乐游戏、健康适老手工活动课程开发及推广为特色,以适老玩具教具研发为补充的公益组织。团队由专业评估师、社工师、专业康复师、养老行业多年从业专业人员等组成,致力社区公益活动、长者康乐活动推广、康乐产品研发等。

　　福晞康乐的成立有一定的巧合性,源于几年前同仁老师在参加日本养老福祉展的时候偶然间看到的一个日本手工展台。展台前放着许多押花手工作品,简单而精致。了解到因对认知症的有效预防及干预,押花手工活动还获得了"日本厚生劳动省大奖"。而在随后几天的养老机构参观学习中,每个养老机构都有专业的康复师指导康复、活动指导师及社工指导活动、心理咨询师提供服务,这种浸入式、互动的专业化的服务非常值得借鉴、尝试。

　　福晞康乐的老师们反复摸索,逐渐把单一的手工活动扩展成为多个系列的特色活动。形成了福晞康乐自己的专业化、游戏化的功能训练活动体系。

第二节　福晞康乐特色活动体系

一、健康适老手工

　　所谓健康手工,是指手工活动能充分挖掘其对手、眼、脑等感官的功能促进,对心理、情感等的影响,设计材料包及流程规范,完善手工活动对高龄、功能限制老人等的积极的影响,形成系列健康手工产品及活动课程。

　　所谓适老手工,是在现有150多种手工活动课程中,与专业机构、社区工作人员合作,经过反复的挑选、验证,选出70种左右的适合高龄、功能限制老人的手工活动,安全、简单但又包含互动、艺术性及趣味性,适合老年人尤其是高龄老人参与。先看如下几个例子。

（一）艺术押花系列手工（福晞特色手工活动）

　　押花艺术也称压花艺术。摘选大自然植物花卉,经过加工整理,运用特殊的工艺进行脱水、压制干燥处理,使其保持原有的姿彩,再通过设计师缜密构思、创新设计、精心加工处理创作而成的手工艺品,赋予其新的生命意义,融合植物学与美术学于一体,别具艺术价值和收藏价值。

　　押花的特点:

　　（1）取材源自天然植物花卉,天然环保。

　　（2）纯手工制作,不含任何污染化学物质,健康安全。

　　（3）融合植物学与美术学于一体,具有更高的艺术价值和欣赏价值。

　　（4）押花定格自然美丽,长久保留,富含特殊意义,诠释永恒真情。

　　（5）个性化,世界上没有一片叶子是相同的,随机巧妙利用材料,体现制作者的机敏气质和个性。

　　（6）具无限的创作空间,自然界植物50万种,千姿百态,给想象力和创造性提供了丰富的源泉和无限的空间(图26-1)。

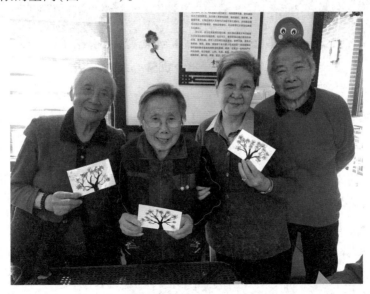

图26-1　押花活动

（二）纸藤花艺系列手工（福晞特色手工活动）

纸藤花顾名思义就是说用纸做成的花,而且是立体的。最早出现在日本,近两年来在我国台湾十分盛行,又与台湾的纸藤工艺相结合,形成现在的纸藤花。纸藤花经台湾人引进到祖国大陆,以精美时尚的外观吸引着大家的目光,很多人看后都觉得不可思议这是用纸做的。

纸藤花形象逼真,造型多样,可以制作各种花卉等纸艺品;色彩丰富,形象惟妙惟肖,有很强的立体感,极富装饰和欣赏价值。纸艺品全手工操作,每件都是独一无二,同时凭个人的灵感及意念可随意创造造型、花色等;在制作中让你体现无限的乐趣,可以是休闲,可以是学习,可以自己用或者赠送亲朋。在制作过程中需要用到剪刀、胶水等各种工具,并且需要对花进行认知,选色、搭配,因而在制作过程中能够不断的运用大脑,开动大脑,使其获得适当的锻炼(图26-2)。

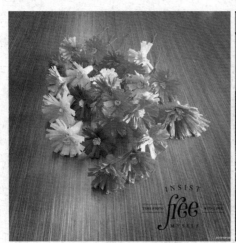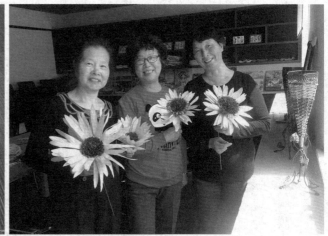

图26-2　纸藤花和参加纸藤花活动的老人

（三）衍纸系列手工（福晞特色手工活动）

衍纸,也称卷纸,是纸艺的一种形式。衍纸发源于18世纪英国,是流传于英国王室贵族间的一种手工艺术。自从衍纸技艺流入民间之后,不但表达方式更加多元化,巧妙的设计本身更是将纸艺的固有的艺术气息展现得淋漓尽致。对衍纸作品本身的欣赏也是提高衍纸技艺的关键部分。

衍纸制作过程中不单单需要细心以及设计精美的图案,并且在后期需要大量的重复同一个动作,力求每个环节都做到一定的精细度,因此制作衍纸过程中这一重复的动作对于手指的锻炼起到了很好的作用(图26-3)。

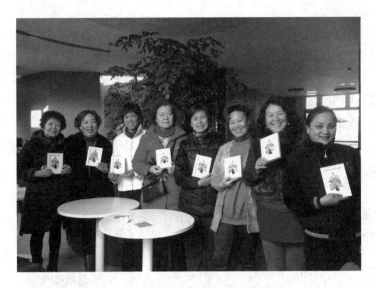

图 26 - 3　衍纸活动

（四）手绘系列

手绘是利用各种绘画工具不单单是毛笔对物品进行绘画,通过颜色辨认、调和以及搭配来培养丰厚的文化修养;通过欣赏活动开拓文化视野,了解人类丰富的文化遗产和文化发展,提高审美感受能力。并且绘画可以促进人性发展,美术创造活动体现个体的自身价值,培养自尊、自律、合作动机和自我激励的品质,培养自主意识和主动精神。有利于提高人的观察力、创造力。学习绘画有利于开发和优化右脑,使左右脑协调发展,达到最佳功能(图 26 - 4)。

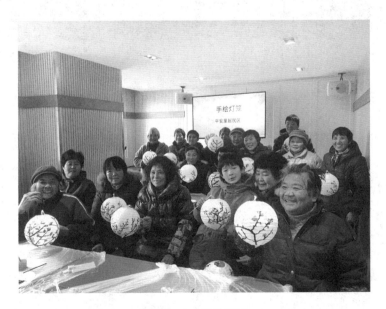

图 26 - 4　手绘活动

（五）园艺种植系列活动

我们的园艺种植的灵感来自于园艺疗法 Horticultural Therapy，日本称为园艺疗法，韩国称为园艺治疗，简单的定义是：利用园艺来治疗。美国越来越多的卫生医疗机构，从医院到老年护理院再到精神病院等，都在青睐"园艺疗法"，用园艺活动来作为治疗患者的一种手段。研究发现"园艺疗法"能够降减缓心跳速度，改善情绪，减轻疼痛，对患者康复具有很大的帮助作用（图26-5）。

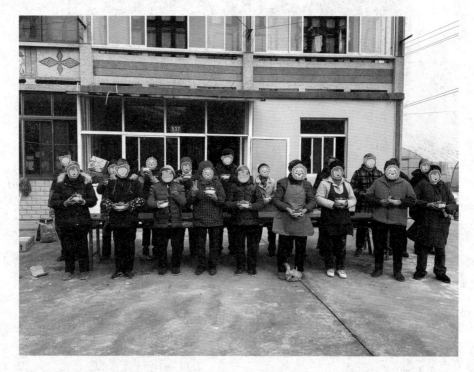

图26-5　园艺活动

二、团体游戏活动

在与机构及社区的长者一起活动时，我们发现很少能在市面上找到适合长者的玩具和教具，尤其是适合高龄老人团体活动的游戏，所以经过反复的挑选和实际验证，我们根据老人身心健康的不同需要，设计了多种康乐游戏活动。这是福晞康乐活动中的特色项目，就是把游戏和功能训练相结合，达到既健身心又快乐的目的。先看看我们部分适老功能训练游戏吧。

（一）平衡类游戏：小马托辊（图26-6）

游戏人数：2~6人。

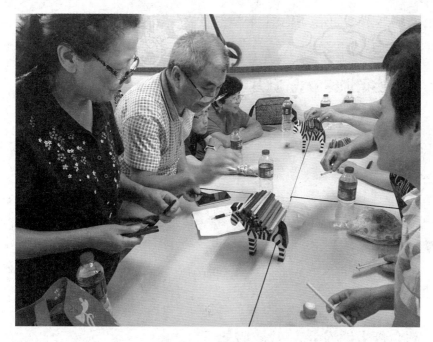

图 26 - 6　小马托辊

通过小组游戏的方式锻炼老人手部的稳定度、平衡性及对颜色的识别能力。

（二）空间结构训练游戏:纸牌搭房子(图 26 - 7)

游戏人数:1 人及 1 人以上。

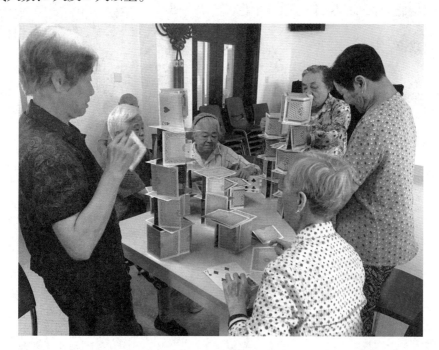

图 26 - 7　纸牌搭房子

通过扑克牌,利用空间结构原理将扑克牌搭高,不仅锻炼了老人的身体平衡能力,还能锻炼他们的空间结构想象力。

(三) 手眼协调训练游戏:魔力环

游戏人数:2~5人。

通过巧妙地利用环以及掌握正确的抽棍方式,保持游戏棍不倒,锻炼了空间想象力及构造思维,同时也进行了手臂平衡能力的训练。

(四) 口腔功能训练游戏:迷宫的小球

游戏人数:2~6人。

通过吹动小球穿过自己设计的迷宫到达目的地,既锻炼口腔能力及肺活量,又有合作的乐趣。

(五) 辨色能力训练游戏:找衣服裤子

游戏人数:2~6人。

这是一款辨色游戏,要从96张游戏卡中,找到48对颜色上下一致的成套的衣服裤子的组合。

(六) 记忆训练游戏:健康的阿毛(图26-8)

游戏人数:2~4人。

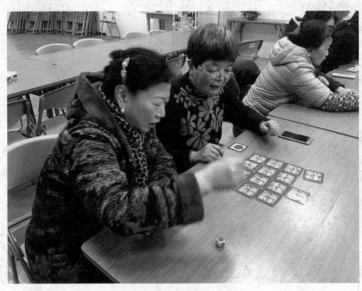

图26-8　健康的阿毛

记忆力减退是老年化的一个普遍现象,在平时的老年活动中很少有关于老年人记忆力训练的活动。针对这一情况我们设计了健康的阿毛这款游戏,同时还加入了健康养生小故事,故事内容如下:阿毛是一个99岁的健康长寿老人,大家都问他健康长寿的秘诀。阿毛说他有自己的一套养生法则,就是多晒太阳(对应太阳卡片),多吃蔬菜(对应树叶卡片),多喝水(对应水滴卡片),多吃水果(对应苹果卡片)。还有就是要多多锻炼头脑和增加记忆力,那么如何锻炼呢?接下来阿毛就要带大家去玩一个有关记忆力的游戏——健康的阿毛。

(七) 数学计算训练游戏:火山探险(图26-9)

游戏人数:2~5人。

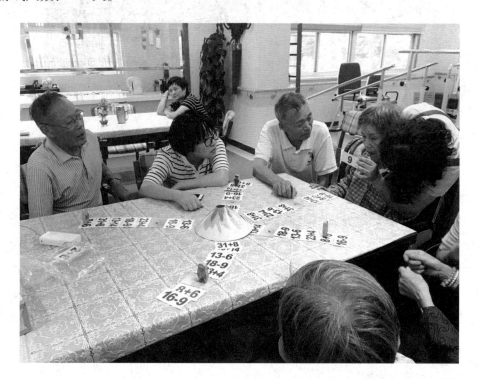

图 26-9　火山探险

这是一款别具一格的数字计算游戏,5个骑士同时出发去火山探险,但是我们要经历各种难关,路上的数学题和陷阱只有有勇有谋的勇士才能最快到达火山底部获得宝藏。

(八) 左右脑训练游戏:左手方块右手月亮(图26-10)

游戏人数:多人轮流。

利用左右脑不同控制着不同的双手,随机抽取两张不同的卡牌,左右手同时将两个不同的图案画出来。

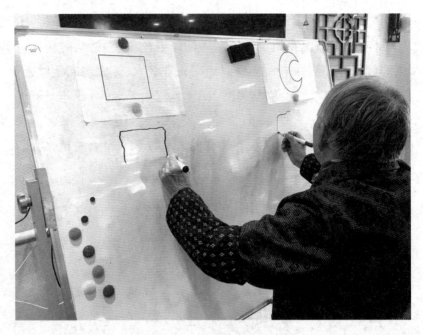

图 26 - 10　左手方块右手月亮

三、功能训练游戏设计

2017 年 4 月，全国乐龄游戏创意设计大赛开启，这是由民政部主办，清华大学周燕珉工作室承办的全国第一届老人游戏设计大赛，福晞康乐的工作人员开始积极准备参赛事宜。我们精心挑选了 15 个适老康乐游戏项目，打包成适老系列游戏参赛。最终福晞康乐适老系列游戏因其专业性与参与度的完美结合，在本次大赛中获得了金奖。2017 年 10 月 29 日，福晞康乐负责人在清华大学颁奖典礼上领取奖牌，和大家一起分享参赛体验。

由于市面上少有长者活动游戏教具售卖，因此福晞康乐创造了许多经典游戏，一直深受各地长者喜爱，下面介绍《乐龄玩具大赛》金奖游戏供大家做参考。

游戏名称:《回家的路》

创意说明:最初想制作一款语言类游戏，想要爷爷奶奶能够边说边玩，既能锻炼他们的语言能力又能够在游戏中找到乐趣。无意中看到一套地图拼图，于是想结合地图制作一款方位认知加语言能力的游戏。几经周折，终于确定了这款《回家的路》。

（一）玩具制作(图 26 - 11)

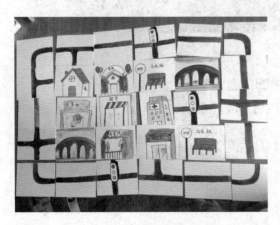

图 26 - 11　回家的路—制作

首先设计了许多卡牌，有学校、家、超市、

便利店、一样、菜场、养老院这些平时在生活中随处可见的地标,这类牌叫做景点牌。又考虑到生活中常见的红绿灯、公交站和桥也可以作为明显的标志,于是也把他们加进了卡牌队伍中,这类牌叫做标志牌。除了这些标志性卡牌外,我们又增加了许多道路卡牌,有十字路口、三岔路、单线道、拐弯等和生活中相接近的路线,这些是道路牌。除了图中展示的卡牌,还有许多道路牌未展出。

(二) 游戏方法(图26-12)

指定一个起始地点,比如养老院,这就代表老人现在所在位置。

可以抽取一个景点牌,或者让老人指定一个想去的景点,然后我们需要从所在位置到达指定景点位置。

如何到达指定位置:我们从所在位置出发,选择合适的道路牌或者标志牌,按照上北下南左西右东的规律,慢慢放置卡牌,一边放置一边说出方向和道路情况。例如:我们现在从养老院出发往右(东)走出门是一条三岔路口,然后往上(北)走会经过一个红绿灯,接着穿过一个学校,再左转(西)就到我家了。

每一个经过的地方都需要放置一张卡牌。

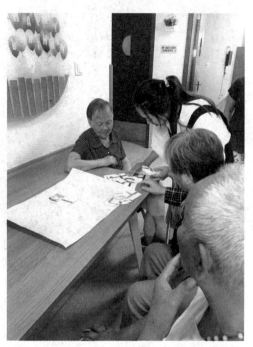

图26-12　一起做游戏

(三) 试验过程

试验对象:上海市长乐养护院。

平均年龄75岁左右身体状况大部分良好,一部分轻中度认知障碍。

小组游戏,由一个奶奶自告奋勇地先要来玩一下(图26-13和图26-14)。

由于我们是在养老院进行游戏,所以游戏开始时,持卡牌奶奶找到了养老院,并且放置在了地图的位置上。然后奶奶可以清晰地说出养老院的周边景物,并且在我们的引导下依次将道路牌、景观牌都放在了正确的位置上,最后奶奶带我们到达了她的家。

(四) 感悟分享

这款游戏对老人的逻辑思维能力、语言能力及方位辨别能力都有着较强的要求,在游戏的过程中我们发现这款游戏比我们原先设想的更好玩。因为每个长者都有着自己认识熟悉的地方,因此在他们指路的过程中有些还能讲述这个超市的故事,或者自己在医院发生的故事,使得游戏更加生动和有趣,真正起到了锻炼语言能力,并且又增加了回忆的功能。

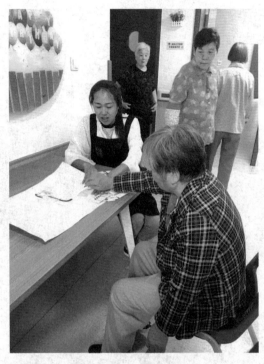 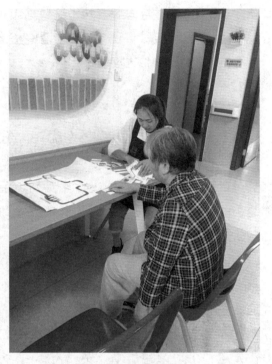

图26－13　游戏活动1　　　　　　　　图26－14　游戏活动2

鉴于游戏的难度,对于不喜欢或者方向感薄弱的长者,可以慢慢引导,不要让他们觉得有负担,接下来就可以逐步将游戏进行到底了。

第三节　福晞康乐认知干预活动案例分享

老年人的失能、失智是影响其日常生活能力的最重要的因素,据统计,85岁以上长者认知症的发病率超过30%,我国现有患者超过1 000万人。但与之对应的是我国民众包括养老机构对失知症相关知识的缺乏,对健康预防的不重视,以及对非药物干预活动较少了解和认可(世界范围内无有效的药物治愈手段)。我们希望在预防宣传及适老的游戏型功能训练的干预活动方面做出努力和尝试,以促进机构、社区及家庭更多地了解相关知识,更好地为老人服务。

浦东桃园日间照料中心现有15名中高龄日托长者,根据负责人及工作人员反映,其中有5~6名长者有不同程度的认知障碍(老年认知症早期)。由于现阶段长者认知问题非常突出,但社区、养老机构及家庭对此问题缺少相关知识的了解,更缺少有效的非药物的干预和治疗。该中心希望依托我们为老服务方面专业经验,与中心一起开展认知障碍的预防及游戏型功能训练对失智长者的活动干预的体验及试验活动。同时开展社区居民这方面知识的普及宣传和中心工作人员的相关专业知识及技能的培训。另外我们与中心合作,通过我们研发的适老辅助康复体感训练及评估系统,既增加长者的活动和训练评估内容,又进一步验证通过云平台提高专业服务的效果。

项目实施时间为 2017 年 5 月至 2017 年 11 月,分为两个阶段进行,每个阶段的训练活动实施时间为 3 个月;在第 1 个阶段开始前、结束后,以及第 2 个阶段结束后,会各有一次专业评估活动(采用国际通用量表)。

每个阶段的三个月中,为确保活动效果,我们每周一到周五都会以长者为中心,以游戏化功能训练的方式,安排不同的活动内容轮流开展并确保活动时间达到要求,每次活动时间约为 45 分钟。通过加强视空间觉、模仿训练、视觉结构、记忆力、语言能力等五个方面能力的训练,以达到对认知方面预防及改善能力的目的。两个阶段的活动内容会根据评估情况及实施的反馈做调整。初步的课程活动安排见表 26 – 1。

表 26 – 1　课程活动安排

课程	次数	重点对象	时间	备注
加强视空间觉定向训练	每月 1 次,共 6 次	……	45 分钟/次	详细情况见表 1
加强模仿训练	每月 2 次,共 12 次	……	45 分钟/次	详细情况见表 2
加强视觉结构能力	每月 2 次,共 12 次	……	45 分钟/次	详细情况见表 3
加强记忆训练	每月 1 次,共 10 次	……	45 分钟/次	详细情况见表 4
加强语言能力	每月 1 次,共 8 次	……	45 分钟/次	详细情况见表 5

在活动的第二个阶段,即中期评估后,我们将利用体感互动评估及训练系统,将体感互动设备放在中心,并为所有长者在系统上建立账号,通过定期登陆账号、利用系统中的 10 个游戏及后台数据库进行评估及训练,并将数据上传云端。我们的专家通过数据分析,提供进一步的活动指导。

在这两个活动阶段,我们还会组织专业知识宣导、有长者及家属共同参与的体验及活动宣传册的发放等系列宣传推广活动。

经过 6 个月的活动训练,经过 4 次评估比较,中心 15 位老人中有 13 位长者评估分数比初次评估有进步,2 人进步不明显。这说明有针对性的功能训练游戏对于高龄长者健康预防及初、中度的认知症的干预还是有正面效果的。

(汤晓蕾　陈　军)